Flora Albarelli | Simone Widhalm

eiertanz

Flora Albarelli | Simone Widhalm

eiertanz

Das Kinderwunschbuch

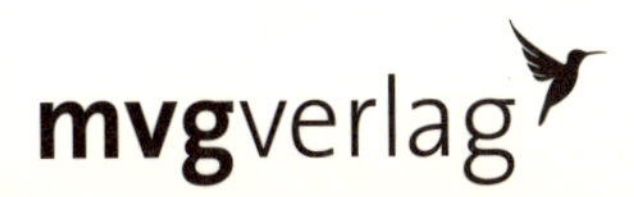

Bibliografische Information der Deutschen Nationalbibliothek
Die Deutsche Nationalbibliothek verzeichnet diese Publikation in der Deutschen Nationalbibliografie.
Detaillierte bibliografische Daten sind im Internet über **http://d-nb.de** abrufbar.

Für Fragen und Anregungen:
eiertanz@mvg-verlag.de

2. Auflage 2012

Nymphenburger Straße 86
D-80636 München
Tel.: 089 651285-0
Fax: 089 652096

Umschlaggestaltung: Melanie Maddedu, München
Umschlagabbildung: Getty Images
Satz: Grafikstudio Foerster, Belgern
Druck: GGP Media GmbH, Pößneck

ISBN Print 978-3-86882-206-9
ISBN E-Book (PDF): 978-3-86415-208-5
ISBN E-Book (Epub): 978-3-86415-171-2

Für meine Mutter, die seit ungefähr 37 Jahren ständig zu mir sagt, ich sollte doch mal ein Buch schreiben, und niemals, ich sollte doch mal ein Kind kriegen.
Und für meine Mädchen, die mir gezeigt haben, dass Familie nicht immer Vater-Mutter-Kind sein muss.

Flora Albarelli

Für Oliver, weil wir unendliches Glück miteinander haben – auch ohne Pünktchen.
Und für meine geliebte Oma Ida, die mir so viel über das Leben beigebracht hat.

Simone Widhalm

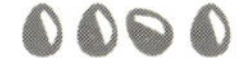

Ein Buch, zwei Autorinnen:

der Erfahrungsbericht von Flora Albarelli ist im Buch und im Inhaltsverzeichnis durch diese Schrift gekennzeichnet.

Der Ratgeberteil von Simone Widhalm ist dagegen so geschrieben.

INHALT

Also doch: Wir bekommen Zwillinge

Eine Art Vorwort

Seit dem Tag, an dem meine erste In-vitro-Fertilisation (IVF) in die Hose ging, schreibe ich meinen Eiertanz-Blog. Er handelt vom Kinderwunsch, von der Behandlung und von allem, was diese merkwürdige, hormongeschwängerte Zeit ausmacht. Ich wollte damit die Enttäuschung verarbeiten, die Wartezeit bis zum nächsten Versuch überbrücken, und ich dachte, darüber zu schreiben würde mir helfen, den Kopf über Wasser zu halten. Außerdem kannte ich damals niemanden, der eine ähnliche Behandlung erlebt hatte, und das, was in den Foren gemunkelt wurde, war nicht besonders aufbauend. Ich dachte, ein IVF-Tagebuch im Netz könnte vielleicht anderen Unfruchtbaren dabei helfen, sich auf das einzustellen, was sie erwartet. Also habe ich geschrieben. Anfangs habe ich das ... jaja, jetzt kommt das, was alle Blogger sagen: Ich hab's für mich getan. Und das stimmt auch. Denn erstens schreibe ich gerne, zweitens habe ich ein ziemliches Mitteilungsbedürfnis in den meisten Lebensbereichen, das auch vor dem Kinderwunsch nicht haltmacht, aber drittens – und das ist fast das Wichtigste – merkt man während einer Kinderwunschbehandlung schnell, wie frustrierend es ist, dass man im Grunde so wenig tun kann. Man kann brav die Medikamente genau wie angeordnet einnehmen, man kann auf seine Ernährung achten (ähämm), man kann sich entspannen, man kann sich nicht zu viele Hoffnungen machen, aber ehrlich, die Wartezeiten sind so lang, und sie kommen, wie sich zeigt, immer wieder, und ich hatte von Anfang an das Gefühl, der Blog war das bisschen mehr, das ich getan habe. Er hat bestimmt nichts dazu beigetragen, die Erfolgswahrscheinlichkeit hochzuschrauben (da hat er vielleicht mehr gemein mit »wenig Kaffee trinken« und »hochwertige Proteine«, als uns allen lieb ist), und manchmal hatte ich auch über Sachen zu schreiben, bei denen das Schreiben mir nicht ganz so viel Spaß gemacht hat. Aber der Blog hat mir trotzdem geholfen, diese lange, lange Zeit zu strukturieren und Bodenkontakt zu halten. Mein Mann L. war sich da manchmal nicht ganz so sicher, aber ich mir schon: Der Blog war gut für mich und ist es immer noch. Aber erst als es passiert ist, wurde mir klar, dass ich wohl doch ein bisschen gehofft habe, dass eines Tages mehr daraus wird.

Letzten Sommer bekam ich irgendwann Post von einer anderen Frau in Kinderwunschbehandlung, diesmal einer vom Fach: einer Medizinerin, die das alles gerade auch erlebte, schrieb mir, dass sie gerne ein Buch mit mir zusammen machen würde. Mein Blog und ihr Fachwissen zusammen, eine Mischung aus Erfahrungsbericht, Spaß (ja, den kann man während all des zähen Spritzens, Testens und Wartens nämlich auch haben) und einer dicken Portion Informationen, die wirklich weiterhelfen und nicht nur kirre und unbehaglich machen. Ich hatte schon nach den ersten vorsichtigen Kontakten den leisen Verdacht, ich hätte klammheimlich eine gespaltene Persönlichkeit entwickelt, deren eine Hälfte so tut, als würde sie in Düsseldorf leben, so gern hatten wir uns auf Anhieb und so viel hatten wir gemeinsam.

Wir haben stundenlang telefoniert und gemailt, und dann haben wir zusammen ein Buchkonzept geschrieben und sind im Herbst auf die Buchmesse nach Frankfurt gefahren, um unseren Buchembryo an den Mann zu bringen. Das war schwerer und frustrierender als gedacht, und jeder, der eine Kinderwunschbehandlung macht, weiß, mit wie viel Frust wir alle jederzeit rechnen. Wir haben uns eine Menge Abfuhren geholt und Wurschtigkeit erlebt und unverbindliches Gelaber angehört. Trotzdem hatten wir am Ende zwei Eisen im Feuer, doch aus beiden wollte nicht so richtig was werden. Bei einem kam die endgültige Absage erst im Januar, als die nette Lektorin uns schreiben musste, dass ihr Verlagschef mit der Begründung dagegen sei, bei anderen Babybüchern komme immerhin am Ende ein Baby raus, während bei uns ... der Verlag lege doch Wert darauf, grundsätzlich positiv zu bleiben. Da habe ich mir fest vorgenommen, dass mein Kind eines Tages mal ohne die fröhlichen pinken Glitzerpublikationen dieses Verlags aufwachsen wird. Und dann hatte ich irgendwann wieder Post, diesmal von einer Lektorin, deren Verlagschef schon mal davon gehört hat, dass das Leben nicht immer nur pink und glitzernd ist, und jetzt ist es tatsächlich passiert: Wir haben ein Buch aus dem Blog gemacht, und eigentlich ist das Buch sogar ein Zwilling, denn

der Blogteil hat ein schlaues Geschwisterchen mitgebracht. Nach über einem Jahr weiß ich zwar immer noch nicht mit letzter Sicherheit, ob es »das Blog« oder »der Blog« heißt, aber ich weiß, dass man es/ihn jetzt auch am Strand, in der Badewanne, im Swinger-Club oder im ICE Bordrestaurant lesen kann.
Die Kehrseite dieser funkelnden Medaille ist, dass dieser Tage mein kuscheliges Inkognito flöten geht. Aber dafür war es wohl sowieso irgendwann mal Zeit.
Wenn das kein Happy End ist? Ich wollte ein Baby, und jetzt bekomme ich zwei. Viel pinker und glitzernder kann es doch kaum werden. In den letzten Monaten haben die zwei täglich die Windeln vollgeschissen und uns um den Schlaf gebracht, denn es war so unendlich viel zu tun. Aber Babys machen trotzdem so viel Freude! Und ich bin ziemlich glücklich.

Kurz vorweg: Noch eine Art Vorwort oder:

Wie ich zu diesem Buch kam

Mit 20 war ich schon sehr nahe dran an Kinderkriegen und Kinderwunschbehandlungen. Als Medizinstudentin habe ich viele Jahre in einer Universitätsfrauenklinik gearbeitet – übrigens derselben, an der ich viele, viele Jahre später auch behandelt wurde. Dort habe ich in unzähligen Nachtdiensten Neugeborene in den Schlaf gewiegt, in Vollmondnächten gerne mal ein, zwei Dutzend. Bei Studentenjobs im OP habe ich dann die ersten IVFs mitbekommen. Meine Aufgabe war es, die Patientinnen für die Follikelentnahme vorzubereiten. Das war meist eine aufregende Angelegenheit, denn vor fast 25 Jahren waren künstliche Befruchtungen noch nicht so gängig wie heute: Louise Brown, das 1978 geborene erste »Retortenbaby«, war damals gerade acht Jahre alt.
Ich wiegte meinen Bauch und mich mit jener jugendlichen Arroganz, die man in diesem Alter hat, in fruchtbarer Sicherheit: Die vier Kinder, die ich mir für mein Leben gewünscht hatte, würde ich bestimmt ganz einfach so bekommen. Mit viel Spaß rein in den Bauch und schnell und schmerzlos ans Licht der Welt. IVFs und dieses ganze Theater drum herum waren mir so suspekt, dass ich mit mir damals die Vereinbarung traf, dass ich niemals irgendetwas unternehmen sollte, wenn ich mal nicht so einfach schwanger werden würde. Zumindest eine IVF würde für mich nie in Frage kommen.

Die nächsten zwanzig Jahre verbrachte ich wie so viele Frauen in meinem Alter mit Studium und Job. Beziehungen haben sich nicht so entwickelt, wie ich mir das dachte. Aber wie es ist, kleine Kinder im Alltag um sich zu haben, konnte ich dabei als Ersatz- oder Stiefmama von zwei kleinen Mädchen schon mal üben – mit allem Zauber und Generve, durchwachten Nächten und vielen Glücksmomenten. Es war nach wie vor klar: Ich würde Kinder haben.

Gegen Ende meiner Dreißiger fand ich meine große Liebe. Als ich vierzig wurde, waren mein Mann und ich uns sicher, dass wir gerne unser Leben miteinander verbringen würden. Und dass wir nun schleunigst mit dem Kinderkriegen anfangen sollten. Wir taten also weiter, was wir immer gerne taten. Und es tat sich nichts.
Wir sind beide gesund, mein Mann hat drei wunderbare Kinder – also sollte es doch irgendwie noch klappen mit dem gemeinsamen Kind. Auf der Suche nach Möglichkeiten, Studien und Infos verfing ich mich im Netz – bei Floras www.eiertanz.blogspot.com. Ich las mich fest und dachte ziemlich bald, dass man daraus ein Buch machen sollte. Aus meinem beruflichen Alltag weiß ich, wie hilfreich es sein kann, von Patienten hautnah zu erfahren, wie sich eine Therapie anfühlt: Ob man Erfolg haben kann, welche Tricks es gibt, wo man Hilfe von Experten, die diese Bezeichnung auch verdient haben, bekommt. Deshalb dachte ich mir: »Eiertanz«, ergänzt durch einen Ratgeberteil, der auch ein bisschen anders ist, könnte eine perfekte Kombination sein. Anders auch deshalb, weil ich Medizinerin bin (gut für die Richtigkeit der Fakten), seit vielen Jahren für Patienten schreibe (meistens gern gelesen) – und selbst eine Kinderwunschpatientin bin: Ich weiß also aus eigener Erfahrung, wie sich das alles anfühlt, wenn auch nicht jede einzelne Form der Kinderwunschbehandlung. Und ich habe obendrein alles Mögliche ausprobiert, um schwanger zu werden. Dazu werde ich kein Blatt vor den Mund nehmen. Übrigens auch nicht, wenn es dabei um die »unappetitlicheren« oder »schlüpfrigeren« Dinge geht: Sexualmedizinische Themen, urologische (Erektionsstörungen, Blasenschwäche, Prostataerkrankungen und mehr) und unterschiedlichste gynäkologische Erkrankungen von Scheidenpilz bis Brustkrebs gehören seit vielen Jahren zu meinem beruflichen Alltag.
Und noch etwas zu Ihrer und meiner Sicherheit: Dieser Ratgeber kann keinen Anspruch auf Vollständigkeit haben. Es gibt so viele unterschiedliche Möglichkeiten, weshalb eine Frau, ein Paar nicht schwanger wird. Auch nur annähernd alle zu beschreiben würde den begrenzten Rahmen zwischen diesen Buchdeckeln sprengen. Auch mit der Aktualität ist es so eine Sache: Derzeit gibt es gesetzliche Änderungen bei der Präimplantationsdiagnostik, über Kostenerstattung bei der Kinderwunschbehandlung wird ebenfalls hitzig diskutiert. Heißt: Was heute richtig auf

dem Papier steht, kann übermorgen schon falsch sein. Geht es um Dinge, die für Sie besonders wichtig sind, fragen Sie bitte nach: und zwar Ihre Ärztin oder Ihren Arzt*!

Nun wünsche ich Ihnen viel Spaß beim Eiertanz: Auf dass Sie alle ganz schnell schwanger werden und gesunde Kinder zur Welt bringen!

* Ich werde in meinem Teil dieses Buches der Einfachheit halber meist nur eine Form benutzen: also z.B. Arzt und Patientin … aber auch Kinderwunschzentrum, Kinderwunschpraxis und Kinderwunschklinik werde ich im Text nicht aufzählen: Lesen Sie einen Begriff, gilt der (meist) synonym für alle.

Eiertanz für Anfänger:

Die Gebrauchsanweisung für dieses Buch

Wieso die beiden verschiedenen Schriften?

Dieses Buch haben wir zu zweit geschrieben: Simone ist die Frau fürs medizinische Fachwissen, ich bin die Frau für Wortschwälle. Wer gerade schreibt, erkennt man an der Schrift: Simone schreibt so, Flora schreibt so. Weil wir zwei unterschiedliche Personen mit unterschiedlicher Geschichte sind, schreiben wir nicht beide das Gleiche (dann hätte ja auch wunderbar eine allein das Buch schreiben und die andere sich solange ein paar nette Tage machen können). Trotzdem haben wir uns gern, verstehen uns gut und hoffen, dass auf die gleiche Art, auf die wir zusammenpassen, auch die beiden Hälften des Buches zusammenpassen.

Wieso so viel Hü und Hott?

Das Buch hat sein Leben als Blog begonnen, der von Tag zu Tag entstanden ist, während ich eine Kinderwunschbehandlung gemacht habe. Weil eine Kinderwunschbehandlung eine emotionale Achterbahnfahrt ist, steht in dem Blog mal dies und mal das, und teilweise widersprechen sich dies und das ziemlich deutlich. Mal steht da, dass das alles schrecklich sei, dann steht da, es sei eigentlich ganz gut auszuhalten. Mal steht da, die Medikamente würden dick und traurig machen, dann steht da wieder, die Medikamente seien schon in Ordnung. Mal steht da, Alternativmedizin sei die Pest, dann steht da wieder, man könne es ja mal versuchen. So geht das andauernd. Kaum eine Spur von klarer Linie, eindeutiger Handlungsanweisung oder Konsequenz. Und weil ich diese Zeit nun mal so erlebt habe und das Buch möglichst authentisch zeigen soll, wie sich eine Kinderwunschbehandlung anfühlt, ist das hier genauso.

Was soll das mit den Eiern im Text?

Ein Blogbuch bringt es mit sich, dass man oft in einem Schwung liest, was im Blog über viele Wochen hinweg passiert ist. Damit nicht jeder zweite Absatz mit »Drei Tage später« beginnt, habe ich mir etwas ausgedacht: Immer dann, wenn wir es mit einem Zeitsprung zu tun haben, sieht man das an ein paar kleinen Eiern zwischen den Zeilen.

Wie kommt die überhaupt dazu?

Ich habe keine Qualifikation als Ärztin, Pharmazeutin oder Heilpraktikerin. Meine einzige Berechtigung dazu, über Kinderwunsch und Kinderwunschbehandlung zu schreiben, ist, dass ich mir ein Kind wünsche und deshalb in Behandlung bin. Darum kann es gut sein, dass an manchen Stellen dieses Buches bei Experten die Hand nach dem Rotstift zuckt. Für Hinweise in dieser Richtung bin ich dankbar, aber noch dankbarer bin ich dafür, wenn die Korrektoren Verständnis dafür haben, dass ich nicht stante pede ein Dankestelegramm aufsetze, die Auflage aufkaufe, einstampfen lasse und sofort eine neue, verbesserte Auflage veranlasse, am besten mit Erwähnung in der Widmung.

»In meinem Forum steht aber …«

Ich wollte nie hauptberuflich unfruchtbar sein. Darum treibe ich mich nur sehr selten in Internetforen herum, schreibe normalerweise keine Leserbriefe an Zeitschriften, die mich mit Kinderwunschartikeln geärgert oder glücklich gemacht haben, sehe mir nicht dauernd Talkshows zum Thema an und bin auch nicht immer auf dem neuesten Stand, was Erfolgsquoten von Kliniken, die Gesetzeslage zu Kinderwunsch und Adoption oder die neueste Möglichkeit betrifft, meine Chancen auf ein Kind zu verbessern. Ich finde, das alles frisst schon genug von meinem Leben, den Rest hätte ich gerne für mich. Für sauber recherchierte und gründlich abgesicherte Informationen verweise ich auf Simone.

Wieso steht hier nichts zu ...?

Auch Simone ist nicht hauptberuflich unfruchtbar und hat es sich trotzdem zur Aufgabe gemacht, vor dem Schreiben dieses Buches sehr viel über Kinderwunschbehandlungen herauszufinden. Nur zeigte sich, dass gerade vieles im Fluss ist. Die gesetzliche Lage kann sich täglich ändern und tut genau das. Die Frage, welche Unterstützung unfruchtbare Paare von Staat und Krankenkassen bekommen, wird heiß diskutiert. Und was ist mit unverheirateten Paaren, die sich ein Kind wünschen? Auf diesen und anderen Gebieten bewegt sich gerade sehr viel. Die Informationen, die gerade jetzt, in diesem oder im nächsten Jahr am unbeständigsten sind, hat sie darum vorsichtshalber lieber weggelassen, weil sie schon zum Zeitpunkt des Drucks wertlos sein können.
Auch ich habe manche Themen einfach unter den Tisch fallen lassen, IUI (Intrauterine Insemination) z. B. oder ICSI (Intracytoplasmatische Spermieninjektion). Das liegt daran, dass ich so etwas selbst nicht erlebt habe. Ich habe mir aber sagen lassen, die Kinderwunschbehandlung fühle sich für Menschen, die eine ICSI machen, nicht viel anders an als für IVFler. Ich hoffe also, auch für andere Abkürzungen ist etwas dabei.

Wo bleibt das Ärzte-Bashing?

Ich finde nichts Verwerfliches, Gruseliges, Mafiöses oder sonst wie Verurteilenswertes an Schulmedizin. Darum schreibe ich auch nicht, dass Kliniken nur Geld machen wollen, dass Ärzte unter einer Decke stecken, dass man uns unfruchtbaren Paaren im Zweifel bestimmt mit anderen, natürlicheren Methoden viel besser helfen könnte, wenn man nur wollte, oder dass uns Behandlungen aufgenötigt werden, die wir gar nicht brauchen.

Warum wird hier nicht mehr geweint?

Vieles in diesem Buch ist ein bisschen flapsig. Wenn irgendjemand beim Lesen denkt: Das geht aber nicht, dass über solche Themen so geschrieben wird, dann muss ich antworten: doch, das geht. In den letzten zwei Jahren, während meiner Kinderwunschbehandlung, hatte ich unterm

Strich mehr Grund zum Lachen als zum Heulen. Das muss nicht bei jeder von Euch so sein, aber es muss eben auch nicht umgekehrt sein.

Kennen wir uns?

Ich habe als Bloggerin angefangen, die ihre Leser duzt und zurückgeduzt wird. Simone hat als Autorin von medizinischer Fachliteratur angefangen, die ihre Leser siezt und zurückgesiezt wird. Das ist in diesem Buch genauso. Würde ich jetzt zur Feier des Buches etwas daran ändern, dann käme ich mir ungefähr so krampfig vor wie damals in der Schule beim Wechsel in die Oberstufe, als Lehrer, die uns seit der fünften Klasse kannten, uns plötzlich siezten und Fräulein nannten.

Bleiben Sie dran!

Auch wenn das Buch längst gedruckt ist, wird es im Blog weitergehen. Im Moment bereite ich mich gerade auf meine nächste IVF vor, die dritte, und Simone arbeitet auch weiter an ihrem Wunschkind. Natürlich wäre es schön gewesen, zum Abschluss des Buches verkünden zu können, jetzt seien wir beide schwanger. Sind wir aber noch nicht. Wer wissen will, wie es weitergeht, kann den Blog lesen.
Im Blog gibt es außerdem zum Erscheinungstermin jede Menge Downloads: Listen mit Fragen an den Arzt, die man sonst in der aufregenden Sprechstunde vergessen würde. Listen mit Adressen, Goodies und anderem, was helfen könnte.

Basics:

Eins plus Eins = Drei

Vor einem üppigen Trinkgelage, so sagt der Volksmund, sollte man für eine gute Grundlage sorgen. Ähnlich verhält es sich mit Theorie und Praxis in der Kinderwunschzeit: Es kann nicht schaden, die Basics verstanden zu haben: Dann weiß man besser, wie und wo Tabletten, Sprays oder Spritzen wirken sollen. Und ist bestenfalls auch motivierter, eine aufwendige Therapie, wie es Kinderwunschbehandlungen nun mal sein können, durchzuhalten.

Wenn Sie nun denken, Sie wüssten schon alles: Das mag ja sein. Viele Kinderwunschlerinnen haben jedoch kleine bis größere Wissenslücken. Zum Beispiel, weil der Biologieunterricht schon so lange her ist, man damals bei der Sexualkunde immer rot wurde und dann nichts mehr mitgekriegt hat oder weil Sex und die daran beteiligten Funktionen nicht gerade zu den persönlichen Lieblingsthemen gehören.

Kleines Beispiel

Auch einige meiner Freundinnen waren in Sachen Fortpflanzung nicht so ganz auf dem Laufenden. So wunderte sich die eine oder andere schon mal, dass sie so gar keinen Mittelschmerz spürt. Wie auch – viele nahmen seit Jahren die Pille. Dass diese Pille wirkt, indem sie den Eisprung verhindert (»Ovulationshemmer«), war dabei irgendwie durch den Rost gefallen.

Damit Ihnen das nicht passiert, gibt's erst mal Theorie. Weiterer Vorteil: Ihr Arzt muss nicht bei Adam und Eva anfangen. Und Sie verstehen besser, worum's geht: So bleibt mehr Zeit für jene wichtigen Fragen, die Sie wirklich gerne loswerden möchten.

Vom Eisprung zum Freudentaumel

Mit der ersten Menstruation (Menarche) haben Frauen für die nächsten dreißig, fünfunddreißig Jahre einen eigenen Monatskalender im Körper (warum das alle mehr oder weniger vier Wochen passiert, ist übrigens unbekannt.) Also: Alle 28 Tage ist meist eine Eizelle in einem der beiden mandelförmigen Eierstöcke (Ovarien) befruchtungsfähig. Diese Eizelle ist (wie Hühner- und andere Eier) von einer Verpackung aus Zellen umgeben. Im reifen Zustand hat sich zwischen der Hülle sogar noch Flüssigkeit gebildet. Dieses Gebilde nennt man Eibläschen oder Follikel, – und es spielt während einer Kinderwunschbehandlung eine der Hauptrollen.

Eieiei …

Eine Eizelle ist 0,15 mm groß – und die größte Zelle im Körper einer Frau. Reiht man drei Samenzellen aneinander, entspricht das dem Durchmesser einer Eizelle. Das Volumen einer Eizelle ist 85 000-mal so groß wie das einer Samenzelle. Wir haben zum Zeitpunkt der ersten Periode übrigens gerade mal noch etwa 400.000 der ursprünglich 700.000 bis 2 Millionen Eizellen, mit denen wir geboren werden, im Bauch. Zum Vergleich: In einer Portion Sperma der Güteklasse A tummeln sich ungefähr 100 Millionen frisch produzierte Spermien! Kein Wunder, wenn die Qualität der Eizellen, die wir mitunter schon einige Jahrzehnte mit uns herumschleppen, bevor ihr großer Tag kommt, nicht mehr tipptopp ist!

Um den Eisprung herum verflüssigt sich der kleine Schleimpropf im Gebärmutterhals – nicht ganz unwichtig, wenn Geschwader von Samenzellen ihren Weg zur Eizelle erklimmen sollen. Mit dem Eisprung (Ovulation) selbst platzt der Follikel, und die Eizelle wird von einem der beiden Eileiter (Tuben) aufgefangen: Im Gegensatz zu reifen Samenzellen, die ihre Aufgabe durchschnittlich zwei bis fünf Tage lang erfüllen können, ist die Eizelle nun für ungefähr 12 bis 18 Stunden befruchtungsfähig. In dieser kurzen Zeitspanne muss die Befruchtung (Konzeption) stattgefunden haben. Die Eileiter haben im Inneren ganz feine Flimmerhärchen, die sich ständig bewegen, um die Eizelle in Richtung Gebärmutter (Uterus)

zu bewegen: Sie dürfen sich das ein wenig vorstellen wie wogende Gräser im Wind oder eine Seeanemone (»Nemo« gesehen oder schon mal geschnorchelt? So in etwa … schön, nicht?). Außerdem zieht sich der Eileiter während der fruchtbaren Eisprungphase zehnmal pro Minute zusammen und schubst das Ei auch damit Richtung Ziel. Der Follikelrest wiederum verbleibt im Eierstock und wird für zwei Wochen zum Gelbkörper, der das – nomen est omen – Gelbkörperhormon (Progesteron) produziert. Davon weiter unten mehr.
Im ersten Teil des Zyklus, der Östrogen- oder Proliferationsphase, hat der Uterus als Nist- und Nestplätzchen vorgesorgt. Und hat, wenn alles normal gelaufen ist, eine gut durchblutete Schleimhaut (Endometrium) aufgebaut, in der sich eine befruchtete Eizelle niederlassen könnte. Nach dem Eisprung beginnt die Gestagenphase (Sekretionsphase): Die Schleimhaut bekommt eine lockerere Struktur, sodass es für eine befruchtete Eizelle einfacher wäre, sich dort einzunisten. Ist dem nicht so, kommt es zur Blutung: Die Schleimhaut wird abgestoßen, und der Zyklus beginnt mit dem ersten Menstruationstag von Neuem: neues Spiel, neues Glück …

Nichts geht ohne Hormone

Schwangerwerden fängt im Kopf an. Weniger mit dem Gedanken, dass man sich nun ein Kind wünscht, sondern vielmehr mit zwei Strukturen im Gehirn: dem Hypothalamus (das griechische Thalamos bedeutet übrigens passenderweise auch Schlafgemach) und der Hirnanhangdrüse (Hypophyse). Beide zusammen stehen mit den Eierstöcken sozusagen in stetigem Austausch: über die Freisetzung von Steuerhormonen und den eigentlichen Sexualhormonen, die von den Ovarien freigesetzt werden. Hormone sind biochemische Botenstoffe, die mit den jeweils zugeordneten Organen in Verbindung stehen. Über den Blutstrom gelangen Hormone zu ihrem Zielorgan. Das wiederum hat Rezeptoren, in die das Hormon nach dem Schlüssel-Schloss-Prinzip hineinpasst. Hat das Hormon mit seinem Schlüssel das Rezeptorschloss aufgeschlossen, bekommt die Zelle darüber das Signal, bestimmte Stoffwechselaufgaben zu erfüllen.

Was auf den ersten Blick umständlich erscheint, ist eine Art Unternehmen mit doppelter Kontrolle. Nicht weil Frauen so unendlich komplizierte Wesen sind. Angesichts der Tatsache, dass wir in unseren fruchtbaren Jahren meist nur eine einzige Eizelle pro Zyklus auf den Weg schicken können, sollte das dann auch funktionieren.

Die Kopf-Bauch-Kommandokette

Stufe eins: Botschaft aus dem Zwischenhirn

Der Hypothalamus produziert sogenannte Gonadotropin-Releasing-Hormone (GnRH oder LHRH). Viel Fachchinesisch? Damit Ihnen dieser Zungenbrecher leichter in den Kopf und über die Lippen kommt: Gonaden sind die Geschlechts- oder Keimdrüsen (Eierstock, Hoden), »trop« bedeutet »einwirkend« und ein »Releasing-Hormon« ist ein Botenstoff, der wiederum die Ausschüttung (»Release«) eines untergeordneten Hormons fördert.

Stufe zwei: Hirnanhangdrüse an Eierstock

Das Gonadotropin-Releasing-Hormon veranlasst die Hirnanhangdrüse, zwei Hormone zu bilden, die ihre Wirkung am Eierstock entfalten und gibt sie in den Blutkreislauf ab.
Hormon Nummer eins ist das follikelstimulierende Hormon (FSH, auch Follitropin genannt), das im Ovar sowohl das Wachstum als auch die Reifung der Eizellen anregt. Unter dem Einfluss von FSH wächst ein Follikel heran, der vermehrt ein bestimmtes Östrogen, Estradiol E2, bildet: Estradiol regt die Gebärmutterschleimhaut zum Wachstum an. Außerdem sorgt es dafür, dass sich Gebärmutterhals (Zervix) samt Gebärmuttermund (Portio) ein wenig öffnet und genügend Schleim bildet: Das erleichtert es den Spermien, in die Gebärmutter zu gelangen.

Es gelbt so gelb

Das zweite Hypophysenhormon ist das luteinisierende Hormon (LH; »gelb färbendes« Hormon). Ist ein Follikel groß genug und damit reif für den Eisprung, kommt es in der Zyklusmitte, meist zwischen dem 12. und 14. Tag, zu einem kurzfristigen Anstieg dieses Hormons: Der Eisprung wird ausgelöst. Diesen LH-Anstieg bestimmen übrigens auch jene Ovulationstests, die man zu Hause durchführen kann, um den besten Zeitpunkt für eine Empfängnis zu ermitteln. Wenn sich der schützende Schleimpfropf aus dem Gebärmutterhals löst, findet er sich nach einem Toilettenbesuch schon mal beim Abwischen auf dem Klopapier wieder. Die Besucherin eines Kinderwunschforums schrieb dazu in einem Post: »Neuerdings habe ich um den Eisprung herum massenhaft Schleim wie Tapetenkleister in der Buxe.« So in etwa dürfen Sie sich das vorstellen … ein wenig ähnelt dieser Pfropf auch Eiklar, wenn man ein Hühnerei über einer Schüssel aufschlägt. Nach dem etwas zäheren Schleim bemerken manche Frauen klaren, dünnflüssigeren Schleim im Höschen. Mitunter fühlen sich der Scheideneingang und die Scheide selbst ein wenig schlüpfrig-glitschig an. Auch das ist schlau konstruiert – Geschlechtsverkehr wird damit einfacher (»Es flutscht wie von selbst.«) und macht meist (noch) mehr Spaß.

Aua – Mittelschmerz

Ein zweites Eisprungzeichen ist der Mittelschmerz, den aber nicht jede Frau spürt. Man vermutet, dass dieser Schmerz verschiedene Ursachen haben kann: weil der Eierstock rasch wächst und spannt, der Eisprung selbst schmerzt, oder beim Platzen des reifen Follikels Flüssigkeit auf das Bauchfell trifft. Es kann aber auch sein, dass man die Bewegung der Eileiter selbst spürt, die das Ei fangen und weitertransportieren möchten. Im kleinen Becken, dem Bereich, wo sich das alles abspielt, ist es zudem ziemlich eng, weil dort gleich eine ganze Reihe von Organen ihren Platz haben (Darm, Blase, Eierstöcke, Eileiter und Gebärmutter): Stellen Sie sich einfach mal vor, der Darm bewegt seinen Inhalt nach unten, die Blase ist voll, und Ihre Eileiter sind in munterem Wettkampf um den reifen Follikel: Ganz schön was los – und das spürt man dann eben manchmal …
Das luteinisierende Hormon sorgt außerdem dafür, dass aus dem Follikelrest im Eierstock der Gelbkörper (Corpus luteum) wird, der wiederum das Hormon Progesteron produziert. Progesteron zählt zu den Gestagenen, bereitet die Schleimhaut auf die mögliche Einnistung (Nidation) einer befruchteten Eizelle vor und erhält dieses Nistplätzchen in der zweiten Zyklushälfte. Außerdem wird unter Gestagenwirkung der Schleim im Gebärmutterhals wieder zäher, sodass eine Schwangerschaft nach außen geschützt wird.

Bauch an Kopf, Kopf an Bauch

Kommt es zu einer Schwangerschaft, steigen Östrogen- und Gestagenspiegel: Der Hypothalamus bekommt damit die Meldung, dass er keine neuen Hormone produzieren muss. Fallen mit der Menstruationsblutung diese Spiegel wieder ab, gibt es eine Rückmeldung an den Hypothalamus, und der Regelkreis beginnt von Neuem: Hypothalamus an Hypophyse, Hypophyse an Eierstöcke.

Kinderwunschhormone im Überblick

Hypothalamushormon

- *Gonadotropin-Releasing-Hormon (GnRH oder LHRH): aus dem Hypothalamus, wirkt auf die Hypophyse*

Hypophysenhormone

- *Follikelstimulierendes Hormon (FSH): stimuliert den Eierstock, regt Eizellreifung und Östrogenproduktion an*
- *Luteinisierendes Hormon (LH): bereitet den Eisprung vor, fördert die Umwandlung des Follikelrests zum Gelbkörper*

Sexualhormone

- *Östrogene (Estradiol): bauen die Gebärmutterschleimhaut auf, öffnen die Gebärmutter und sorgen für ausreichende Schleimproduktion*
- *Gestagene (Progesteron): »Schwangerschaftshormone«, erhalten die Gebärmutterschleimhaut und machen den Schleim im Gebärmutterhals wieder zäh*

Spermienproduktion: Masse mit Klasse

Auch beim Mann steuern Hormone aus der Hirnanhangsdrüse (Hypophyse) die Fruchtbarkeit, sprich: die Samenproduktion. Das luteinisierende Hormon regt die Testosteronbildung in den Hoden an, FSH bewirkt die Reifung der Spermien in den Hoden- oder Samenkanälchen. Diese Kanälchen haben eine Gesamtlänge von 700 Metern. Ein gesunder Mann produziert täglich bis zu 100 Millionen Spermien – 1000 Spermien pro Sekunde. Diese Massenproduktion ist störanfällig, was sich im Spermiogramm an Form und Beweglichkeit der Spermien ablesen lässt. Die Entwicklung von der unreifen Geschlechtszelle bis zum reifen Samenfaden (Spermium) beträgt drei Monate. Am Ende dieses Reifungsprozesses hat das Spermium, wie die Eizelle auch, einen halbierten Satz Erbanlagen (Chromosomen) und damit 23 Chromosomen. Diese väterliche Mitgift hat Platz im Kopf des Spermiums, das mit seinem Bauplan – im Wesentlichen: Kopf, Mittelstück, Schwanz – einer Rakete nicht unähnlich ist.

Mädchen oder Junge?

Zu den Erbanlagen gehört auch das Geschlechtschromosom: Da gesunde Männer ein X- und ein Y- Geschlechtschromosom haben, bleibt nach der Halbierung des Chromosomensatzes ein X oder ein Y übrig. Frauen haben normalerweise zwei X-Chromosomen, Eizellen damit als Geschlechtschromosom immer ein X. Trifft nun eine Eizelle auf eine X-Samenzelle, kommt ein XX-Nachwuchs heraus: ein kleines Mädchen. Bei der Zusammenkunft mit einem Y-Samen wird's XY und damit ein Junge.

Ein Löffelchen voll Hoffnung

Der männliche Orgasmus ist normalerweise mit einem Samenerguss (Ejakulation) verbunden: Dabei wandern Millionen von Spermien aus den Nebenhoden durch die Samenleiter Richtung Harnröhre an Prostata und Samenbläschen vorbei. Auf diesem Weg werden die Spermien mit Flüssigkeit aus verschiedenen Drüsen vermischt. Die Samenzellen selbst machen nur ungefähr 5 Prozent des Spermas aus, der Rest ist Flüssigkeit. Sperma ist übrigens mengenmäßig ein Klacks. Eine »Portion« Sperma hat ein Volumen von 2 bis 5 Millilitern. Diese Menge passt locker auf einen Esslöffel – nur damit Sie einmal eine Vorstellung davon haben.

Bienchen und Blümchen, Eizelle trifft Samenzelle

Sex soll Spaß machen (denken wir heutzutage). Sex soll jedoch mitunter auch der Fortpflanzung dienen. Beim Geschlechtsverkehr werden zunächst Millionen von Samenzellen heraus- und in die Scheide geschleudert. Eine einzelne Samenzelle bewegt sich dann mit einer Geschwindigkeit von 3 bis 4 mm pro Minute. Allerdings bewältigt nur ein kleiner Teil der Spermien, höchstens tausend Samenzellen, die Strecke von ungefähr 8 bis 13 Zentimetern bis in die Gebärmutter und weiter, wo vielleicht eine Eizelle auf ihre Befruchtung wartet: in den oberen Teil des Eileiters. Weil Samenzellen nicht wissen, ob und in welchem Eileiter sich eine Eizelle befinden könnte, wandern sie – sicher ist sicher – in beide Eileiter.
Übrigens weniger durch schlängelndes Geschwänzel, sondern durch Eigenbewegungen der Gebärmutter. Das legt nahe, dass es günstig ist, wenn Frauen beim Sex auch auf ihre Kosten kommen: Der Uterus zieht sich beim Orgasmus rhythmisch zusammen, und der Muttermund wird dabei in das Ejakulat getunkt wie ein Croissant in Milchkaffee: Dies wiederum erleichtert es den Spermien, in das Gebärmutterinnere zu kommen.
Für ein perfektes Bienchen-Blümchen-Timing bedeutet das: Am günstigsten ist es, wenn sie nach ihm zum Orgasmus kommt.

Rosen für die Liebste, Maiglöckchen für seine Spermien

Nicht mehr ganz neu, aber immer noch bezaubernd, was sich Mutter Natur so alles einfallen lässt, damit wir Frauen Mutter werden. Forscher der Universität Bochum fanden heraus, dass eine Eizelle Duftstoffe aussendet, die an den Duft von Maiglöckchen erinnern. Samenzellen lassen sich von diesem Eizellenparfum anlocken und machen sich auf den Weg.

Gewöhnlich erreichen mehrere Samenzellen die Eizelle gleichzeitig. Aber nur eine einzige Samenzelle dringt in das Ei ein. Verschiedene Mechanismen sorgen dann nämlich dafür, dass keine weiteren Samenzellen in die Eizelle eindringen können.

Ein bisschen du, ein bisschen ich

Jene Samenzelle, die aus dem Kampf ums Ei als Sieger hervorgegangen ist, wirft nach dem Eindringen in die Eizelle ihren Schwanz ab: Den braucht sie nun nämlich nicht mehr. Kurz darauf vereinigen sich die 23 Chromosomen der Samenzelle mit den 23 Chromosomen der Eizelle. Bei dieser Befruchtung entsteht eine neue Zelle mit 46 Chromosomen – und wenn alles gut geht, wird daraus ein Baby.
Wenige Stunden später beginnt diese Zelle sich zu teilen. Zunächst in zwei Zellen, dann in vier, acht, sechzehn, zweiunddreißig – bei jeder Teilung verdoppelt sich die Anzahl der Zellen. Eines dieser Stadien sieht aus wie eine kleine Maulbeere, lateinisch »Morula«. Eine solche Morula erreicht nach drei Tagen die Gebärmutter und hat sich auf dem Weg dorthin in eine sogenannte Keimblase (Blastozyste) verwandelt.
Nach weiteren drei bis vier Tagen, ungefähr eine Woche nach der Befruchtung, kann sich eine Blastozyste in der Gebärmutterschleimhaut einnisten. Diesen Prozess des Einnistens nennt man »Implantation«. Manchmal nistet sich eine Blastozyste nicht in der Gebärmutter, sondern im Eileiter oder außerhalb der Gebärmutter ein – beispielsweise in der Bauchhöhle. Eine solche Eileiter- oder Bauchhöhlenschwangerschaft muss mit einer Operation beendet werden, weil sie für die werdende Mutter schnell lebensbedrohlich sein kann.

Vom richtigen Zeitpunkt

Eine repräsentative Umfrage des Allensbach-Instituts hat gezeigt, dass mehr als 80 Prozent der deutschen Bevölkerung die Fruchtbarkeit von Frauen völlig falsch einschätzen: Viele Menschen denken, dass Frauen lange fruchtbar sind. Auch das scheint ein Grund zu sein, weshalb viele Paare Kinderwunschhilfen brauchen: Sie fangen mit der praktischen Umsetzung ihrer Familienplanung oft zu spät an. Viele Paare wissen auch nicht so richtig, wann im Bauch die beste Zeit dafür ist, ein Kind zu zeugen – und noch weniger, wie man diesen Zeitpunkt herausfindet.

Liebe nach Plan, geplanter Sex

Wer weiß, wann der Eisprung kurz bevorsteht, kann in der Kinderwunschzeit durchaus selbst dazu beitragen, dass sich Nachwuchs einstellt. Mit einer Maßnahme, die in Kinderwunschforen flapsig gerne als »Zielpoppen« beschrieben wird: Damit ist nichts anderes gemeint als Geschlechtsverkehr zum richtigen Zykluszeitpunkt.

Liebesspiele, die der Eisprungkalender diktiert, sind für viele Paare mit der Zeit alles andere als spaßig. Solcher Kinderwunschsex nach Plan ist oft mit Müssen, Funktionieren, Bangen und Hoffen verbunden. Mit der Frage nach der richtigen Stellung und allen möglichen Gefühlen, die nicht immer positiv sind.

Ein Mann hat dazu mal angemerkt:

Sex auf Kommando sei so, dass man denkt: Bringen wir's schnell hinter uns. Und danach haben wir noch mal richtig guten Sex. Ein anderer meinte, man wüsste dann nie, ob die Liebste wirklich Lust hat oder nur mit den Wimpern klimpert, weil der Eisprung naht.

Sex nach der Uhr setzt viele Paare ganz schön unter Druck: Manche Frauen reagieren mit trockener Scheide, was Schmerzen beim Sex verursachen kann. Gleitmittel wiederum können einen negativen Effekt auf die Spermien haben, weil sie den pH-Wert in der Scheide mitunter ungünstig verändern. Was tun, wenn Sie sich so ausgetrocknet fühlen wie die Wüste Gobi? Gynäkologen und Apotheker können bei der Suche nach dem richtigen Liebesglibber weiterhelfen. Fragen Sie nach – es ist ja für einen guten Zweck …

Stante penis: Wenn ER schwächelt

Auch Männern kann der Zeugungsdruck so zusetzen, dass sie Erektionsprobleme (erektile Dysfunktion (ED) oder Impotenz) bekommen – und ohne Erektion bekanntlich keine Ejakulation … Liebevolle Geduld der Partnerin ist zwar fein. Mitunter ist es jedoch sinnvoller, den Urologen um Rat zu fragen. So kann die kurzzeitige Einnahme von Medikamenten (»PDE-5-Hemmer« wie Levitra®, Viagra®, Cialis®) helfen, wenigstens in puncto »Standhaftigkeit« zu entlasten.
Erektionsprobleme sind übrigens weitaus verbreiteter, als viele Menschen glauben: Eine deutsche Studie mit 10.000 Männern fand heraus, dass vier Prozent aller 30- bis 39-Jährigen, knapp zehn Prozent aller Männer zwischen 40 und 49 und fast zwanzig Prozent aller 50- bis 59-Jährigen mehr oder weniger ausgeprägte Erektionsprobleme haben. Zu den Ursachen einer ED zählen übrigens auch Diabetes oder Gefäßerkrankungen wie arteriosklerotische Veränderungen – und davon sind auch jüngere Männer betroffen.
Was Mann mit Kinderwunsch und Erektionsproblemen nicht tun sollte:

- PDE-5-Hemmer sind hochwirksame Arzneimittel, die Nebenwirkungen haben können. Bei unsachgemäßer Einnahme kann das wirklich gefährlich werden. Also auch nicht frei nach dem Motto »Viel hilft viel« eine Tablette mehr einnehmen. Heraus käme eventuell eine schmerzhafte Dauererektion, die einer Ejakulation und damit der erwarteten Spermagewinnung sprichwörtlich im Wege steht. Dumm gelaufen, wenn gerade Eizellen reif wären …

- Im Internet werden Viagra® und Co. an jeder virtuellen Ecke angeboten. Hände weg – das sind häufig Fälschungen!

Temperatur und Co.: Zyklusmonitoring

Eine einfache Methode für das richtige Timing ist »Zyklusmonitoring«: den eigenen Zyklus zu beobachten, um den optimalen Zeitpunkt für eine Befruchtung herauszufinden. Hierfür gibt es Zykluscomputer, Ovulationstests und »Natürliche Familienplanung umgekehrt«.
Natürliche Familienplanung (NFP) ist eigentlich eine Form der Verhütung, wie das Wort Familienplanung diskret andeutet. Kurz zusammengefasst: Man kombiniert bei dieser Methode die Beobachtung des Zervikalschleims (siehe oben) mit der Körpertemperatur (Basaltemperatur) und trägt beides in ein spezielles Kurven- oder Zyklusblatt ein. Die Temperatur wird jeden Morgen direkt nach dem Aufwachen gemessen – am einfachsten im Po und mit einem digitalen Thermometer. Die Aufzeichnungen eines normalen Zyklus zeigen im Verlauf meist zwei Phasen: In Phase eins vor dem Eisprung ist die Temperatur ein wenig niedriger als nach dem Eisprung. Phase zwei bleibt dann meist bis kurz vor der Periodenblutung erhöht und fällt dann ab. Um den Eisprung herum verändert sich auch der Zervikalschleim und gibt Hinweise darauf, dass die Ovulation bevorsteht. Dabei verändert sich auch der Muttermund: Er wird weicher und öffnet sich, der Gebärmutterhals verkürzt sich ein wenig nach oben. Mit etwas Übung lassen sich diese Unterschiede sehr einfach mit ein, zwei Fingern ertasten und dann im Zyklusblatt notieren. Aber – so aufgeklärt wir alle in Zeiten medialer Übersexualisierung sein mögen: Ich bin mir nicht sicher, wie viele Frauen diese Selbstuntersuchung ohne Vorbehalte durchführen würden – auch wenn sie kaum aufwendig und mit ähnlich großem »Körperkontakt« wie Tamponeinführen verbunden ist. Was es bei der natürlichen Familienplanung und dem Zyklusmonitoring zu beachten gibt, was man außerdem notieren sollte und wie sich das alles interpretieren lässt, kann man in Kursen oder aus einem Buch lernen.

Nach einigen Zyklen und entsprechender Übung messen viele Frauen nur noch an wenigen Tagen, und zwar so lange, bis der Eisprung stattgefunden hat. Kleiner Nebeneffekt:

- Man lernt, Zervikalschleim von behandlungsbedürftigem Ausfluss (z.B. Pilze und Co.!) zu unterscheiden.
- Frauen, die an jedem Zyklustag ihre Basaltemperatur messen, wissen mit dem Temperaturabfall gegen Ende des Zyklus, dass die Periodenblutung bevorsteht.
- Eine solche »Zyklusbuchhaltung« gibt dem Arzt erste Hinweise auf mögliche Zyklusstörungen oder Besonderheiten.

Informationen zur NFP bietet die Universität Düsseldorf unter diesem Link an: http://www.uni-duesseldorf.de/NFP/nfpkurs.pdf.

Meine allerersten Erfahrungen mit der natürlichen Familienplanung habe ich in der Sexta, so wurde die erste Klasse im Gymnasium damals genannt, gemacht. Unsere Biolehrerin hat uns den Zyklus und seine Beobachterei so genau ins Hirn gebimst, dass wir noch vor der ersten Menstruation perfekt verhüten konnten. Theoretisch zumindest. Ich habe mich Jahre danach gefragt, ob das wohl die kleine Rache dieser weltoffenen und eleganten Lehrerin an unserer oberspießigen katholischen Mädchenschule war oder gar an der Leibfeindlichkeit der Kirche? Hat sie sich wohl ins Fäustchen gelacht, als sie uns das diskrete Rüstzeug für folgenlosen Sex mit auf den (Schul-)Weg gab? Wie auch immer – dank dieser Trockenübung waren für mich Feuchtgebiete, auch die neueren literarischen, nichts Ungewöhnliches.

Als während meines Medizinstudiums natürliche Familienplanung als Kurs angeboten wurde, habe ich NFP bei einem der Pioniere dieser Methode, Professor Günter Freundl, gelernt. (Eine Buchempfehlung hierzu finden Sie in der Literaturliste.) Mir hat diese Selbstbeobachtung viel Spaß gemacht. So erfolgreich ich diese Methode jahrelang zum Verhüten angewandt habe, so dämlich habe ich sie umgekehrt in Sachen Kinderwunsch gehandelt: Das Thermometer hatte ich beiseite gelegt. Ich wusste ja, an welchem Zyklustag mein Eisprung bislang war. Und habe darauf vertraut, dass ich obendrein spüre, wann's soweit ist. Dass es mit den Jahren Verschiebungen im Zyklus und damit bei der Ovulation geben kann, habe ich leider erst dann gemerkt, als mein Zyklus in der Kinderwunschstunde unter die Lupe genommen wurde: Unser Sex nach Kinderwunschstundenplan war also zeitlich mitunter glatt daneben …

Temperaturkurve, Maschinchen und Web 2.0

Zyklusmonitoring funktioniert auch mit speziellen Zykluscomputern: Das sind kleine, handliche Geräte, die die Temperatur oder zusätzlich noch den LH-Wert im Urin messen, speichern und auswerten. Solche Computer kosten zwischen 150 € und 800 €, eventuell zuzüglich der erforderlichen Teststreifen für den Urintest. Nachteil: Manche Geräte benötigen zunächst über mehrere Monate Daten ihrer Besitzerin, bis sie zuverlässige Angaben zur fruchtbaren Zeit machen können.
Eine Software für Computer, Handy oder Palm ergänzen die Kinderwunschausstattung. Mit der Datenverarbeitung könnte übrigens auch der Papa in spe beschäftigt werden. Naht die Ovulation, sieht er's selbst im digitalen Eisprungplan und kann zum häuslichen Don Juan mutieren. Inzwischen gibt es sogar eine App für das iPhone, mit der man ganz komfortabel Zyklusbuchhaltung betreiben kann und seine fruchtbaren Tage angezeigt bekommt.

Pipitest geht auch

Eine praktische Alternative zu all diesen Technik-Tools sind Teststäbchen, die wie ein Schwangerschaftstest funktionieren: Ab einem bestimmten Zyklustag wird ein Teststäbchen in den Morgenurin eingetaucht, das anzeigt, ob der LH-Spiegel auf den bevorstehenden Eisprung hindeutet. Bei positivem Ergebnis sollte man sich innerhalb von 48 Stunden mindestens ein Schäferstündchen gönnen, weil dann die Chancen auf Nachwuchs am größten sind. Der große Vorteil dieser Tests: Man kann sofort und ohne große Vorkenntnisse im ersten Zyklus den bevorstehenden Eisprung bestimmen. Einzige Pflichtlektüre: der Beipackzettel des Tests – ungefähr so lang und kompliziert wie der eines Schwangerschaftstests.

Ich habe unterschiedliche Tests ausprobiert: teure und günstige, Tests aus der Apotheke und aus dem Drogeriemarkt, digitale High-Tech-Tests und einfache »Pipistreifen« mit Balkenanzeige.
Bei den einfachen Streifen gab's mitunter gar kein Ergebnis, besonders komfortabel fand ich digitale Tests. Diese zeigen mit einem Smiley an, ob man sich den Abend besser freihalten und das Telefon ausschalten sollte.

Dabei gilt: Hände weg von vermeintlichen Superangeboten auf eBay! So verlockend diese sein können – man hat keine Kontrolle, welche Sorte Teststreifen man da wirklich einkauft und ob diese überhaupt messen, was sie sollen. Ganz zu schweigen von der Angabe des Haltbarkeitsdatums …

Zysten, Endo und Myome:

Flegeljahre eines Unterleibs

Es ist noch gar nicht so lange her, da waren meine drängendsten Fragen bei der Gynäkologin: Wieso liegen hier eigentlich nur Quatschzeitschriften im Wartezimmer? Wie lange habe ich jetzt Ruhe, bis ich wieder antanzen muss?
Und: Dieses kleine Röllchen da um meinen Bauch, kommt das von der Pille oder den vielen Fritten in letzter Zeit?
Ich war immer ein bisschen unruhig, wenn ich auf den Stuhl geklettert bin, und habe in der Nacht vorher auch meistens nicht besonders gut geschlafen (genau wie jede andere Frau auch). Ich war froh, wenn es vorbei war ohne große Zwischenfälle. Aber kaum war ich wieder runter vom Stuhl und raus aus der Praxis, hatte ich die ganze Aufregung schon wieder vergessen. Es gab zwar einige Dinge, die mein Leben ziemlich durcheinanderbrachten, aber nichts davon hätte meine Frauenärztin weiter interessiert. Ich war eine stinknormale, langweilige Patientin, die sich jedes halbe Jahr ihr Pillenrezept abholte und einmal im Jahr die Hosen runterlassen und den Pulli heben musste.

Dann kam der Tag, an dem ein Abstrich nicht mehr langweilig war, sondern interessant. Zum ersten Mal in meinem Leben bekam ich Post von meiner Ärztin: Es habe sich ein diskussionswürdiger Wert ergeben, ich solle bitte noch mal anrufen. Gynäkologische Langeweile, wieso habe ich dich nicht zu schätzen gewusst, als es dich noch gab? Ich verbrachte eine gefühlte halbe Stunde in der telefonischen Warteschleife der Praxis (Die vier Jahreszeiten, gespielt auf einer Playmobil-Orgel), dann hatte ich meine Ärztin dran, die mir mit ihrer wohltuend nüchternen, erwachsenen Stimme erklärte, das sei im Grunde alles halb so wild. Kein Grund zur Aufregung! Nur ein leicht erhöhter PAP-Wert (ein Untersuchungsverfahren zur Früherkennung von Gebärmutterhalskrebs), der sich sicher in den nächsten Wochen von ganz alleine normalisieren würde. Und nur weil wir so besonders gewissenhaft seien, solle ich in drei Monaten noch mal vorbeikommen.

Der Wert normalisierte sich nicht. Nicht nach drei Monaten, nicht nach sechs und auch nicht nach neun. Im Gegenteil, er wurde schlechter, und nach einem Jahr war kein Gedanke mehr an Langeweile. Ich hatte eine Krebsvorstufe und musste zur Konisation – einer Operation, bei der die innere Schicht des Muttermundes abgetragen wird, um verdächtiges Gewebe zu entfernen.

Das war ein schöner Einstand für L., meinen neuen Freund: Wir kannten uns gerade erst ein paar Monate, und jetzt musste ich ihm eröffnen, dass ich da so eine kleine Sache … also, nichts Schlimmes … im Grunde harmlos … L. war damals für ein paar Wochen nicht in der Stadt und hat meine Angst vermutlich auch aus 600 Kilometern Entfernung gerochen. Auch wenn ich ihm gleich am nächsten Tag eine seitenlange Beschwichtigungs- und Beruhigungsmail schrieb, ließ er sich nicht beruhigen, weder schriftlich noch mündlich. Zur Operation war er da und brachte mich hin, und als ich aus der Narkose aufwachte, klebte da ein Post-it mit seiner Telefonnummer und einem mit Kuli gekritzelten Herzchen neben meinem Bett. Den Zettel habe ich heute noch immer im Portemonnaie, und bei jeder der vielen Operationen, die ich seitdem erlebt habe, klebt er wieder als Talisman neben meinem Aufwachbett. Im Nachhinein kommt mir eine Konisation wirklich nicht mehr besonders wild vor, aber damals war sie ein echter Schlag für mich: der Verlust meines Langweiler-Status' in der Kartei meiner Frauenärztin und damit der endgültige Verlust meiner Sicherheit, mir könnte im Grunde genommen nichts passieren. Ich hatte zwar auch früher immer ein bisschen Sorge gehabt, irgend etwas könnte sein, aber das waren Luxussorgen, die Sorgen der Klassenbesten, die sich nach der Klausur einbildet, sie hätte diesmal bestimmt eine Fünf. Und jetzt hatte ich einen PAP von Vier minus geschrieben. Auf einmal war da was, was anders war, was zu einem echten Problem werden konnte und was beobachtet werden musste. Dabei hatte ich eigentlich weniger Angst vor dem konkreten Schreckensszenario (Krebs!!!!) als davor, dass jetzt der Ärger begann und nicht wieder aufhören würde. Fragt mich nicht, wieso, aber ich hatte das deutliche Gefühl, das sei erst der Anfang.

Und genauso war es. Ein Jahr nach der OP waren zwar meine PAP-Werte wieder langweilig wie eh und je, aber auf dem Rückflug aus einem New-York-Urlaub mit L. platzte mir eine neun Zentimeter lange Eierstockzyste. Schade nur, dass ich das in dem Moment noch nicht wusste. Alles, was ich wusste, war, dass ich aus dem Nichts die mörderischsten Bauchschmerzen meines Lebens hatte, dass ich wegen dieser Schmerzen innerhalb von fünf Minuten zwei Tüten, meinen Pullover und meinen halben Sitz vollgekotzt hatte, dass ich keine Luft mehr bekam, dass neben mir eine zauberhafte Stewardess saß und mir die Stirn streichelte (ein Hoch auf die Ausbildung bei Emirates) und dass zwei Reihen hinter mir eine schwäbelnde Frau zu ihrem Vierjährigen sagte: »Nein, Leon, die Frau stirbt jetzt ned.« L. saß blass und still neben mir und war sich da vermutlich nicht so sicher. Direkt vom Rollfeld ging es im Krankenwagen ins nächste freie Krankenhaus, wo kurz darauf ein paar Ärzte um mich herumstanden, auf einen Ultraschallschirm starrten und das taten, was mich bei Ärzten regelmäßig halb wahnsinnig macht: Sie murmelten und raunten, aber sprachen nicht mit mir. Unter anderem murmelten und raunten sie: »Das sind mindestens neun Zentimeter.«, »Das strahlt hier in den gesamten Bauchraum.« oder auch »Das ist ein Fall für die Gynäkologie.« und »Wann haben wir einen freien OP?«

Erst die Gynäkologin, die danach ran durfte, erzählte mir, was mit mir los war: Ich hatte eine Zyste am rechten Eierstock, vermutlich Endometriose (von der ich zwar schon gehört hatte, die mich aber nie interessiert hatte – so ähnlich wie Formel 1, Hoteltipps für Schanghai oder Atkins, das betraf mich alles nicht). Die dünne Haut der Zyste war gerissen, und der Inhalt der Zyste – eine dickflüssige, braune Schmiere – war in meinen Bauchraum geflossen. Am nächsten Tag sollte ich operiert werden, um das Ding zu entfernen – möglichst ohne meinen Eierstock dabei zu beschädigen. Das war dann meine erste Bauchspiegelung: drei kleine Schnitte, zwei Stunden Vollnarkose, viel unappetitliche Arbeit für die Chirurgin, zwei Monate Sportverbot und diffuse Schmerzen für mich. Und mit der Akte bei meiner Frauenärztin wuchs das dumpfe Gefühl in meinem Kopf, diesmal in eine Art von Ärger geraten zu sein, aus dem ich mit »Mühe geben« oder »sich höflich entschuldigen« nicht rauskommen würde.

Bei der Nachsorge hörte ich zum ersten Mal aus ihrem Mund, dass es eventuell für mich nicht ganz so leicht werden würde, Kinder zu bekommen. Die Endometriose sei schuld. Und dann war da auf dem Schirm auch noch zum ersten Mal ein Myom. »Ist das schlimm?«; »An sich nicht unbedingt, aber … gut ist das auch nicht.«
Ich fühlte mich gegenüber L. langsam wie eine Mogelpackung. Er hatte sich in ein Mädchen verliebt, das zwar 34 war, aber nicht aussah wie 34. Ich kannte mich mit Indie-Bands aus, stand gerne mit einem Bierchen in der Hand in Bars herum, hatte einen ziemlich jungen Job und fühlte mich wie 24, nur mit Kreditkarte und ohne blöde Unireferate. Und jetzt das. Die Ärztin sah mein verfinstertes Gesicht und steuerte gegen. »Das heißt jetzt nicht, dass Sie keine Kinder kriegen können. Die Chancen auf eine erfolgreiche Einnistung werden ein bisschen verschlechtert, genau wie durch die Endometriose. Sie können trotzdem eine völlig normale Schwangerschaft erleben, ein gesundes Kind austragen, alles gut. Nur steigt durch Myome eben auch das Risiko einer Fehlgeburt ein bisschen.« Seltsam, bis zu diesem Moment hatte es das Wort »Fehlgeburt« nie auch nur unter die Top 500 meiner Sorgen im Leben geschafft. Aber jetzt katapultierte es sich aus dem Nichts unter die ersten 50.
Wieder verging ein halbes Jahr. In den ersten Wochen nach dem Termin dachte ich noch jede zweite Nacht zwischen zwei und fünf (meine bevorzugte Zeit zum sinnlosen Sorgen und Herumgrübeln) über meinen maroden Unterleib nach. Dann legte sich das allmählich. Ich hatte wieder andere Themen zu begrübeln und zu beseufzen: mein Job nervte, ich hatte mich am Telefon gestritten, ich hatte mich abends überfressen und lag jetzt die halbe Nacht im Verdauungskampf, und hatte mein Exfreund wirklich aufgehört, mich zu verfolgen, oder wiegte ich mich in falscher Sicherheit? Langsam, ganz langsam verschwanden die Myome und die Endometriose wieder aus meinem Gefühlsleben. Aber wie sich zeigte, waren sie nicht weg, sondern nur kurz nach nebenan gegangen. Dort warteten sie still und unauffällig auf meinen nächsten Gynäkologen-Termin, wo sie mit einem Feuerwerk der schlechten Laune ihr Comeback feierten. Ich hatte inzwischen nicht eines, sondern drei Myome, wieder eine schöne Eierstockzyste, diesmal auf der anderen Seite, und auch rund um die Gebärmutter sah es so aus, als hätte die Endometriose es sich gemütlich gemacht. Meine Ärztin räusperte sich und sagte:

»Das wird mir jetzt zu bunt. Ich überweise Sie in eine Kinderwunschklinik. Es sei denn, Sie wollen keine Kinder?«
Doch, wollte ich. Und so kam es, dass ich vier Wochen später zum ersten Mal die Klinik betrat. Noch nie hatte ich ein so riesiges Wartezimmer mit so vielen Antiquitäten und einer so großen Auswahl an Zeitschriften gesehen. Es gab sogar die Vogue! Ich war weit gekommen seit meinen gynäkologischen Langweilertagen. Und ich wertete die Pracht als gutes Zeichen: Der Laden schien zu laufen, gut für sie, aber auch gut für mich und meine Aussichten auf ein Baby. In anderen Praxen hatte ich mich manchmal eine Stunde lang durch die Bild der Frau und ein paar Brustkrebs-Faltblätter gekämpft, wir hatten ja nüscht. Hier gab es zwar alles, aber bei diesem und späteren Terminen stellte ich immer wieder fest: Ich hatte kaum Zeit, den Bestand zu sichten und mich für eine Zeitschrift zu entscheiden, da ging es auch schon los, so straff war dieser Wunderladen organisiert. Fünf Minuten nach dem ersten Betreten der Klinik lag ich auf dem Stuhl, starrte gemeinsam mit meinem Arzt auf das für mich vollkommen undefinierbare graue Ultraschall-Gekrissel und nickte wissend zu allem, was er sagte. Er sagte, wir sollten eine zweite Bauchspiegelung machen – erstens, um die Zyste und möglichst auch die Myome loszuwerden, und zweitens, um zu prüfen, ob meine Eileiter überhaupt durchlässig seien.

Dem Problem auf der Spur

Sie sind noch nicht schwanger und möchten gerne wissen, warum? Auf der Suche nach der Ursache werden unterschiedliche Dinge untersucht.

Bei Frauen zählen zum »normalen« Programm die gynäkologische Untersuchung, die Ultraschalluntersuchung und eine Blutuntersuchung zum Bestimmen von Hormonspiegeln und anderen Werten. Bei Verdacht auf Erkrankungen wie Endometriose, Verschluss der Eileiter oder Myomen können weitere Untersuchungen notwendig sein – zum Beispiel eine Gebärmutterspiegelung (Hysteroskopie) oder eine Bauchspiegelung (Laparaskopie). Beide können ambulant durchgeführt werden.

Bei einer Gebärmutterspiegelung wird das Innere der Gebärmutter mit einer Art Lichtstab, der mit einer Kamera und dem dazugehörenden Bildschirm verbunden ist, inspiziert: Der Gynäkologe kann so die Schleimhaut der Gebärmutter beurteilen und nach Fehlbildungen, Myomen oder Polypen suchen. Eine solche diagnostische Spiegelung kann auch in einen kleinen Eingriff münden: Um Gewebeproben zu entnehmen oder etwa ein Myom zu entfernen, das im Gebärmutterinneren sitzt. Eine Hysteroskopie kann mit oder ohne Narkose durchgeführt werden.

Eine Laparaskopie wird in Narkose durchgeführt und inzwischen meist »minimalinvasiv«: ohne Bauchschnitt und mit Geräten, die durch einen Schnitt in den Nabel und zwei, drei weitere Minischnitte (meist im Bereich der Schambehaarung oder dort, wo mal welche war) in den Bauchraum eingeführt werden. Finden sich dabei Endometrioseherde oder ein Myom, werden diese eventuell in einem Abwasch gleich mitentfernt. Die Durchgängigkeit der Eileiter wird mit einem speziellen Farbstoff geprüft, der mittels Katheter in die Gebärmutter injiziert wird: Fließt er aus den Eileitern in den Bauchraum, sind die Tuben durchgängig.

Endometriose: Gebärmutter überall

Bei Endometriose befinden sich Zellen aus der Gebärmutterschleimhaut an unterschiedlichsten Stellen, wo sie überhaupt nicht hingehören: z.B. auf der Blase, dem Darm, dem Bauchfell. Dort machen sie den normalen Zyklus mit und können Schmerzen verursachen – meist vor, während oder nach der Periode. Ausgeprägte Formen können das Schwangerwerden erschweren. Endometriose kann operativ entfernt oder mit Hormonen »kaltgestellt« werden.

Myome: Knubbel an der Gebärmutter

Myome sind eine Art wild gewordenes Gebärmuttergewebe. Der Uterus ist ja ein Muskel, Myome bestehen deshalb aus Muskelzellen. Jede fünfte Frau über dreißig hat solche Knubbel an oder in der Gebärmutter, die bei einer Bauchspiegelung die Gebärmutter reichlich verbeult aussehen lassen.
Je nachdem, wo solche Myome sitzen, können sie eine Schwangerschaft behindern – zum Beispiel in der Gebärmutterhöhle. Myome verursachen außerdem üble Schmerzen, wenn sie auf Nervenbahnen oder benachbarte Organe drücken, und starke Menstruationsblutungen obendrein. Es kann also sinnvoll sein, diese Dinger zu entfernen. Allerdings braucht der Uterus dann ein wenig Ruhe, um heilen zu können. So ein gebärmütterliches Großreinemachen blockiert dann für eine gewisse Zeit die Möglichkeit, schwanger zu werden, und sollte deshalb rechtzeitig geplant werden.
Eine Myomentfernung bedeutete übrigens noch vor wenigen Jahren eine große OP mit Bauchschnitt. Besonders bei Kinderwunschpatientinnen werden heute nach Möglichkeit bevorzugt minivalinvasive, endoskopische Techniken (»Knopflochchirurgie«) angewandt: Die Myome werden während einer Bauchspiegelung sogar oft ambulant entfernt. Wer auf der Suche nach einem Experten ist, der sich mit solchen Techniken auskennt: Die »Arbeitsgemeinschaft Gynäkologische Endoskopie« (AGE) der »Deutschen Gesellschaft für Gynäkologie und Geburtshilfe« (DGGG) hat auf ihrer Website einen Bereich für Patientinnen ein-

gerichtet (http://www.ag-endoskopie.de/patientinnen). Dort finden sich nicht nur weiterführende Informationen, sondern auch Adresslisten mit endoskopisch (minimalinvasiv) operierenden Ärzten aus ganz Deutschland. Und zwar jenen, die das wohl besonders gut können.

Für mich selbst war der richtige Operateur aus verschiedenen medizinischen Gründen sehr wichtig. Und so bin ich meiner Kinderwunschärztin bis heute dankbar, dass sie mir einen dieser Superspezialisten empfohlen hat. Ganz ehrlich – durch den Bauchnabel neun Myome in drei Stunden aus einem ollen Gebärmütterchen herauszupopeln … als ich die OP-Bilder gesehen und den Bericht dazu gelesen hatte, stieg mein Respekt vor einer solchen »operativen« Leistung ganz gehörig. Ich war schnell wieder fit, und meine Schmerzen durch die Myomknubbel waren danach wie weggepustet. Bis heute! Darum an dieser Stelle (wie der freundliche Gruß an Oma und Opapa in TV-Sendungen): Vielen Dank, liebe Frau Dr. Mikat vom Düsseldorfer UniKiD, ein besonders großes Dankeschön an Herrn Dr. Hesseling aus Wuppertal! Ich würde Sie jederzeit wieder ranlassen.

Verklebte Eileiter: kein Durchkommen mehr

Eileiter sind zarte Pflänzchen. Unter anderem können Infektionen, z.B. durch Chlamydien (weit verbreitet und sexuell übertragbar), dazu führen, dass sich beim Abheilen Narbengewebe bildet, die Eileiterwände miteinander verwachsen oder sich sogar komplett verschließen. Dadurch kann die Transportfunktion »Eizelle zum Uterus« mehr oder weniger gestört sein. Es gibt zwar die Möglichkeit, Verwachsungen operativ zu lösen. Allerdings ist das mitunter eine aufwendige Angelegenheit und nicht sehr erfolgreich.

Nicht ohne – Hormone …

Ist der Regelkreis Hypothalamus-Hypophyse-Eierstock (siehe oben – Sie kennen das bereits) aus dem Takt, kann das eine Schwangerschaft ebenfalls erschweren. Laborbefunde helfen, den Ursachen auf die Spur zu kommen.

Manchmal sind es auch Störungen ganz anderer Hormonsysteme im Körper, die sich ungünstig auswirken können: Schilddrüsenprobleme zum Beispiel. Deshalb gehört eine Untersuchung der Schilddrüsenfunktion eigentlich fast zum Standardprogramm bei Kinderwunsch. Fragen Sie Ihren Internisten! Eine häufige hormonelle Störung ist das polyzystische Ovarialsyndrom (PCO) mit Zyklusstörungen, seltenem Eisprung oder ausbleibender Periodenblutung. Ein solches PCO kann unterschiedliche Ursachen haben und wird entsprechend unterschiedlich behandelt. Übrigens können auch zu viele Pölsterchen – sprich: Übergewicht – der Grund für eine PCO sein. Dann heißt die Therapie unter anderem: Ran an den Speck!

Und sonst?

Diabetes, Störungen der Blutgerinnung, Chromosomenanomalien oder immunologische Probleme stehen ebenfalls auf der Liste der Fruchtbarkeitsstörfaktoren.

Manchmal findet sich trotz akribischer Suche und dem Abklappern von allen möglichen Fachärzten für dies und jenes kein Grund, weshalb sich keine Schwangerschaft einstellt. Der Fachbegriff hierfür ist »idiopathische Sterilität«: kein medizinisches Manko zu finden.

Der Schlag mit der Plüschkeule:

Und plötzlich bist du unfruchtbar

Drei Wochen nach dem ersten Betreten meiner Kinderwunschklinik. Ein grauer Dezembernachmittag, ich liege in einem Krankenhausbett und berappele mich langsam wieder aus meiner Narkose. Auf meinem Bauch kleben drei große Pflaster, aus einem davon ragt ein dicker Schlauch, in dem eine zwielichtige Flüssigkeit herumsuppt, mal in die eine, mal in die andere Richtung. Supp-Supp. Um die Pflaster herum ist mein Bauch mit grellorangefarbenem Desinfektionsmittel angemalt. Gerade als ich anfange, mich zu fragen, ob ich auch diesmal wieder den Ärzten im Narkosevollrausch meine Lebensgeschichte erzählt habe, geht die Tür auf, und eine Ärztin kommt herein. Sie guckt freundlich, klug und ernst – kein guter Blick, wenn ein Arzt nach der OP das Krankenzimmer betritt. Sie setzt sich auf meine Bettkante. Auch das ist kein gutes Zeichen. Sie fragt mich, wie ich mich fühle. Mir schwant Übles.

»Also, die Operation ist an sich sehr gut gelaufen.«

An sich. Aha. Aber?

»Wir haben aus Ihrer Bauchhöhle mehrere Myome entfernt, außerdem die Endometrioseverwachsungen. Jedenfalls, so gut es ging.«

Aber?

»Wenn die Wunden gut verheilen, dann können Sie in drei Tagen nach Hause.«

ABER?

»Wir haben ja bei der Gelegenheit auch Ihre Eileiter mit einem Kontrastmittel durchgespült. Und ... so leid es mir tut ... obwohl die von außen ganz toll aussahen, ganz biegsam und flexibel, die waren leider alle beide nicht durchlässig. Sie werden also auf normalem Weg nicht schwanger werden, sondern eine IVF brauchen.«

Genau für solche Gelegenheiten ist der Dämmerzustand nach einer Narkose etwas Wunderbares. Man ist zwar schon wieder da, aber noch leicht

benebelt, und statt fluchend und heulend die Wände hochzugehen, kann man einfach wieder einschlafen. Und zwei Stunden später wieder aufwachen, wenn ja wohl hoffentlich die Eileiter inzwischen von ganz alleine wieder aufgegangen sind. Nein?
Der Erste, den ich anrufe, ist L. Er legt nach dem Gespräch auf, ruft meine Eltern an und erzählt es ihnen. Meine Eltern rufen mich an, und kaum habe ich aufgelegt, ist meine Schwester am Telefon. Dann meine Freundinnen. Ich fühle mich wie auf der Pressekonferenz »Verstopfte Eileiter« im Mozartsaal eines Kongresshotels. Bis abends das Tablett mit dem typischen Krankenhausmampf kommt (Graubrot, Bierschinken, eine Schmelzkäseecke mit Bierschinkengeschmack und Hagebuttentee), habe ich die Geschichte schon so oft erzählt, dass es mir gar nicht mehr vorkommt wie mein eigenes Leben, sondern wie etwas, was ich irgendwo gelesen habe. Und das geht alles so schnell, dass ich keine Sekunde Zeit habe, mir darüber Gedanken zu machen, ob das nun eigentlich gut oder schlecht ist, dass alle Bescheid wissen. Nun ist es eben so.
An diesem Tag trifft mich die Keule, aber sie ist aus Plüsch. Wenn man irgendetwas Gutes über meine Endometriose, die Myome und die Zysten sagen kann, dann das: Mein blödes Gefühl hat mich nicht getrogen, und es hat mich über einen Zeitraum von fast drei Jahren auf das vorbereitet, was kommt. Seit drei Jahren krallt sich dieser ganze Mist nun schon an mir und meinem Leben fest. Jetzt eben auch noch verstopfte Eileiter – na gut. Das mag hart klingen, aber wenn ich an die Alternativen denke, glaube ich, dass es so für mich am besten ist. Natürlich werde ich das nie mit letzter Sicherheit wissen, aber mir ist es so lieber. Ich stelle mir vor, L. und ich hätten von nichts eine Ahnung gehabt, irgendwann beschlossen, ein Kind zu bekommen, und wir hätten es versucht. Und wieder versucht. Und die ersten Zyklen, die blutig geendet hätten, weggelächelt. Irgendwann wäre das Lächeln schon etwas verkrampfter gewesen. Dann hätten wir uns vielleicht ein Buch gekauft und unsere Ernährung umgestellt. Immer noch nichts, Vollwertmurks hin, traurige Putenwürstchen her. Ich hätte auf Kaffee, Tee, Alkohol und jede Art von Spaß verzichtet und hätte auf Eisprungstreifen gepinkelt, woraufhin wir uns für Dienstagabend »mal nichts vorgenommen« hätten.
Irgendwann hätten wir zu Ehren meines Eisprungs Wochenendurlaube gebucht, in denen wir GANZ entspannt und vor allem OHNE DRAN

ZU DENKEN UND ZU VERKRAMPFEN weiter »dran gearbeitet« hätten. Natürlich weiterhin und immer wieder umsonst. Wenn es ganz blöd gelaufen wäre, hätte meine Ärztin uns vielleicht sogar noch beruhigt und vertröstet, dass das ganz oft vorkomme, wenn die Frau jahrelang die Pille genommen hat, dass wir geduldig sein sollten und abwarten. Und irgendwann wären wir dann doch in der Klinik gelandet und hätten darauf gehofft, dass wir nur irgendein kleines, lächerliches Problemchen haben, das mit ein paar Pillen zu beheben ist. Und dann das. Verstopfte Eileiter? IVF? Wir? Das wäre ein Schlag gewesen, der mich von den Füßen gehauen hätte. So drehe ich meinen Fortpflanzungsorganen schon seit Jahren nicht mehr den Rücken zu, die können mich nicht mehr erschrecken.

Wenn ich so darüber nachdenke, dann weiß ich, wieso in meinem OP-Bericht stand, die blinden Passagiere in meinem Bauch seien allesamt gutartig. Gutartig – stimmt, das finde ich manchmal auch.

Ab in die Sprechstunde

Wer schon eine Weile versucht, schwanger zu werden, und mit Einsetzen der Periodenblutung jeden Monat aufs Neue frustriert wird, sollte einen Arzt zu Rate ziehen. Wann ist es Zeit dafür? Frauen unter 35 wird empfohlen, sich nach einem Jahr erfolgloser Kinderwunschzeit an den Gynäkologen zu wenden. Frauen über 35 sollten nicht länger als ein halbes Jahr warten. Wer's eiliger hat oder sich unbehaglich fühlt, sollte einfach einen Arzttermin – durchaus auch gleich beim Kinderwunschspezialisten – vereinbaren.
Es gibt auch medizinische Gründe (aktuell oder aus der Vergangenheit), eher früh zum Arzt zu gehen. Dazu gehören: mehrere Fehlgeburten oder eine Eileiterschwangerschaft, sexuell übertragbare Infektionen wie Chlamydien oder Gonorrhoe, mögliche Entzündungszeichen wie Ausfluss, unregelmäßige Blutungen, ausbleibende Menstruation und sehr kurze oder sehr lange Zyklen. Außerdem können Schmerzen bei der Menstruation oder beim Sex auf Erkrankungen wie eine Endometriose oder Myome hinweisen. Ihr Gynäkologe wird dann mit Ihnen gemeinsam entscheiden, wie es weitergehen soll und ob es besser ist, gleich ein Kinderwunschzentrum in die Diagnostik und Behandlung einzubeziehen.

Hausaufgaben machen's leichter

Arztbesuche verursachen manchmal viel Aufregung, besonders dann, wenn der Anlass ernst ist. Dabei vergisst man leicht, was zu Hause noch wichtig erschien. Es macht deshalb Sinn, vorher in aller Ruhe wichtige Punkte und jene Fragen aufzuschreiben, die Sie loswerden möchten. Außerdem ist es hilfreich, Unterlagen wie Befunde oder Arztberichte in Kopie zusammenzustellen. Idealerweise hat ein Arzt beim ersten Termin alle Informationen bekommen, die er braucht, und kann dann die erforderlichen Untersuchungen durchführen oder anordnen, die für die Diagnosestellung wichtig sind.

Diese Informationen können für das Gespräch beim Arzt wichtig sein:

- In welchem Alter war die erste Monatsblutung?
- Wie lange dauert Ihre Regelblutung? Ihr Zyklus?
- Haben Sie schon einmal Zyklusmonitoring gemacht?
- Haben Sie schmerzhafte Blutungen? Schmierblutungen?
- Waren Sie schon einmal schwanger?
- Hatten Sie Geburten, Fehlgeburten oder Abtreibungen?
- Hatten Sie gynäkologische Operationen?
- Wie haben Sie bislang verhütet? Mit Pille, Spirale, Kondom? Anderem?
- Haben Sie Unterleibsschmerzen? Wann? Welcher Art?
- Haben Sie Schmerzen beim Wasserlassen, Stuhlgang, beim Sex?
- Haben Sie Beschwerden vor der Monatsblutung? Wenn ja, welche?
- Haben Sie Akne oder Haarausfall?
- Wie lange versuchen Sie schon, schwanger zu werden?
- Wie oft haben Sie Sex?
- Benutzen Sie dabei Gleitmittel?
- Hat Ihr Partner bereits Kinder?
- Waren Sie schon einmal in einer Kinderwunschbehandlung?
- Wenn ja, was wurde da unternommen?
- Was wiegen Sie bei welcher Größe?
- Treiben Sie Sport?
- Trinken Sie Alkohol? Wie oft und wie viel?
- Wie ernähren Sie sich?
- Nehmen Sie Medikamente ein (auch: Schlaftabletten, die »Pille« oder selbst verordnete Medikamente wie Abführmittel oder Vitamintabletten)?
- Haben Sie Allergien?
- Haben Sie eine Schilddrüsenerkrankung?
- Haben Sie bekannte chronische Erkrankungen (z.B. Diabetes, eine Herz-Kreislauf- oder eine Lebererkrankung)?
- Gibt es in Ihrer Familie genetische Faktoren, die sich auf Ihren Kinderwunsch auswirken könnten?
- Wie ist Ihre körperliche und geistige Leistungsfähigkeit? Ihr seelisches Befinden?

- Welche Ärzte müssen eventuell in Ihre Kinderwunschbehandlung einbezogen werden (z.B. Diabetologen, Endokrinologen, Humangenetiker, Gerinnungsspezialisten, Urologen, Andrologen)?

Wie finde ich den richtigen Arzt?

Mit Frauenärzten ist es ähnlich wie mit Friseuren: Hat man erst mal den richtigen gefunden, bleibt man dort meist für lange Zeit. Bis es haarig wird.
Bei mir wurde es ziemlich haarig. Nicht beim Figaro, sondern bei der Gynäkologin meines Vertrauens, der ich meinen Bauch schon viele Jahre anvertraut habe, bevor ich schwanger werden wollte. Weil ich nicht darüber nachgedacht habe, ob ich gut versorgt bin, habe ich kostbare Zeit verloren. Denn auch Profis, die es eigentlich besser wissen sollten, können zu blöde sein, um rechtzeitig den Arzt zu wechseln. Deshalb liegt mir sehr am Herzen, dass Ihnen das nicht passiert! Nehmen Sie sich die Zeit einen Arzt zu finden, bei dem Sie sich aufgehoben fühlen und den Sie für kompetent halten. Und um beim Beispiel des Friseurs zu bleiben: War der Schnitt schlecht, wechselt man und sucht weiter. Kinderwunschprobleme sind eine ganz andere Nummer. Sollte es da nicht selbstverständlich sein, dass man versucht, den besten Arzt für sich zu finden? Für jeden Topf gibt es das passende Deckelchen: Sie sollten nur im Kopf behalten, das Ihnen auch der für Sie beste Arzt keine Schwangerschaft garantieren kann. Aber das ist ja eigentlich klar, oder…?

Ein paar Punkte, auf die Sie achten sollten:

- Wer in der Kinderwunschzeit immer wieder Schmerzen im Unterbauch hat, sollte sich nicht mit lapidaren Erklärungen oder Vermutungen wie Alter, psychischen Ursachen oder sexuellen Problemen abspeisen lassen.
- Wenn Ihr Gynäkologe weiß, dass Sie sich schon länger bemühen, schwanger zu werden, sollte er Ihnen am besten ungefragt Unterstützung anzubieten. Vor allem, wenn Ihr Geburtsdatum darauf schließen lässt, dass Sie eines von diesen späten Mädchen sind (so wie ich).
- Manche Menschen fragen gerne noch mal nach – nämlich bei besonders wichtigen Angelegenheiten wie unerfülltem Kinderwunsch:

- Nimmt sich Ihr Arzt Zeit für Ihre Fragen? Und beantwortet sie verständlich?
- Besteht die Möglichkeit, den Mann oder Lebenspartner zum Beratungsgespräch mitzubringen?
- Kinderwunsch hat auch mit Sexualität zu tun. Frauenärztinnen und -ärzte haben zwar den ganzen Tag mit Sexualorganen zu tun. Locker über Sexualität oder gar sexuelle Probleme sprechen – damit tun sich viele trotzdem schwer. Wenn genau dies aber wichtig für Sie wäre: Suchen Sie weiter – z.B. nach einem Arzt mit der Zusatzbezeichnung »Sexualmedizin«.
- Wie ist die Qualifikation oder die Erfahrung des Arztes? In Bezug auf spezielle Fragestellungen kann das wichtig sein. Scheuen Sie sich nicht nachzufragen!
- Ärzte sind mitunter gut vernetzt. Bietet er Ihnen bei Unklarheiten das Einbinden eines Experten an? Arbeitet er mit einem Kinderwunschzentrum zusammen?
- Möchten Sie sich lieber heute als morgen von einem Kinderwunschspezialisten beraten oder behandeln lassen? Dann tun Sie das! Adressen von Kinderwunschexperten bekommen Sie von Ihrem Frauenarzt, aus dem Internet und dem Telefonbuch. Deutschlandweite Adressen bekommen Sie bei der Deutschen Gesellschaft für Reproduktionsmedizin e.V. (www.repromedizin.de. Diese wissenschaftliche Fachgesellschaft für Reproduktionsmedizin, der auch universitäre Zentren angehören, wurde 1958 gegründet. Dort wird interdisziplinär geforscht: Frauenärzte, Urologen, Hautärzte, Endokrinologen, Genetiker und Biologen arbeiten zusammen.), außerdem beim Bundesverband Reproduktionsmedizinischer Zentren Deutschlands e.V. (www.repromed.de) und beim Deutschen IVF-Register (www.deutsches-ivf-register.de).

Wenn Sie bereits auf der Suche nach einem Kinderwunschzentrum sind: Machen Sie sich bitte im Vorfeld Gedanken darüber, was bei der Durchführung einer Behandlung für Sie ganz persönlich wichtig sein könnte. Dazu zählen neben der fachlichen Qualifikation auch ganz simple organisatorische Dinge. Besonders dann, wenn es nicht beim ersten Mal mit einer Schwangerschaft klappt und Sie eventuell öfter in die Kinderwunschpraxis oder -klinik kommen müssen.

Aus Kinderwunschforen (und Praxis-Websites) weiß ich, dass es die unterschiedlichsten Kinderwunschpraxen bzw. -kliniken gibt. Manche werden klein und intim geführt, sodass sich die Patientinnen kaum über den Weg laufen und als solche outen müssen. Aber es gibt auch Privatpraxen, wo sich Frauen wie »Legehennen in einem Massenbetrieb« (O-Ton) fühlen. Ich bin im Kinderwunschzentrum jener Frauenklininik – einer Universitätsklinik – gelandet, wo ich lange Zeit gearbeitet habe. Und allen Vorurteilen zum Trotz, die gegen Unis oft bestehen: auch universitäre Einrichtungen können modern und innenarchitektonisch anspruchsvoll sein, auch dort kennt man moderne Kaffeemaschinen … und sitzt nicht zwingend im Dutzend stundenlang im Wartebereich. Selbst wenn: Ich fand die bunte Mischung aus jungen und älteren Frauen und Paaren unterschiedlichster Hautfarbe und Nationalität, manchmal schon mit kleinen Kindern (man fragt sich gleich: Ist das gar ein Qualitätszeichen?) in »meinem« Uni-KiD eher wohltuend. Denn: Kaum ein Paar outet sich mit Kinderwunschproblemen. An einem solchen Ort bekommen diese Dinge nicht nur ein Gesicht, sondern viele: Manchmal kann es schon trösten zu sehen, dass man nicht der einzige Mensch mit unerfülltem Kinderwunsch ist. Das empfand mein Mann übrigens genauso.

Wichtige Kriterien bei der Wahl der Kinderwunschpraxis oder -klinik können sein:

- gute örtliche Erreichbarkeit
- gute telefonische Erreichbarkeit: Sie werden eventuell Laborergebnisse erfragen müssen, z.B. um zu erfahren, ob Sie Ihren Eisprung auslösen müssen. Da kann es nervig sein, wenn Sie am Arbeitsplatz stundenlang in der telefonischen Warteschleife der Klinik oder Praxis hängen.
- Gibt es einen Not- oder Wochenenddienst?
- Darf Ihr Partner auch zu Eingriffen mitkommen, sofern Sie beide das möchten?
- Ist Ihnen das Ambiente wichtig, weil Sie sich gerne wohlfühlen (erst recht in ungewohnten Situationen wie einer Kinderwunsch-Behandlung)?
- Wie gut ist die Praxis oder Klinik organisiert? Wer berufstätig ist, hat oft enge Zeitfenster und möchte sich gerne auf einen überschaubaren Zeitaufwand einstellen können.

- Haben Sie ganz persönliche Wünsche? Ein leeres Wartezimmer, der Diskretion wegen, möglichst weibliche Kinderwunschärzte, kostenbewusste Behandlungen – was auch immer: Achten Sie einfach darauf, dass für Sie möglichst viel stimmt, wenn Sie sich auf die Suche nach »Ihrem« Kinderwunschzentrum machen.
- Viele Kinderwunschzentren haben eine Website, auf der Ärzteteam und Praxisräume meistens vorgestellt werden. Wenn Sie bei den ersten Klicks dann schon denken, dass Ihnen die Blümchentapete im Besprechungsraum beim dritten Versuch wahnsinnig auf den Senkel gehen wird oder unter den Ärzten kein einziges freundliches Gesicht zu finden ist: Schauen Sie sich besser erst einmal weiter um.

Ärzte sind auch nur Menschen

Ich habe im Studium und im Beruf, aber auch als Patientin die unterschiedlichsten Ärzte kennengelernt: nette und warmherzige, distanziert-höfliche, größenwahnsinnige Arschlöcher (pardon), weltfremde Fachidioten, engagierte, faule, inkompetente, erfahrene, neugierige Anfänger, mitfühlende, gut organisierte und absolute Chaoten. Auch Kinderwunschexperten sind so bunt besetzt. Wenn Sie sich auf die Suche machen, werden Sie sicherlich einen Arzt finden, von dem Sie sich gerne begleiten lassen. Und wenn es nicht mehr klappt mit Ihnen – man kann und darf auch wechseln.

Haben Sie bitte auch im Kopf, dass Kinderwunschärzte ebenfalls das breite Spektrum an Menschen, sprich: Patientinnen, vor sich haben: sympathische Frauen und Oberzicken, ewige Besserwisserinnen und verzweifelte Kinderwunschfrauen, engagiert-mitmachende Patientinnen oder dusselige, die nichts verstehen wollen oder sich an keine Regel halten. All diesen Patientinnen müssen frohe Botschaften (also: Schwangerschaften) überbracht werden, aber auch, dass es beim soundsovielten Versuch leider wieder nicht geklappt hat. Dieser Spagat zwischen den Extremen gehört für Kinderwunschärzte zwar zum Alltag, aber auch Profis haben mal einen schlechten Tag und sind dann vielleicht nicht ganz so verständnisvoll – sehen Sie's Ihnen nach …

Rot ist wohl doch nicht meine Farbe

An einem Samstagmorgen im April bekomme ich meine Tage. Das wäre ja an sich keiner weiteren Erwähnung wert. Aber ich bekomme sie, drei Tage bevor ich zum Schwangerschaftstest gegangen wäre. Nach meinem ersten In-vitro-Zyklus. Nach 13 Spritzen, 60 mal Nasenspray, noch einigen anderen gruseligen Medikamenten, einer Vollnarkose und den Bemühungen von zwei Ärzten und wer weiß wie vielen anderen Menschen in weißen Kitteln, mich schwanger zu kriegen.
Dienstagmorgen um neun wäre der Test gewesen. Ich wäre danach zur Arbeit gegangen und hätte versucht, nicht jede einzelne Sekunde daran zu denken, was gerade mit meiner Blutprobe im Labor passiert. In meiner Phantasie wären auch die Laboranten ganz aufgeregt gewesen, hätten gebannt um ihren Bildschirm oder ihren Was-weiß-ich-was herumgestanden und sich, wenn der Test positiv gewesen wäre, gefreut wie die NASA nach einem geglückten Raketenstart. Händeschütteln, Schulterklopfen, der Stress der letzten Wochen fällt endlich von allen ab. Ich hätte in diesem Moment in meinem Büro gesessen, ab und zu gedankenverloren über die Einstichstelle in der Ellenbeuge gestrichen und vielleicht gerade über eine Finanzbroschüre nachgedacht. Oder über die beste Methode, noch eine Versicherungspolice an den Mann zu bringen. Vielleicht auch über diese Tierschutzkampagne, die jetzt schon ewig hier herumliegt. Dann hätte mein Handy geklingelt, und mein Arzt wäre dran gewesen, um mir die großartigen Nachrichten zu überbringen. Ich hätte erst mal nicht gewusst, wie ich gucken soll, vor allem wenn ich nicht alleine im Büro gewesen wäre. Dann wäre ich aufs Klo gerannt, um mich da zu freuen (wenn auch nicht ZU wild, man will ja nicht fünf Meter vor Zieleinlauf noch alles vermurksen und das kleine Wunder einfach rausschütteln), wäre zurück ins Büro gegangen und hätte so ruhig wie möglich zu meinem Teampartner gesagt: Es tut mir leid, ich kann dir das jetzt nicht erklären, aber ich muss jetzt nach Hause. Sofort. Ich mach es wieder gut, aber ich hau jetzt ab. Später wirst du das bestimmt verstehen.

Dann wäre ich in den großen Babyladen um die Ecke gegangen und hätte dort einen Schnuller mit HSV-Logo gekauft, wäre in den Bus gestiegen, hätte bei Edeka noch eine Flasche alkoholfreien Sekt besorgt (widerliches Zeug, aber es hilft ja nichts) und hätte dann mit dem Schnuller im Mund zu Hause geklingelt.
Ach, das wäre schön gewesen. L., ich und all die Konjunktive, was hätten wir für einen Spaß gehabt! Das ist jetzt alles erst mal nicht mehr so. Und das ist traurig.
Einerseits.
Andererseits: Das war der erste Versuch, es wäre ja fast schon albern gewesen, wenn ich beim ersten Versuch schwanger geworden wäre. Sowas passiert nicht, jedenfalls nicht mir. Dann ist mir gerade noch eingefallen: In vier Wochen wollen wir nach New York fliegen, und wenn ich schwanger gewesen wäre, hätten wir uns überlegen müssen, ob wir den Flug riskieren wollen. Und wenn wir geflogen wären, wäre das ein New-York-Urlaub ohne dicke blutige Steaks, ohne Bier in Sportkneipen und ohne Sushi geworden. So kann ich reinhauen, während all die schwangeren Frauen sich draußen am Steakhouse-Fenster sehnsüchtig die Nasen platt drücken. Ein schwacher Trost, aber ein Trost.
Dann darf man auch nicht vergessen, dass L. und ich im August kirchlich heiraten, und wenn ich jetzt schwanger geworden wäre, dann hätte ich bis dahin einen richtig dicken Bauch, könnte nicht länger als eine Stunde am Stück stehen und es auf dem schönsten Fest meines Lebens mit Mühe und Not bis Mitternacht aushalten.
Und – das ist fast das Beste daran – vor einer Woche hatte ich zum ersten Mal die Idee aufzuschreiben, was ich gerade erlebe. Ich glaube ganz sicher, dass es guttut, darüber zu schreiben (nicht nur mir, sondern auch meinen Freunden und L., die sich nun nicht mehr jeden Tag meine Befindlichkeiten und Vorahnungen anhören müssen), und ich glaube, dass es bestimmt viele Frauen gibt, denen es gerade ähnlich geht wie mir, und die gerne lesen würden, dass sie nicht die Einzige sind, die das alles ganz schön merkwürdig findet.
Trostpreise also, wohin man schaut.
Aber traurig ist es trotzdem.

Meine größten Erfolge im Vermeiden glücklicher Schwangerschaften

Viele denken (und sagen oder schreiben das auch), wir kinderlosen Paare hätten einfach zu lange herumgezögert, zu lange Spaß gehabt, und jetzt sei es zu spät für ernsthafte Familienpläne. Sehen wir uns doch mal meine Lebensgeschichte im Lichte dieser Theorie an.

März 1973: Ich komme mit vollkommen intakten Eileitern und myomfrei zur Welt. Es ist alles in Ordnung. Eigentlich müsste ich nun nur noch kurz die Pubertät abwarten, und es könnte losgehen.

April 1984: Erste pubertäre Regungen. Ich bin schockverknallt in eine Zeichentrickfigur namens Captain Future. Leider scheitert alles daran, dass Captain Future nur donnerstags kann und ich donnerstags Klavierstunde habe. Ich kämpfe um die Beziehung wie eine Irre (lies: Ich klammere mich zeternd am Sofa fest), aber meine Mutter hat den längeren Atem. Die Beziehung bringt keine Kinder hervor.

Januar 1990: Mein erster Freund K. Wir knutschen auf der Geburtstagsfeier von Markus. Am Montag danach haben wir zusammen Physik, und keiner von uns traut sich, als Erster mit dem anderen zu reden. So fängt das Elend an. Danach braucht K. noch sechs Wochen, um mit mir Schluss zu machen. Immer noch nicht schwanger.

Januar 1991: Nach fast einem Jahr Liebeskummer wegen K. geschieht das Wunder. Liebe Singlefrauen da draußen, lasst euch nichts anderes von eurer großen Schwester einreden: Manchmal kommen sie tatsächlich zurück. Ich bin wieder mit K. zusammen, und Physik habe ich inzwischen zum Glück abgewählt. In der sieben Jahre dauernden Beziehung mit K. nehme ich insgesamt dreimal die Pille danach. Nun könnte man sagen, das wären ja dann jetzt vermutlich drei prächtige Kinder geworden. Kann sein, und K. war von allen meinen Exfreunden der liebste und beste Kerl, ein rundum Guter, Kluger, Talentierter und Hübscher. Zudem konnte K. bis zu sieben Flickflacks hintereinander. Aber ich gebe zu bedenken: K. lebt inzwischen als Künstler in Wien und hat alle Mühe, sein Kind mit seiner zauberhaften Künstlerehefrau zu ernähren. Er wäre todunglücklich in Hamburg und mit einer Frau, deren Kunstbegeisterung sich darin erschöpft, dass sie das Feuilleton immer als Erstes liest und bei Regen manchmal ins Museum geht. Nicht, dass er nicht wollte: und wie. Jedes Mal, wenn es kriselte, wollte er ein Kind. Aber ich war eben gerade mal knapp über 20, basta. Und dann war Schluss. Heute würde ich durchdrehen, wenn mein Freund in Bands mit singenden Sägen spielen würde und beruflich unter anderem den Kopf in Flüsse steckt, um die Stimme der Natur zu hören.

August 1997: M. ist acht Jahre älter als ich, läuft in meinem Institut an der Uni herum, und ich bin von Weitem ungefähr so verknallt in ihn wie andere in ein Mitglied von Take That. Sprich: in den drei Sekunden, in denen er an mir vorbeigeht, kann ich weder atmen noch stehen oder sprechen, und danach sind diese drei Sekunden einen Monat lang Gesprächsthema. (»Also gut. Du kommst um die Ecke, und DANN?«) Eines Tages passiert das, womit kein Mensch gerechnet hätte: Er kommt in mein HiWi-Büro an der Uni und fragt mich, ob wir mal einen Kaffee trinken gehen. Ich verschiebe meinen Schlaganfall auf morgen, gebe ihm meine Telefonnummer und mache für heute Feierabend, weil ich nach Hause zum Telefon muss. Kaum sind vier Monate vergangen, schon ruft er an. In diesem irren Tempo geht es weiter. Wir verabreden uns ca. zehnmal, ohne dass irgendetwas passiert. Mein bester Freund sagt: Wenn beim ersten Mal nichts läuft, dann ist das süß. Wenn beim dritten Mal nichts läuft, dann stimmt was nicht, und ich sollte nicht so lange bleiben, bis ich rausgefunden habe, was es ist. Kann ja alles sein, aber das hier ist Liiiiiiiebe, deshalb bleibe ich. Beim elften Date bin ich zu allem entschlossen. Dates eins bis zehn boten schon reichlich Vollmond (er schlug vor, auf der Schlossmauer zu tanzen), Schneegestöber (er findet, ich sehe im Schnee aus wie ein Engel), französisches Kino (er ist emotional ergriffen und lehnt sich an mich) und literweise Wein (ich kriege eine rote Birne und rauche Kette, er lächelt und lässt die Grübchen spielen). Diesmal sitzen wir in einer Weinstube, draußen wird es kalt und kälter, und irgendwann brüllen die alten Säufer an der Bar ihn an, er solle ihnen jetzt gefälligst was vorknutschen. Tut er. Zehn Tage und das erniedrigendste Betterlebnis meines Lebens später sagt er mir, er habe leider »nur zärtliche Gefühle« für mich. Bin ich beim erniedrigendsten Betterlebnis meines Lebens schwanger geworden? Nein. Hätte ich einfach mal in meinen Zykluskalender gucken und ein paar Tage später auf ein neues erniedrigendes Betterlebnis hoffen sollen? Auch nein. Das Gute daran: Jetzt muss ich nicht jeden Tag beim Anblick meines Kindes an mein erniedrigendstes Betterlebnis denken.

Juli 2000: Inzwischen bin ich mit M2 zusammen, einer Intelligenzbestie, die furchterregenderweise in Physik promoviert. Mit M2 ist der Start ebenfalls nicht leicht, aber irgendwann läuft es dann. Ein halbes Jahr später ziehe ich nach Hamburg. Jetzt haben wir eine Fernbeziehung, die immer seltsamer und seltsamer wird, unter anderem deshalb, weil er über eine zu teure Briefmarke auf meiner Post in heiligen Zorn geraten kann, mich nicht öfter als zweimal pro Jahr sehen, aber genau über jedes Detail meines Lebens informiert sein will, mir ständig Aufträge gibt (»Bitte bring diesen Brief zu Person X, trage dabei schwarz und grüß sie schön.«) und ausrastet, wenn ich sie nicht genau so erfülle, und grundsätzlich nur lange telefonieren will, wenn ich gerade auf dem Sprung zu einer Verabredung bin. Nach drei Jahren Beziehung in Anführungszeichen nimmt er eines Abends im Urlaub auf Sylt bei Fisch Fiete meine Hand und räuspert sich. Ich erschrecke fast zu Tode. Zum Glück macht er mir keinen Antrag, sondern eröffnet mir nur, dass es jetzt Zeit für die Wahrheit ist: Er führt ein Doppelleben in der Sado-Maso-Szene (ratet mal, für welches Team er spielt), und nun bin ich so weit, eingeweiht zu werden. Wäre das der Moment für Kinder gewesen? Immerhin hatte M2 schon eine gemeinsame Wohnung ausgesucht und geplant, dass das dritte Zimmer anfangs als Zimmer für die Anschnall-und-Auspeitsch-Möbel und später dann als Kinderzimmer dienen sollte.

Juli 2003: Ich mache Schluss mit M2.

Oktober 2003: M3. M3 ist ein hübsches, lustiges Kerlchen, sofern man bei einem Menschen von zwei Metern Größe von einem Kerlchen reden kann. Wenn wir uns sehen, ist es ganz toll. Leider sehen wir uns nicht so oft, denn M3 muss sehr oft seinen Freunden beim Umzug helfen, seine Freunde über ihren Liebeskummer hinwegtrösten, seiner Tante am Krankenbett beistehen oder lange arbeiten. Als ich irgendwann ins Grübeln komme und mir überlege, ob ich einen Freund brauche, den ich alle sechs Wochen sehe, kommt er mir wieselflink zuvor und steht eines Nachts an einer Bushaltestelle knutschend vor mir mit meiner dämlichsten, ungepflegtesten und unsexiesten Kollegin aller Zeiten. Dieser Schock beschäftigt mich für die nächsten zwölf Monate.

Juli 2005: Sado-Maso-M2 macht endlich seinerseits Schluss mit mir. Werden die Anrufe, Emails, Spontanbesuche und Briefe mir fehlen? Nein. Auch beim Gedanken daran, dass es nun mit gemeinsamen Kindern leider nichts wird und kein Weg zurückführt, will und will sich keine Melancholie einstellen.

November 2006: Ich sitze in der Küche eines Freundes, bei dem ich schon mindestens zwanzigmal gesessen habe. Heute kommt sein alter Kumpel L. vorbei. Als L. in seinem Parka in die Küche schlackst, fängt Freundin Becci an, mir wilde Zeichen mit der Zungenspitze in der Wange zu machen, um mich auf ihn zu hetzen: »Guck mal! Der da! Der da! Hm? Hm?« Ich gucke und finde ihn nett. Keine Aufregung, alles ganz in Ordnung. Ich atme, stehe und spreche. Wir gehen alle zusammen tanzen und trinken, und ich bin so entspannt, dass ich vor seiner Nase mit Freundin Klärchens großem Bruder in einer peinlichen 80er-Jahre-Parodie hotte und mosche, L. mehrere Zigarettchen abluchse und ein freundliches braunes Bier nach dem anderen in mich reinschütte ohne einen Gedanken daran, was das mit meinem Teint und meinem Tanzstil anrichtet. Irgendwann muss L. los, aber vorher fragt er mich nach meiner Telefonnummer. Noch in der gleichen Nacht schickt er mir eine SMS (ich weiß, wir jungen Leute!), früh am nächsten Morgen vom Büro aus (ich weiß, wir jungen Leute!) schreibe ich eine zurück, dann er wieder, dann ich wieder, und dann sind wir verabredet, ganz manierlich. Wir gehen ins Café, dann ins Kino und dann noch in eine Bar, und dann bringt er mich nach Hause, und wir sagen nicht mit Kuss Tschüs, sondern nur mit Küsschen. Und dann fängt die Aufregung an und hat eigentlich bis heute nicht aufgehört.

So. Und nun wäre ich soweit und L. auch. Ich bin jetzt 34. Eines Abends sitzen wir beim Franzosen, und Mademoiselle druckst ein bisschen herum, weil sie eine Woche überfällig ist. L. sagt: Na und? Ich fände das schön, wenn wir ein Kind kriegen würden. Wir kriegen aber keines, noch auf dem Heimweg bekomme ich meine Tage. Aber macht ja nichts, wir können es doch ab jetzt versuchen? Tun wir. Ich habe auch früher schon ab und zu einen Pinkeltest gemacht, immer halb wahnsinnig vor Panik. Jetzt kaufe ich wieder jeden Monat mindestens einen und versuche, durch reines Turbohoffen und Anstarren eine zweite Linie herbeizuzaubern. Nichts passiert. Statt zwei Streifen habe ich auf einmal eine ganze bunte Wundertüte an Krankheiten und Problemen, die zwischen mir und einem Baby mit L. stehen. Und ich frage mich, was ist da schiefgelaufen?
Natürlich gibt es immer noch Menschen, die mit 25 direkt nach dem Studium ihre große Liebe heiraten, zwei Jahre das Leben zu zweit genießen (sprich: poppen an Stränden, natürlich ohne Sandbrand) und dann schwanger werden. Und mit 30 ist die kleine glückliche Familie komplett, ohne dass es dabei auch nur das kleinste Problemchen gab. Aber niemand kann mir sagen, dass das in jedem Fall nur eine Frage der Entscheidung ist. Es gibt auch Menschen, denen nie in ihrem Leben ein Fahrrad geklaut wird. Bei denen lief es eben anders, die sind nicht immer besser, konsequenter oder vorausschauender als wir Empfängnisbehinderten und Fahrradbeklauten. So funktioniert das Leben heute einfach nicht mehr. Und so funktionieren auch Beziehungen nicht mehr. Ich habe nicht mit Mitte 20 beschlossen, dass ich aber auf jeden Fall noch zehn Jahre warten will mit den Kindern. Das kam einfach so. Natürlich habe ich viel gearbeitet, aber Volldampfkarriere würde ich das nicht nennen, fragt mal meine Bank. Trotzdem, nur durch eine 80-Stunden-Woche ist zu erklären, dass ich drei Jahre mit Sado-Maso-M2 verbracht habe, ohne mir viele Gedanken zu machen, ob der sie eigentlich noch alle hat. Ich hatte einfach keine Zeit, um mein Liebesleben zu analysieren. Aber diese drei Jahre, ehrlich, die sollen jetzt die gewesen sein, die mir die Kinderwunschbehandlung eingetragen haben?
Mit keinem von L.s Vorgängern kam jemals auch nur ein Fitzelchen von einem Bruchteil eines Kinderwunsches auf. Und wenn, dann hätte ich bei jedem nach K. auf Granit gebissen. Das ist nämlich auch ein Teil der Geschichte, der gerne vergessen wird, wenn uns jemand vorwirft, wir Frauen würden heute unser Leben an unserem Körper und seinem Lebens-

zyklus vorbeiplanen: Männer sind auch oft nicht mehr dafür zu haben, früh Kinder zu kriegen. Vielleicht ist das auch nur meine beschränkte Sicht, weil ich in einer Stadt lebe, in der 45-Jährige sich in Trainingsjacken gefallen und in eine Lebenskrise geraten, weil das Mädchen im Plattenladen sie gesiezt hat. Aber was in den großen Städten anfängt, setzt sich auf dem Dorf gerne ein bisschen später fort. Und auch Karrieren funktionieren heute nur noch selten so, dass man mit 26 in den Beruf einsteigt und mit 29 weiß: Hier bleibe ich für den Rest meiner Laufbahn, und eine Babypause ist jetzt auf jeden Fall drin, ohne dass ich hinterher an meinen Schreibtisch zurückwill und der mittlerweile in der Abstellkammer hinterm Farbkopierer steht.

Sind wir mit 34 zu alt zum Kinderkriegen? Ich hatte nie das Gefühl, zu alt zu sein. Ein bisschen zu krank, ja. Ich habe keine Ahnung, seit wann meine Eileiter verstopft sind bzw. bis wann sie funktioniert haben, denn ohne ärztliche Hilfe war ich noch nie schwanger. Vielleicht wäre es auch mit 25 schon nicht mehr gegangen. Wenn ich mich in meinem Klinikwartezimmer so umgucke, dann sitzen da eine Menge Frauen, die noch nicht älter als 27 sein können. Sind die auch selbst schuld und hätten schon als Teenies Kinder kriegen sollen? Eigentlich ist die Frage, seit wann genau ich unfruchtbar bin, eine Frage, auf die ich keine Antwort will. Nun ist es eben so, und wir müssen da durch. Niemand ist schuld.

(Immer, wenn ich mich doch frage, was gewesen wäre, wenn ..., dann denke ich an meinen Freund Tom. Mit Tom habe ich studiert, und bei ihm lief es im Beziehungsleben damals ähnlich unrosig wie bei mir. Als wir 26 waren, haben wir zusammen Silvester auf seiner Couch gefeiert. Und um Mitternacht hat er eine Flasche Sekt entkorkt, mit mir angestoßen und dazu mit leuchtenden Augen verkündet: »Mit 30 will ich ein Kind haben.« Ich zuckte zusammen, das kam so aus dem Nichts. Wir hatten über sowas noch nie gesprochen. Aber gut – dann eben auf das Kind mit 30. Er war ein Mann mit Plan, und den hat er umgesetzt. Die Frau, die er mit 28 kennengelernt hat, ist die Mutter seiner Kinder geworden. Vom ersten Tag der Beziehung an hatten die beiden fast nur Ärger. Oft genug hat er mich heulend angerufen, und wenn ich ihn angerufen habe, konnte er nicht sprechen, weil sie in der Nähe war (immer ein Alarmsignal). Trotzdem hat er es durchgezogen – Plan ist Plan. Er hat jetzt drei Kinder, und ich kann mich nicht dazu durchringen, ihn zu beneiden.)

Das Kapitelchen über (und vor allem für) Männer mit Kinderwunsch [1]

Eine meiner Freundinnen wurde mit Ende zwanzig nicht schwanger. Und bekam allerlei Medikamente, um Eizellreifung und Gelbkörperfunktion zu unterstützen. Nichts tat sich. Irgendwann bequemte sich ihr Göttergatte, eine Machosocke allererster Güte, dann doch mal zum Urologen. Und? Seine Samenqualität war aufgrund einer simplen Infektion unterirdisch. Eine kurze Antibiotikatherapie, und schon kündigte sich das Töchterchen an.

Diese Geschichte ist fast zwanzig Jahre her. Trotzdem haben viele Kinderwunschpaare nicht im Kopf, dass die Ursachen für eine Fertilitätsstörung zu 40 bis 50 Prozent beim Mann liegen.

Mein Haus, mein Baum – mein Sohn?

Will es mit dem Stammhalter nichts werden, sind auch bei Männern die Gründe dafür sehr unterschiedlich. In den Industrienationen hat die im Sperma enthaltene Spermienmenge deutlich abgenommen: Noch vor 50 Jahren enthielt ein Milliliter Ejakulat durchschnittlich 100 Millionen Samenzellen. Und heute? In einem Milliliter tummeln sich nur noch zwischen 20 und 64 Millionen Spermien. Als eine Ursache werden Umweltgifte diskutiert, die durch ihre hormonähnliche Wirkung in den natürlichen Regelkreis eingreifen und dort für Schaden sorgen. Und man weiß, dass der Kontakt mit bestimmten Chemikalien oder Strahlung ebenfalls den Spermien zusetzen kann.

---

[1] Geben Sie unser Buch deshalb bitte ein Kapitel lang an Ihren Mann oder Lebenspartner weiter. Sie dürfen ihm beim Lesen natürlich gerne über die Schulter schauen.

Auch organische Ursachen können die männliche Fruchtbarkeit beeinflussen. Gründe, eher bald einen Termin beim Urologen zu vereinbaren, sind: Verletzungen oder Erkrankungen der Geschlechtsorgane (natürlich besonders der Hoden), Hodenhochstand (Kryptorchismus) in der Kindheit und Mumps in der Pubertät. Aber auch: sexuell übertragbare Krankheiten, Erektionsprobleme oder vorzeitiger Samenerguss (Ejaculatio präcox).

Je oller, desto doller?

Zwar hat Picasso noch spät ein Kind gezeugt, und der eine oder andere senioröse Papa tat's (und tut's) ihm gleich. Die Chancen für einen Treffer nehmen jedoch auch bei Männern mit den Jahren ab – und das nicht zu knapp. Mit 18 Jahren haben Männer um die 30 Prozent mehr Spermien im Ejakulat als 45-Jährige. Bei Männern in den vermeintlich »besten Jahren« (sorry, meine Herren!) ist der Anteil veränderter Spermien etwa 50 Prozent höher.
An der renommierten Berkeley-Universität wurden die Spermien von 97 gesunden Nichtrauchern im Alter von 22 bis 80 Jahren unters Mikro genommen – mit teilweise niederschmetternden Zensuren für die edlen Spender: Dem Befund nach zeugen Männer zwischen 25 und 35 nur noch halb so leicht innerhalb eines Jahres ein Kind wie in den fruchtbaren Jahren unter 25. Schon in den wilden Zwanzigern nimmt die Qualität der Samenzellen ab, das Ejakulatvolumen sinkt Tröpfchen für Tröpfchen jährlich um 0,03 ml pro Jahr. Wenn auch nicht zwingend der Träger, so werden zumindest die Spermien zu Schlappschwänzen: Ihre Beweglichkeit geht um 0,7 Prozent pro Jahr zurück. Macht summa spermarum einen Abfall der Gesamtzahl an munteren Samenzellen um stolze 4,7 Prozent pro Jahr. Rechnen Sie das mal hoch, dann wissen Sie, was mit toter Hose wirklich gemeint ist!

Some like it hot? Samenzellen nicht

Die Temperatur in den Hoden ist ein wenig kühler als die Körpertemperatur: Der besseren Spermienqualität wegen sind diese deshalb auch anatomisch aus dem Körper ausgelagert, denn: Zu viel Hitze kann den Samenzellen zusetzen. Ungünstige Temperaturen können durch heiße Bäder (in Asien war das Bad »davor« lange ein beliebtes Verhütungsmittel) oder durch enge Hosen oder Unterwäsche (die Hoden sind dann wieder näher am Körper dran) verursacht werden. Auch ganz banales Fieber kann sich schon ungünstig auf die Samenqualität auswirken: Gießener Forscher fanden heraus, dass ein dreitägiges Fieber über 39 Grad – die klassischen Todesqualen eines jeden Mannes – eine hochgradige Einschränkung der Ejakulatqualität zur Folge hat. Mitunter hielt den fiebrigen Hitzewellen keine einzige Samenzelle stand. Erst nach vier bis sechs Monaten erreichte das Spermiogramm dann wieder normale Werte. Stellt sich natürlich die Frage, ob Wadenwickel bei fiebernden Männern nicht besser an anderer Stelle angebracht wären, wenn Nachwuchs geplant ist …

Ihr Einsatz ist gefragt!

Auf drei Dinge kommt's bei Spermien an: Menge, Beweglichkeit und Aussehen/Form. All dies untersucht ein Spermiogramm. Eine solche mikroskopische Beurteilung wird von einem Urologen oder Andrologen durchgeführt. Andrologie ist übrigens eine Art Männerheilkunde, die sich um die männlichen Fortpflanzungsorgane und ihre möglichen Erkrankungen kümmert. Die Andrologie ist ein intersdisziplinär besetztes Fach: Andrologen können nicht nur Urologen, sondern beispielsweise auch Hautärzte sein.
Adressen von andrologisch tätigen Fachärzten gibt es bei der Deutschen Gesellschaft für Andrologie e. V. (www.dgandrologie.de). Kinderwunschzentren haben meist Andrologen im Haus oder arbeiten eng mit externen Andrologen zusammen.

Für ein solches Spermiogramm ist Sperma erforderlich. Und zwar frisches. Spätestens das ist der Moment, in dem Kinderwunschpaare realisieren, dass Kinderzeugen irgendwann auch mal etwas mit Sex und all seinen Feuchtigkeiten, Flüssigkeiten, Sekreten zu tun hatte … schlicht: mit Lust.

Schnellschuss mit kurzem Weg?

Nun ist es mit der Lust bei Spermaproben so eine Sache. Das Zeug muss möglichst schnell ins Labor und der kürzeste Weg wäre meist vom Klo gegenüber ab in die Petrischale. Etwas bequemer sind eigens dafür eingerichtete Räume – Spötter nennen diese gern mal Onanierstübchen – in denen Bildmaterial als Anschauungsbeispiel dafür zu finden ist, was eigentlich im wirklichen Leben gerade stattfinden sollte. Ich weiß nicht, wie leicht es mir fallen würde, an einem solchen Ort maximal-orgiastischen Spaß zu haben, dessen Ausbeute dann sogleich von Argusaugen beguckt wird. Vielleicht braucht man dazu einfach ein paar saftige Krankenschwesterfantasien, damit das alles leichter – pardon – von der Hand geht.

Eine Art Heimarbeit

Bevor es analog zu schön gestalteten Geburtszimmern (das hat auch länger gedauert) sinnliche Lustbereiche in Kinderwunschkliniken gibt: Es gibt auch die Möglichkeit, die Vorarbeit für eine Spermaprobe zu Hause zu leisten. Oder in einem Hotel in der Nähe der Kinderwunschpraxis, falls das eigene Bett zu weit weg ist. Vielleicht ja auch zu zweit, fast so, wie Kinderzeugen irgendwann einmal gedacht war. An zwei Qualitätsanforderungen müssen Sie sich übrigens unbedingt halten: Das Sperma darf keinen Speichel und kein Gleitmittel enthalten. Wichtig ist nicht nur der Inhalt, sondern auch die Logistik der Probe. Damit diese lege artis ausgewertet werden kann, darf der Weg zur Klinik nicht zu lange dauern: Nach 45 Minuten sollte die Samensammlung im Labor sein. Und zwar nicht im Marmeladenglas mit Schraubdeckel, sondern in einem Behälter, den Ihnen die Klinik oder Ihr Arzt gegeben hat. Man kann solche Becherchen für ein paar Cent übrigens auch in der Apotheke kaufen: Verlangen Sie einfach einen sterilen, in ein Plastiktütchen eingeschweißten Urinbecher. Dabei wird übrigens keiner Verdacht schöpfen, was das Gefäß tatsächlich aufnehmen soll. Den Becher packen Sie am besten in einen undurchsichtigen Umschlag, den Sie mit beiden Namen – des »Spenders« und der »Empfängerin« – samt Geburtsdaten versehen haben. Das ist zwecks

Identifikation nicht ganz unwichtig: nämlich dann, wenn die Probe in einer Kinderwunschpraxis oder -klinik landet, wo nur die Kinderwunschpatientin aktenkundig ist und der Hoffentlich-bald-Papa einen anderen Namen trägt. Und wie bereits weiter oben beschrieben: Es ist völlig normal, wenn in dem Becher nur ein kleines Spermapfützchen ist – eine Portion Ejakulat hat im Normalfall ein Volumen von zwei bis fünf Millilitern.

Der Kinderwunsch-Expressdienst

Das kostbare Gut sollte dann umgehend in die Praxis oder Klinik gebracht werden – von wem auch immer (falls der werdende Vater noch matt in den Kissen liegt). Ist es draußen kalt oder gar frostig, packen Sie den Becher besser unter Ihren Pullover, denn Sperma sollte körperwarm transportiert werden. Keine Sorge: Sobald die Dinger ihr Depot verlassen haben, können sie auch Wärme ab – das Gebärmutterinnere hat auch eine höhere Temperatur als die Hoden.
Wer zu Hause jedoch kein ruhiges Plätzchen hat, weil gerade die Schwiegermutter zu Besuch ist oder neues Parkett verlegt wird: In der Klinik gehören Samenproben und die Produktion derselben zum täglichen Geschäft. Keiner wird Sie also deshalb schief angucken.

Kleine Pause fürs Labor

Stellt sich die Frage, wie lange man enthaltsam sein sollte, damit ein Spermiogramm aussagekräftig ist. Darüber gehen die Meinungen auseinander. Häufig wird empfohlen, zwei bis fünf Tage vor dem Spermiogramm keinen Sex mit Samenerguss zu haben, da die Spermienqualität kurz nach einer Ejakulation schlechter ist. Neue Daten haben gezeigt, dass dies nur bei Männern mit unauffälligem Spermiogramm der Fall ist. Ist die Spermienqualität nicht so gut, sieht das ganz anders aus: Gestalt und Beweglichkeit sind nach einer Abstinenzzeit von wenigen Stunden bis zu einem Tag am besten. Die Spermienkonzentration steigt bis zum vierten Tag an und nimmt dann wieder ab. Bei Männern mit normalen Spermien steigt die Konzentration bis zum siebten Tag nach dem letzten Mal an.

Zu Hause geht's am besten

Untersucht wurde kürzlich auch, ob es wichtig ist, wo und wie die Spermaprobe entnommen wird. Demnach war die Spermienkonzentration um 50 Prozent höher, wenn die Proben zu Hause gewonnen wurden. Außerdem war die Spermienqualität in Studien deutlich besser, wenn die Proben nicht von Hand, sondern beim Geschlechtsverkehr (mittels Spezialkondom) gewonnen wurden: Die Spermienkonzentration lag nach Geschlechtsverkehr im Schnitt bei fast 100 Mio./ml, bei »Solo-Sex«-Proben derselben Männer nur bei 44 Mio./ml. Ähnlich sah es mit dem Anteil beweglicher Spermien aus: Bei Geschlechtsverkehr betrug dieser 32 Prozent, bei Masturbation nur 11 Prozent. Heißt: Dieser Unterschied sollte bedacht werden, wenn es darum geht, eine möglichst hohe Spermienausbeute zu bekommen. Männer mit grenzwertig fruchtbaren Spermien haben das beste Ergebnis, wenn ihre Probe nach möglichst kurzer Abstinenzzeit beim ganz normalen Geschlechtsverkehr und zu Hause gewonnen wird.

Vor dem Spiel ist nach dem Spiel

Auf den Inhalt kommt es an. Das gilt auch für eine Spermaprobe. Und genau darauf können Sie ein wenig Einfluss nehmen, indem Sie die folgenden Dinge beachten:

1. Zunächst sollten Sie Ihre Blase entleeren. Erstens sind Sie dann entspannter. Und zweitens wird Ihre Harnröhre mit Urin gespült und von möglicherweise darin herumlungernden Hautbakterien befreit.
2. Danach waschen Sie Ihre Hände und Ihr bestes Stück mit Seife und spülen Letzteres so gründlich mit Wasser wie möglich. Seife mögen Spermien nämlich gar nicht – und wer es mit solchen rituellen Waschungen zu genau nimmt, kann sich die Probe vermasseln. Also: Spülen, spülen, spülen.
3. Versuchen Sie bitte, für einen genauen Befund Ihren Samenerguss vollständig im »Spenderbecher« aufzufangen. Und wenn eine oder gar mehrere Eizellen auf qualifizierte Gesellschaft warten, bedeutet das unter anderem: Viele Spermien sind erwünscht. Der erste Schuss

des Ejakulats ist meist besonders spermienreich (Sie kennen Woody Allens »Was Sie schon immer über Sex wissen wollten«? Sehen Sie, deshalb: Alles drängelt sich schon ...) und trägt zur Qualität bei. Drum – besser nichts danebenschütteln. Es kann übrigens sein, dass Sie aus genau jenem Grund gefragt werden, ob denn was danebengegangen ist. Scheuen Sie sich bitte nicht zu sagen, wenn dem so war, denn das kann durchaus helfen, Fehldiagnosen zu vermeiden.
4. Wenn das alles für Sie sehr ungewohnt ist: Wie wär's mit einer Generalprobe zu Hause?
5. Den Rest kennen Sie schon: Deckel drauf und ab ins Labor.

Sperma unterm Mikro

Ejakulat wird nach standardisierten Kriterien beurteilt, die von der Weltgesundheitsorganisation (WHO) festgelegt werden. Wie für so vieles im Leben gibt es also auch für Spermien Normwerte:

- Volumen: mindestens 2,0 ml
- ph-Wert: 7,2 – 8,0
- Konzentration: 20 Mio./ml oder mehr
- Gesamtspermienanzahl/Ejakulat: 40 Mio. oder mehr
- Beweglichkeit (Motilität): 50 Prozent oder mehr vorwärtsbeweglich, 25 Prozent oder mehr schnell linear beweglich
- Gestalt (Morphologie): mindestens 30 Prozent normal geformt
- Anteil lebender Spermien: mindestens 75 Prozent
- weiße Blutkörperchen (Leukozyten)

Es gibt die unterschiedlichsten Störungen bei der Samenproduktion – manche sind passager, andere wiederum nicht zu ändern. Zu den unerfreulichen Befunden zählen: Spermien bewegen sich zu langsam oder schwimmen im Kreis (Asthenozoospermie), sind fehlgeformt (Teratozoospermie) oder zu wenig (Oligozoospermie). Manchmal enthällt das Ejakulat gar keine Spermien (Azoospermie) und es gibt auch die Kombination aus zu wenig Spermien, die fehlgeformt und außerdem zu wenig beweglich sind (Oligo-Astheno-Tetrazoospermie-Syndrom).

Sie sollten bedenken, dass ein Spermiogramm eine Art Momentaufnahme aus Ihren Hoden ist – und zwar sozusagen in beide Richtungen: Ein Mann, der seine Zeugungsfähigkeit mehrmals erfolgreich unter Beweis gestellt hat, kann später einen eingeschränkten Befund beim Spermiogramm haben. Und umgekehrt. Deshalb: Erneute Untersuchungen können nicht schaden. Sie lassen ja auch den Ölstand in Ihrem Auto regelmäßig prüfen ... fragen Sie Ihren Arzt, wann eine erneute Überprüfung Sinn macht.
Drei Vorschläge zur Verbesserung der Qualität Ihrer kleinen Jungs möchte ich Ihnen nicht vorenthalten.

- Wenn Sie rauchen: Lassen Sie es besser bleiben. Nikotin verändert die Spermienqualität dramatisch. Bei einer In-vitro-Fertilisation (IVF) oder einer intrazytoplasmatischen Spermatozoeninjektion (ICSI) sinkt die Erfolgsrate von 38 auf 22 Prozent.
- Helfen kann auch die Zufuhr von bestimmten Vitaminen (B,C,E, Folsäure), Spurenelementen (Zink, Selen) und Omega-3-Fettsäuren. Entweder über die Nahrung oder mit speziellen orthomolekularen Präparaten. Man sollte allerdings bedenken, dass ein Spermienzyklus drei Monate beträgt und etwas Geduld haben, bis sich Verbesserungen zeigen. Aber mal im Ernst: Wenn ein paar kleine Nahrungsergänzungen, die keine Nebenwirkungen haben, Ihre Samen besser flitzen lassen könnten, wäre das den Versuch nicht wert? Überlegen Sie einfach, was Frauen alles tun, um schwanger zu werden ... ist es dagegen nicht ein Klacks, ein paar Monate lang Mikronährstoffe einzunehmen?
- Ein ernst zu nehmender Vorschlag, der viele Männer begeistern wird, stammt von einem australischen Reproduktionsmediziner: Täglicher Sex über eine Woche kann DNA-Schäden an Spermien deutlich reduzieren. Nach siebentägigem Lustwandeln hatte bei 81 Prozent der Patienten der Anteil geschädigter Samenzellen um zwölf Prozent abgenommen. Kostet nix, bringt viel – und könnte die Abstinenzempfehlungen vor Kinderwunschbehandlungen vielleicht verändern.

  Ebenfalls aus »Down Under« kommt ein weiterer Tipp, der unter die Gürtellinie geht, aber vielleicht nicht jederfraus Geschmack ist. Er verbessert zwar nicht die Qualität der Spermien, aber soll sie »verträglicher« machen, denn: Manche Frauen reagieren auf das in Sperma enthaltene Eiweiß allergisch. Abwehrreaktionen sind dann eine Möglichkeit, mit diesem Fremdeiweiß fertig zu werden. Ungünstige

Nebenwirkung: Kindersegen stellt sich dabei oft nicht ein. Ein immunologisches Training zur Abhärtung soll dann helfen: Die australische Reproduktionsbiologin Sarah Robertson schlug deshalb vor, Fellatio als eine Art Schluckimpfung gegen Fremdeiweiß einzusetzen. Denn: Mit oral aufgenommenen Stoffen kann sich der Körper am besten auseinandersetzen …

Geschüttelt oder gerührt?

Geschüttelt. Eine Samenprobe zur anschließenden Kinderwunschbehandlung wird nämlich noch aufbereitet – zum Beispiel mit dem »Swim-up«-Verfahren. Dafür wird das Sperma mit Nährflüssigkeit vermischt, in einer Art Wäscheschleuder geschüttelt, zentrifugiert und weiter bearbeitet. Wer das dann überstanden hat, ist fit und kommt in jene Samenprobe, mit der eine Befruchtung versucht wird.

Keine Spermien – und jetzt?

Auch Männer ohne Samenzellen im Ejakulat können Vater werden. Man versucht dann, auf operativem Wege direkt aus den Hoden Spermien zu gewinnen. Dieses Verfahren wird TESE genannt (**te**stikuläre **S**permien**e**xtraktion), die dabei gewonnenen Spermien kommen bei einer ICSI-Behandlung zum Zuge.
Auch eine TESE hat keinen Spermien ans Licht der Welt verholfen? Dann gibt es noch die Möglichkeit, im Rahmen einer sogenannten »heterologen IVF« eine Befruchtung mit Spendersamen durchzuführen.

Dass »bloody« im Englischen ein Schimpfwort ist, wundert mich gar nicht

Angeblich haben Menschen kein Gedächtnis für körperlichen Schmerz. Ich glaube, das stimmt. Bei mir reichen dreieinhalb Wochen jedes Mal locker, um zu vergessen, wie fürchterlich weh so eine Periode tun kann. Vor lauter dumpfigen Krämpfen komme ich kaum dazu, traurig zu sein, dass das diesmal noch aus anderen Gründen keine gute Zeit ist als deshalb, weil ich mich krümme wie ein Engerling.

Obwohl die ganze Pleite gefühlt literweise und in Signalfarbe aus mir rausfließt und nicht zu übersehen ist, muss ich mir weiter jeden Tag Crinone, ein weißes Plastikröhrchen voll Hormongel, einführen und auch sonst so tun, als wäre der ganze Plan immer noch in Kraft. Das hat mir die nette Arzthelferin aus der Fruchtbarkeitsklinik gestern am Telefon gesagt und dabei so einfühlsam und mitleidig geklungen, dass ich am liebsten aufgelegt hätte. Aber ich darf jetzt schon morgen zum Test kommen, und dann besprechen wir, wie es weitergeht. Muss ich jetzt wieder die Pille nehmen, damit ich keine neuen Zysten bekomme? Geht es sofort wieder mit einem neuen Zyklus und neuen, altbekannten Medikamenten los? Warten wir lieber noch zwei Monate? Und gibt es irgendeine Erklärung dafür, wieso es diesmal nicht geklappt hat, die über »Pech gehabt« hinausgeht?

Gestern Abend habe ich gegoogelt, ob meine neuen Balkonkräuter lieber in der Sonne oder im Schatten stehen und wie viel Wasser sie brauchen. Wenn ich schon kein Händchen für die Pflege von Eizellen habe, dann vielleicht ja wenigstens dafür, Basilikum, Schnittlauch, Thymian, Rosmarin, Estragon und Minze am Leben zu halten. Und da stand über Minze nicht nur, dass sie sonnig stehen soll, sondern da stand auch, dass schwangere Frauen um Minze einen Bogen machen sollten, denn sie würde frühzeitige Perioden auslösen. War es am Ende vielleicht das? Die Lammkeule mit Minze, die ich zu Ostern gemacht habe? Oder ist das

nur blödes esoterisches Gewäsch? (Da stand übrigens auch, Estragon sei krebserregend.)
Minze also. Sieht so harmlos, frisch und grün aus, ist aber ein Teufelszeug. Das passiert mir nicht noch mal. Seitdem mir die beiden befruchteten Eizellen vor zehn Tagen eingesetzt wurden, habe ich keinen Tropfen Alkohol getrunken, nur durchgebratenes Fleisch und keinen rohen Fisch gegessen, keinen Rohmilchkäse und keinen luftgetrockneten Schinken, und ich bin noch nicht mal dem Bus hinterhergerannt. Aber von Minze hatte ich noch nie gehört. Was denn noch alles? Vielleicht ist es ja auch verboten, sich Tulpen ins Zimmer zu stellen, die Strokes zu hören oder Seide zu tragen. Und wenn das so sein sollte, kann ich es beim nächsten Mal bitte vorher wissen?

Das war's. Heute war der offizielle, Trotz-allem-müssen-wir-das-tun-Schwangerschaftstest in der Klinik. Eine unfassbar fröhliche Sprechstundenhilfe hat mir Blut abgenommen, es in ein Plastikröhrchen gepackt, meinen Namen draufgeklebt und mir versichert, trotz Blutung seien meine Chancen »immer noch 50-50«. Hm. Nachdem sie laut Tabelle ursprünglich nur bei 40 Prozent lagen, wollte ich daran nicht so recht glauben. Aber der geballte Frohsinn war mir immer noch lieber als die Grabesstimme der Frau, mit der ich vorgestern telefoniert habe. Um kurz vor zwei hatte ich meinen Arzt am Telefon, der mir sagte, der Test sei leider negativ gewesen. Aber an sich sei der Zyklus sehr, sehr gut verlaufen, ich hätte also weiter gute Chancen, und ich solle den Kopf nicht hängen lassen. Also einfach nur Pech? Genau, einfach nur Pech. Jetzt bin ich froh, dass ich mich dagegen gewehrt habe, mir letzte Woche schon einen Schwangerschaftstest in der Drogerie zu kaufen. In der ersten Zeit nach der Rückübertragung der zwei kleinen befruchteten Eizellen, die aussahen wie schwarz-weiße Prilblumen, dachte ich: Jetzt hilft nur, alles möglichst richtig zu machen und das Beste zu hoffen. Und der Test war noch weit weg. Ich dachte außerdem, ein normaler Schwangerschaftstest aus der Drogerie würde mir wenig nützen, denn durch die ganzen Hormone wüsste der sowieso nicht, was er sagen sollte. Irgendeinen Grund muss es ja dafür geben, dass die Klinik nach zwölf Tagen testet und nicht

nach sieben oder fünf. Und dafür, dass der Schwangerschaftstest in der Klinik ein Bluttest ist, kein Pinkeltest. Also: abwarten und stillhalten. Gerade habe ich aber in einem Blog gelesen, dass eine Frau schon Tage nach der Rückübertragung ihren ersten Test gemacht hat und zum ersten Mal in ihrem Leben zwei rosa Linien gesehen hat. Danach hat sie im 12-Stunden-Abstand immer wieder Tests gemacht, nur um sich zu vergewissern, dass die zweite Linie immer noch da ist. Als wollte sie sich selbst dieses tolle Kunststück, das sie seit Neuestem beherrscht, immer wieder vorführen. Guck mal, Welt, ich kann machen, dass zwei Linien kommen! Und wenn ich mich ganz doll anstrenge, dann kann ich ab morgen auch mit den Ohren wackeln!
Zum Glück habe ich diesen Blog nicht vorher gelesen und damals (das ist Jahre her) überhaupt nicht erwogen, in die nächste Drogerie zu rennen, weil ich dachte, ein Test hätte sowieso keinen Zweck. Denn inzwischen bin ich mir sicher, dass ich für fünf Minuten schwanger war. Mir war schlecht, ich musste alle paar Minuten aufs Klo, und ich hätte auf jeder Busfahrt spucken können, weil die Leute plötzlich alle so widerlich rochen. Hätte ich einen Test gemacht, wäre er vielleicht positiv gewesen. Dann hätte ich noch einen, noch einen und noch einen Test gemacht, denn keiner dieser Tests hätte mich für länger als eine Stunde beruhigen können. Und dann hätte ich am Samstag meine Tage bekommen, und das hätte nicht nur das Ende von »vielleicht schwanger« bedeutet, sondern das Ende von »schwanger!!!«. Dieses ganze Gerede davon, sich nicht zu früh zu viel zu versprechen und ruhig zu bleiben, ist leicht gesagt, aber schwer getan, denn meine Hoffnungen und Vorahnungen und Ideen kann ich mir leider nicht verbieten. Aber ich bin froh, dass ich abgesehen von Meister-Yoda-artigen Anstrengungen, dies oder das nicht zu denken oder zu fühlen, manche Dinge einfach bleiben lassen kann. Nicht daran zu denken, ob dieses Zwicken ein Baby ist oder eine Blähung – das kann ich nicht. Aber nicht zur Drogerie gehen und den Test kaufen – das kann ich. Oder nicht ständig die frühen Anzeichen einer Schwangerschaft zu googeln. Oder mich nicht in der Sorte Foren herumzutreiben, in denen die meisten Beiträge mehr Emoticons und Ausrufungszeichen als Buchstaben enthalten. Meine Füsse und Finger habe ich eher unter Kontrolle als mein aufgeregtes Fusselhirn.

Und jetzt gehe ich laufen. Ich habe zwar immer noch nicht herausgefunden, wie man L.s sensationelle Weltraumwaage dazu kriegt anzuzeigen, was ich wiege, darum weiß ich nicht so genau, wie viele Kilo mir dieser Befruchtungsversuch auf den sowieso schon nicht besonders zarten Körper gepackt hat. In Gewicht ausgedrückt, ist es vermutlich gar nicht so viel. Aber ich weiß, so unfit, uffjedunsen und träge habe ich mich schon lange nicht mehr gefühlt. Ab heute ist Sport wieder erlaubt. Und darum will ich jetzt ein paar Runden um den Park keuchen gehen. Muss ich auch. Denn essen darf ich ab heute auch wieder, was ich will.

Am nächsten Tag sitze ich mit Muskelkater in einem Straßencafé vor dem ersten Milchkaffee seit zwei Wochen, wundere mich, warum der Säugling am Nebentisch ausgerechnet mich nach Leibeskräften anhimmelt, und denke: War das schon immer so, dass man am Tag 840 Babys trifft? Nicht, dass ich was dagegen hätte, aber waren die vorher auch schon da?

Vor ein paar Jahren habe ich eine Woche gefastet. Ich durfte nichts essen, es gab nur Tee, eine schwache läpprige Brühe, die wie Spülwasser schmeckte und von der ich auch nur zwei Tassen täglich schlürfen (und jeden öden Schluck 32-mal »kauen«) durfte, und stark verdünnten Fruchtsaft in winzigen Mengen. Ich war schrecklich schwach auf den Beinen und kurz vorm Durchdrehen. Zoe hat mir mehrere Staffeln »Sex and the City« geliehen. Das half zwar, die Zeit rumzukriegen, aber mir fiel auch zum ersten Mal auf, dass in der Serie dauernd gegessen wird. Während ich auf die Fernbedienung sabberte, schoben die Damen sich Pizza, Bagels, Hühnchen, Sushi und Schokoladenkuchen ins Gesicht. Nach einer Weile kam es mir vor, als würden die vier ihren Part grundsätzlich mit vollem Mund spielen. Irgendwann hielt ich es nicht mehr aus und schwankte in die Buchhandlung um die Ecke, weil ich dachte, dort wäre ich vor Essen sicher. Falsch gedacht. In der Buchhandlung wurde gegrillt. Direkt neben der Kasse war eine Propangasflasche aufgestellt, die einen kleinen Gasgrill befeuerte, auf dem Hühnchen und Gemüse brutzelten. Es hatte irgendwas mit der Promotion für ein chinesisches Wok-Kochbuch zu tun. Ich war umzingelt von Nahrungsmitteln.

Damals dachte ich noch, ich sei drei Viertel Miranda und ein Viertel Carrie. Jetzt ist mir klar geworden, dass ich Charlotte bin. Und ich bin umzingelt von Babys. Plötzlich sind scheinbar alle Frauen schwanger oder schieben einen Zwillingswagen vor sich her. Und ich stelle fest: Das macht mir gar nicht mal so viel aus. Es ist zwar schon komisch, dass scheinbar alle diesen simplen biologischen Vorgang zustande kriegen außer mir, aber Fasten in einer verfressenen Welt war viel schlimmer. Ich will nicht ihre Kinder. Ich will meine. Ich hadere auch nicht damit, dass viele dieser Frauen aussehen, als hätten ihre Kinder nicht gerade das große Los mit ihrem Elternhaus gezogen. Sie rauchen mit Acht-Monats- Bauch, schreien mitten auf der Straße ihren Mann an, zerren irgendeinen winselnden Pinscher hinter sich her oder haben den Einkaufswagen voll abgelaufener Wiener Würstchen im Speckmantel.
Ich weiß genau: Dass ich nicht neidisch bin, liegt nicht daran, dass ich so ein feiner Mensch wäre. Es liegt vermutlich eher daran, dass ich an sich nicht besonders verrückt nach Kindern bin. Ich war noch nie eine der Frauen, die in fremde Kinderwägen spähen und weiche gurrende Laute von sich geben. Ich fange auch nicht an zu heulen, weil eine Frau aus meiner Firma, deren Namen ich kaum kenne, erzählt, sie sei schwanger. Ich bin froh, wenn ich auf einem Langstreckenflug kein Baby in meiner Nähe sitzen habe, und ich finde die meisten Babys auch nicht niedlich, sondern nur irgendwie ... klein. Man kann mich mit einem jungen Hund viel besser begeistern als mit einem jungen Menschen. Aber ich weiß genau, dass das mit meinem eigenen Kind anders wäre. Und deshalb will ich das. Kein anderes. Nicht die Kleine aus dem Bus und auch nicht die Zwillinge aus dem Kinofilm. Ich will meins. So doll, dass während des ersten Zyklus eine meiner Hauptsorgen war: Was, wenn sie es im Labor vertrotteln und ich die Eizelle von irgendwem eingepflanzt bekomme?
Übrigens bin ich mir vollkommen sicher: die vielen Babys sind eine Illusion. Und einer der Gründe für diese Illusion ist ziemlich banal: Keine Kinder sieht man nicht, vorhandene Kinder dafür umso mehr. Nur durch dieses eiserne Naturgesetz kann ich mir erklären, warum es diese Tage gibt, an denen man sich wirklich so vorkommt, als würden alle Kinder haben. Alle, nur ich nicht. Ich hab das nicht oft und hoffe auch, das wird nicht mehr. Dann versuche ich, mir immer wieder vorzubeten: Das liegt nur daran, dass man Kinder so sehr hört. Und sieht. Sie kön-

nen gar nicht anders, sie drängen sich in den Vordergrund der Wahrnehmung, und dann muss es uns ja so vorkommen, als wären sie überall. Weil sie manchmal so schrecklich laut sind. Oder in riesigen, bunten Wagen durch die Welt geschoben werden, vor denen man dauernd Platz machen muss. Oder weil sie selbst so bunt angezogen sind, mit bunten, lustigen Mützen. Oder weil du eben leider, auch wenn du dir das noch so doll vorgenommen hast, ein bisschen mehr auf sie achtest als sonst, auch wenn man zum Glück noch lange nicht von einer Kinderphobie sprechen kann. Aber dein IVF-zermürbtes Gehirn streicht gerade jedes Kleinkind mit Neonmarker an. Dagegen kannst du wenig tun. Aber solange du dir immer und immer wieder vorbetest, dass es dafür eine vernünftige Erklärung gibt, so lange ist alles gut.

Das wirklich Schwierige an der Wahrnehmung ist aber, dass man die Kinder, die Leute nicht haben, auch nicht sehen kann. Und natürlich nicht hören. Und Kinder, die man nicht wahrnimmt, sind viel unauffälliger als Kinder, die man wahrnimmt. Wenn also von 20 Frauen, die auf einer Wiese im Park sitzen, zehn ein Kind haben, dann drängen sich diese zehn Mütter in deinen Augen und Ohren viel stärker in den Vordergrund als die zehn, die keines haben. Zehn Kinder, da scheint der Park plötzlich nur noch aus Kinderquieken und dicken Ärmchen und Beinchen und Spielzeug und Kinderkarren zu bestehen. Und die zehn Frauen ohne Kind, die sitzen ganz unauffällig und leise dazwischen, lesen ein Buch, telefonieren oder nippen am Wein. Gegen die zehn Muttis scheinen sie fast unsichtbar zu werden. Und du mit deiner großen Sehnsucht im Kopp sitzt dazwischen und denkst: alle. Nur ich nicht. Dabei trinkt die eine vielleicht ihren Wein, weil sie gestern einen negativen Test bekommen hat. Schon wieder. Und die Nächste liest nicht irgendein Buch, sondern ein Buch über alternative Therapien bei Kinderlosigkeit. (Und wo wir schon dabei sind: Wenn du sie fragen könntest, würden dir die glücklichen Mütter vielleicht erzählen können, dass sie drei Jahre IVF hinter sich haben. Oder IVF und eine Scheidung. Oder vier Jahre Kräuterhexe, bis es ENDLICH so weit war.)

Der Säugling starrt und starrt. Das wird mir doch langsam ein bisschen unangenehm, so viel geballte Aufmerksamkeit. Aus reiner Verlegenheit hole ich meinen Kalender raus und zähle nach, wie viel Zeit mir laut Klinik eigentlich noch bleibt, bis das alles wieder losgeht. Und ich stelle fest:

Das sind noch nicht mal mehr zwei Monate. Zwei kostbare Monate, in denen ich am Ruder bin, nicht die Hormone und ärztlichen Ge- und Verbote. Und wer weiß? Am Ende werde ich beim nächsten Mal schwanger, dann hält das freudlose Regime nicht nur sechs Wochen, sondern zehn Monate an. Oder sogar sechzehn Monate mit Stillzeit. Da darf ich keine Zeit verlieren.

1. Ich muss unbedingt Muscheln essen.
2. Ich will einen ganzen, langen Sonntag in der Sauna verbringen und meine Eizellen langsam durchschmoren ohne Angst vor erweiterten Adern, Blutungen, Pilzen oder sonst was.
3. Ich will überhaupt ganz viele Sachen essen, bevor sie wieder verboten sind. Halb rohe Steaks, Sushi, Mayonnaise, Krebse und stinkigen Rohmilchkäse, bis die Innenverkleidung meines Kühlschranks abblättert. Und in ganz wilden Momenten sogar Minze.
4. Ich will Achterbahn fahren, und das, obwohl es mir eigentlich gar nicht so viel Spaß macht. Aber ich will nicht schwanger sein, plötzlich fürchterliche Lust auf Achterbahn fahren haben und dann denken: Hätte ich das mal gemacht, als es noch ging.
5. Eine Nacht mit meinen Freundinnen. Erst auf die Schanze, dann auf den Kiez und nach Hause kommen zu einer Uhrzeit, um die es bei meinen Großeltern schon Mittagessen gab.
6. Einen vollkommen ungeplanten und sinnlosen Flug in irgendeine Stadt buchen. Einfach so, weil ich das darf.
7. Meine engste Jeans anziehen, die mir schon seit fünf Jahren nicht mehr passt, und so lange darin bleiben, bis meine Füße und mein Kopf blau anlaufen.
8. Laufen gehen, und zwar so schnell, dass die Bäume um mich herum zu einem langen grünen Streifen verschwimmen.
9. Am helllichten Tag Alkohol trinken, während andere Leute brav im Büro sitzen.
10. Vom Dreier springen. Oder irgendwo schwimmen, wo Baden verboten ist.
11. Auf dem Fahrrad das mieseste Kopfsteinpflaster der Stadt abfahren.

Die Zeit läuft. Willkommen in der Warteschleife zur nächsten IVF.

Warteschleife mit Doppelknoten

Bis es so weit ist, habe ich aber mehr zu tun, als die größtmögliche Menge nicht IVF-konformen Verhaltens in die kürzestmögliche Zeit zu quetschen. Hier sind ein paar Entscheidungen zu treffen. Und es zeigt sich: Kinderwunschbehandlungen haben die Fähigkeit, den Rest deines Lebens auf einzigartige Art und Weise auszubremsen. Wir warten nicht nur auf die nächste Behandlung, auf die Rückübertragung und den Test, sondern die Warteschleife breitet sich gerne auch außerhalb ihres ursprünglichen Territoriums aus.
Am Arbeitsplatz fängt es an. Mein Job geht mir auf die Nerven. Und zwar schon ziemlich lange. Genauer gesagt, ist es weniger mein Job, meinen Beruf liebe ich nämlich sehr, als mein Arbeitgeber. Ich habe seit über einem Jahr fast nur noch uninteressante Sachen auf dem Tisch. Sachen, die gemacht werden müssen und die auch mit Verantwortung verbunden sind, jajaja, und Sachen, für deren Erledigung mir alle sehr dankbar sind (und mir ein ziemlich ordentliches Gehalt zahlen), noch mal jajaja, aber irgendwie tue ich gerade wenig von dem, wofür ich meinen Beruf sonst so mochte. Ein klarer Fall von Große-Schwestern-Falle: Dein Bruder spült immer so schludrig und lässt alles fallen, sei ein liebes Mädchen und mach das schnell. Und aus dieser Falle gibt es kein Entkommen außer volljährig zu werden und auszuziehen. Deshalb habe ich mir vor ein paar Monaten schon überlegt, zu kündigen und mir entweder einen neuen Job zu suchen oder freiberuflich zu arbeiten. Aber was, wenn ich schwanger werde? Immerhin unternehme ich ja gerade eine Menge dafür, jedenfalls mehr, als die Snoopy-Unterhosen für eine Weile ganz hinten im Schrank zu verstauen, zum Pilates zu gehen und ab und zu eine Duftkerze zu entzünden, so wie andere gewiefte Damen das tun.
Letztes Jahr, als ich mit meinen Freundinnen eine Finca gemietet hatte, habe ich eines Abends um sieben auf dem Luftmatratzensessel im Pool gelegen, die Zehen ins Wasser gehalten, Cava getrunken und überlegt: Noch 20 Minuten, dann müsste mein Brathuhn fertig sein, dann wird dieser jetzt schon phantastische Tag noch ein bisschen schöner,

und in vier Tagen fliegen wir schon wieder, ist das nicht zum Heulen? Und als Klärchen sagte: Nächstes Jahr, wie wär's, wir mieten uns ein großes Haus auf Sardinien? Da war ich erst sehr glücklich über diesen Vorschlag, aber dann dachte ich: Furchtbar gerne, nichts lieber als das, aber was, wenn ich bis dahin ein Baby habe? Eines, das erst vier Wochen alt ist? Und dann dreht sich mein ganzer Tag und leider auch die Nacht ums Stillen und Windeln wechseln, und die Mädchen liegen nachts da und knirschen mit den Zähnen, weil sie nicht schlafen können bei dem Baby-Gebrüll? Das geht nicht, also … nein. (Gut, dass meine Eileiter in diesem Moment schon genau wussten: Mach dir keine Sorgen, Hase, das wird so schnell nichts, vertrau uns – das konnte ich ja nicht ahnen.)

Vor ein paar Monaten habe ich die Mitgliedschaft in meinem schicken Fitnessclub gekündigt, weil mein Lieblingsyogakurs und Pilates immer genau dann waren, wenn ich arbeite. Außerdem war die Saunalandschaft zwar umwerfend, aber da tauchten immer öfter Leute auf, denen ich nicht nackt begegnen will. Und dann stellte ich eines Tages auch noch fest, dass ich für 90 Euro monatlich nun schon seit zehn Monaten kein einziges Mal da gewesen war. Also hab ich gekündigt. Jetzt würde ich gerne in einem anderen Club Mitglied werden, in einem, in dem die Sauna nicht ganz so schick ist, aber dafür die Kurse besser. Aber was, wenn ich in ein paar Wochen schwanger bin und es eine komplizierte Schwangerschaft ist, Zwillinge oder sogar mehr, und ich darf keinen Sport treiben? Und an Sauna ist auch nicht zu denken?
Ich lasse perfekte – und um 70 Prozent heruntergesetzte – Kleider im Laden hängen; ich schlage das großzügige Angebot von Freunden aus, uns zwei Kisten Rotwein von dem Weingut, auf dem sie Urlaub machen mitzubringen; ich kann noch nicht sagen, ob ich gerne im Januar Ski fahren würde, und wann ich meine Eltern mal wieder besuchen komme, kann ich meiner Mutter auch nicht sagen.
Mein ganzes Leben hängt in der Warteschleife. Und ich bin ganz alleine schuld. Denn wie sich zeigt, hätte nichts einer Woche auf Sardinien im Weg gestanden. Und wenn ich vor einem Jahr gekündigt hätte, dann hätte ich jetzt einen neuen Job, und selbst wenn ich jetzt schwanger werden würde, wäre mir kein Arbeitgeber, der bei Trost ist, deshalb böse. Ich könnte auch seit einem halben Jahr im perfekten Yogakurs sein. (Gut,

mehrere Monate des letzten halben Jahres hatte ich Sportverbot, aber THEORETISCH…) Hätte, hätte, Herrentoilette.
In unmittelbarer Nähe des Zyklus wird es sogar noch schlimmer. Denn die Terminplanung ist knifflig und verdient den Namen »Planung« nicht immer. Mein Arzt und die Medikamente können bis zu einem gewissen Grad steuern, wann welcher Termin ansteht und wann ich darum besser nicht in einer heißen Jobphase oder auf Reisen sein sollte. Aber Zysten, zu langsam reifende Eibläschen oder andere Zwischenfälle können jederzeit querschießen. »Wollen wir im Dezember nach London fliegen?«, fragt mich L. mit naivem Enthusiasmus. Äh… bis wann kann ich mich entscheiden? Ende November? Denn vorher ist vermutlich nicht abzusehen, ob ich im Dezember gerade alle drei Tage in der Klinik zu erscheinen habe, ob ich überhaupt fliegen darf oder ob wieder finstere Mächte in meinem Bauch am Werk sind.

Langsam dämmert es mir, dass es gut sein kann, dass das alles überhaupt nicht klappt. Und zwar nicht so wie in »und gerade, wenn du denkst, das wird sowieso nichts, dann klappt es nämlich! Genau dann!« Vielleicht klappt es ja nie wie in »nie«. Und deshalb – Trommelwirbel – habe ich vor ein paar Wochen trotzdem gekündigt. Das Haus auf Sardinien wird leider nichts, weil ich mit meiner Zögerei die anderen angesteckt habe, und das ist zum Heulen. Aber jetzt werde ich nur noch grob vier Wochen lang damit beschäftigt sein, werktags irgendwelchen zeit- und nervenfressenden Quatsch zu machen, und dann was Neues anfangen. Und wenn ich dann schwanger werde, dann wäre eigentlich alles perfekt. Denn ich kenne kein besseres Mittel, sich in dieser merkwürdigen Befruchtungsmaschinerie endlich ein bisschen normal zu fühlen, als schwanger zu sein und sich zu denken: »Au Backe, mein Job/mein Urlaub/mein Leben.«

Goldene Regeln für die Zeit zwischen den nächsten Befruchtungszyklen

1. Du kannst natürlich einfach dasitzen und warten. Aber warten ist zwischen den Zyklen viel anstrengender als während der Zyklen, weil die Zeit im Hinblick auf deine Familienpläne viel unstrukturierter ist. Bis auf vielleicht die Pille und Folsäure gibt es nichts, was du einnehmen kannst, keine Arzttermine, keine Ultraschalls und keine Laborergebnisse. Besser also, du versuchst, nicht zu warten. Nutz die Zeit lieber, das zu tun, wozu du während des Zyklus keine Kraft oder keine Zeit hattest. Mach eine Reise. Hau entsetzlich rein im Job. Geh abends aus und iss in deinem Lieblingsrestaurants alles, was du ab demnächst wieder nicht darfst. Spül es mit einem phantastischen Wein herunter. Versuche, ein bisschen von dem angesammelten Hormonspeck loszuwerden. (Das steht zwar im Widerspruch zum vorangegangenen Fresstipp, aber: mach einfach!)

2. Triff dich mit Leuten, deren Leben sich nicht um Hormone oder Babys dreht, wenn du das Glück hast, welche zu kennen.

3. Eigentlich ein Tipp, der noch unter 1 gehört, aber für mich so wichtig ist, dass er einen eigenen Punkt verdient: Fang etwas Neues an. Irgendetwas, das du vorher nicht getan hast, das dich glücklich macht oder entsetzlich nervt (glaub mir, es ist eine schöne Abwechslung, mal von etwas anderem als deinen Eizellen genervt zu werden), das dich beschäftigt und dich davon ablenkt, dauernd nur an diese Eiergeschichte zu denken. Wenn du dich nicht wie eine Legehenne fühlen willst, dann benimm dich auch nicht wie eine. Mach Musik. Kauf dir eine Digitalkamera, lerne thailändisch kochen, und kauf dir im Zweifel lieber eine Tageszeitung als eine Klatschzeitschrift, in der doch wieder nur steht, was für eine arme Wurst XY ist, weil sie als ausgebuchter, stinkreicher und wunderschöner Hollywoodstar ihren Babywunsch immer noch nicht

erfüllen konnte. Etwas Neues zu tun hat außerdem den Eins-a-Nebeneffekt, dass du das Gefühl loswirst, irgendwie zu spät dran zu sein und den Anschluss an den Rest der Frauen zu verpassen, die schon Babys haben. Hier kommt deine Chance, dir einen Vorsprung zu verschaffen.

4. Wo wir schon in der Chakka-Abteilung sind: Wenn ich an die Menschen denke, historische Personen oder Figuren aus Büchern, die ich bewundere, dann weiß ich von vielen davon noch nicht mal, ob sie Kinder hatten. Diese Leute sind für mich Vorbilder, weil sie besonders mutig, gut, klug, integer, witzig oder unangepasst waren. Offensichtlich haben sie ein gutes Leben geführt. Und zwar nicht trotz Kinderlosigkeit oder wegen ihrer vielen Kinder, sondern aus Gründen, die mit Kindern überhaupt nichts zu tun haben.

5. Nun genug von aufmunternden Allgemeinplätzen und Motivationsparolen. Eigentlich bin ich ja mehr fürs Praktische. Tu in dieser Zeit deinem Körper so viel Gutes, wie du kannst. Lass ihn in der Biosauna schwitzen, treib ihn in milde gemächlichem Trabtempo durch den Park, strecke ihn beim Yoga, füttere ihn mit dem besten Essen, das du dir leisten kannst, koch ihm die guten Sidroga-Tees aus der Apotheke, spendiere ihm eine Stunde bei der Kosmetikerin oder beim Friseur, kauf ihm neue Kleider. Und wenn du beim Kleiderkaufen bist, verschwende keinen Gedanken daran, dass dir die Sachen im vierten Monat nicht mehr passen könnten. Im Moment bist du im nullten Monat.

6. Bleib dran bei deinem Arzt. Werde nicht die größte Nervensäge in seiner Kartei, aber ruf spätestens nach zwei Wochen an. Frage nach den Laborergebnissen und danach, wann es weitergeht. Für deinen Arzt und seine Helferinnen sind das alles Routinen, ein alter Hut. Es kann gut sein, dass er gar nicht auf die Idee kommt, dass du als Anfängerin nicht weißt, wann es wie weitergeht und was du bis dahin tun sollst.

7. Folgende Wette: Geh an einem Samstag in ein Café an einer geschäftigen Straße. Setz dich, bestell dir ein Kalt- oder Heißgetränk deiner

Wahl, und gucke eine halbe Stunde lang nur den Passanten zu. Wetten, dass die nicht wirklich alle schwanger oder Mütter oder Babys sind? Wenn doch, schick mir ein Foto dieser fruchtbaren Szenerie und die Rechnung, ich bezahle sie, ohne mit der Wimper zu zucken.

8. Gegen Hormonpickel und Immer-noch-kein-Baby-Akne hilft mir die Effaclar-Reihe von Roche-Posay aus der Apotheke. Wie es bei dir anschlägt, weiß ich natürlich nicht, aber ich würde denen gerne Blumen schicken.

9. »Zwischen den Zyklen« impliziert, dass du schon mal einen Zyklus erlebt hast, der aber schiefging. Natürlich wüssten wir alle gerne, warum und wie wir die gleiche Pleite beim nächsten Mal vermeiden können. Wenn es dir auch so geht, habe ich einen Vorschlag: Frag deinen Arzt, was du noch tun kannst. Im Interesse deiner Seelenruhe solltest du jetzt nicht einen Festmeter Bücher über Fruchtbarkeitsmedizin der Urvölker wälzen, den halben Tag in Foren verbringen und dich ganz allein auf die Suche nach dem Supertrick machen, der dich doch noch schwanger macht. Je mehr du liest, desto mehr wirst du erfahren, das dir dein Arzt entweder nicht gesagt hat (»Wieso enthält der mir das vor?«) oder das er anders sieht (»Hat der keine Ahnung?«). Das ist die beste Methode, um über kurz oder lang das Vertrauen zu deinem Arzt zu verlieren, egal, wie gut und gewissenhaft er dich behandelt.

Klappe oder lieber Händchen halten?

Ich kann mich nicht erinnern, dass irgendwann so viele Menschen Bescheid darüber wussten, an welchem Punkt ich gerade in meinem Zyklus bin, wie es mir damit geht, welche Medikamente ich nehme und wann, wie die Nebenwirkungen sind, wann der nächste Arztbesuch ansteht und was der Arzt beim letzten Mal gesagt hat. Das kam einfach so. Als ich im Krankenhaus lag und die Ärztin mit mir gesprochen hatte, war ich noch zu schlapp von der Narkose, um mit vielen Leuten zu sprechen. L. hat meine Eltern angerufen, um ihnen zu sagen, dass ich wach bin und alles gut gelaufen ist. Und dann hat er ihnen das mit den Eileitern erzählt. So haben sie es eben erfahren. Erst war mir das peinlich. Nicht, weil ich überhaupt so furchtbar verklemmt wäre, sondern weil ich verklemmt mit meinen Eltern bin. Bisher waren weder meine Eileiter noch sonst irgendeines meiner Fortpflanzungsorgane ein Thema in Unterhaltungen mit ihnen. Ein paar Stunden später hatte ich meine Mutter am Telefon und habe mit ihr darüber gesprochen. Das war anfangs ein ziemlicher Krampf (wenn auch nur in meinem Kopf, sie war überraschend entspannt dabei), aber dann ging es. Und jetzt bin ich froh, dass sie Bescheid wissen. Und mindestens so froh bin ich, dass ich das auch sonst alles nicht allein erlebe, sondern dass alle mitfiebern und sich auch zum achten Mal von mir anhören, wie merkwürdig das alles ist und wie aufregend.
Letzte Woche hat L. mit einem seiner Freunde telefoniert, der unsere Einladung zur Hochzeit bekommen hat. Er wollte wissen, warum die kirchliche Hochzeit so spät nach der standesamtlichen ist. Da hat er es ihm erzählt: dass wir sowieso heiraten wollten, aber es eben jetzt ein bisschen früher getan haben, weil wir seit Dezember wissen, dass wir nur mit IVF ein Kind bekommen können, und dafür den Segen der Krankenkasse wollten – dass es den aber nur für verheiratete Paare gibt und dass wir deshalb lieber schnell standesamtlich geheiratet haben und jetzt erst im Sommer kirchlich heiraten, mit allen Freunden, ein ganzes Wochenende lang und mit allem, was dazugehört.

Der Freund sagte, er könne nicht fassen, dass wir das einfach so erzählen. Und dann hat er gesagt, dass er und seine Frau seit vier Jahren versuchen, schwanger zu werden, und dass sie davon niemandem etwas erzählt haben. Sie sind nie auf die Idee gekommen, dass man das auch anders machen kann. Aber im Nachhinein kam er ins Grübeln, ob es so vielleicht nicht doch leichter ist. Vielleicht? Ganz sicher sogar. Ich kann mir nicht vorstellen, wie das wäre, wenn ich vorletzten Samstag, als meine Periode kam, allein gewesen wäre und nicht alle meine Freunde und die Familie Händchen gehalten hätten, wenn auch zum Teil nur telefonisch. Eine schlimme Vorstellung: Nur L. und ich, und die Standuhr hätte getickt (wenn wir eine Standuhr hätten).
Nein, auch bei mir weiß nicht jeder alles. Dieser ganze Apparat an Geheimnissen, Diskretion und Peinlichkeit, den wir mit uns herumschleppen, lässt sich leichter bearbeiten, wenn man die Offenheit in mehrere Stufen einteilt. Nur wenige dürfen alles wissen, aber viele dürfen einiges wissen. Das fällt mir leichter, als vollkommen die Klappe zu halten (und jeder, der meinen Blog liest, kann bestätigen, dass das nicht meine Stärke ist) oder wahlweise gleich, BLAMM!, den ganzen Hormonklops auf den Tisch zu packen.
Bei mir wissen z. B. Kollegen, zu denen ich ein gutes Verhältnis habe, darüber Bescheid, dass ich gesundheitliche Probleme habe, die leider dafür sorgen, dass ich „normalerweise" keine Kinder bekommen kann. Den Rest können sie sich denken oder es bleiben lassen. Bei ihnen reicht ein kleiner, nicht näher ausgeführter Hinweis in diese Richtung, um sie davon abzuhalten, mich ständig neckisch anzuzwinkern, ob es denn nicht langsam mal ... na? Es sind sehr nette Kollegen. Die machen das gut.
Meine Bekannten und die von L. wissen, dass wir fürchterlich gerne ein Kind hätten, dass es aber schwierig ist und wir „dran arbeiten", damit es doch noch klappt. Sie wissen auch, dass sie da lieber nicht ständig bohren sollten.
Meine richtig engen Freunde wissen, dass ich eine Kinderwunschbehandlung mache. Das wissen auch meine Eltern und der Rest der Familie samt 84-jähriger Oma. Kann sein, dass sie das komisch oder seltsam findet, aber wenn, dann zeigt sie es nicht, und wir warten mal ab, ob sie meckert, wenn sie eines Tages ein Urenkelchen auf dem Arm hält.

Noch 3.456.000 Sekunden bis zur Zündung

Mit anderen Worten: noch 40 Tage bis zur Eizellenentnahme, vorausgesetzt, mein Bauch hält sich an den Plan. Gerade war ich in einem Laden, in dem es auch Kindersachen gibt. Und kurz vor dem Ausgang steht eine Frau mit Klemmbrett und fragt mich: »Haben Sie Kinder?«, »Nein.« Sie strahlt mich an: »Das macht doch nichts!« Genau! Stimmt eigentlich! Richtig. Ausgezeichnet. Aber kann mir mal ein Mensch sagen, wieso ich solche seltsamen Begegnungen früher nie hatte?

Noch bis Sonntag nehme ich die Pille. Dann werde ich ab Dienstag meine Periode haben. Und mit etwas Glück danach erst mal zehn Monate lang keine Krämpfe, Schmerzen, Flecken auf weißen Leinenhosen und knisternden Binden mehr. Schade, dass Freundin Klärchen, die wegen Endometriose die Pille durchnimmt, mir gerade ihren gesammelten Schatz an Binden geschenkt hat. Aber sie werden ja zum Glück nicht schlecht, sondern werden geduldig im obersten Kleiderschrankfach auf mich warten und mir nur ab und zu auf den Kopf fallen, wenn ich Bettwäsche rausziehe und vergesse, dass sie da sind. Flüpp!

Nun geht es wirklich wieder los. Das gute alte Nasenspray mit dem hübschen Namen Synarela ist wieder da. Ich habe die Flasche vom letzten Mal wieder hervorgekramt und zur Einstimmung auf meinen Nachttisch gestellt. Man kennt sich schon: jeden Morgen und jeden Abend ein Schüsschen links, ein Schüsschen rechts ins Nasenloch. Dann läuft einem dieser Fensterputzmittel-Geschmack die Kehle runter, nach zehn Minuten muss man niesen, und ich weiß noch, dass ich immer versucht habe, es noch ein bisschen rauszuzögern, weil ich dachte, es wirkt schlechter, wenn man zu früh niest. Und vielleicht wird mir in den ersten Tagen ein bisschen schlecht davon. Diesmal werde ich nicht mit wackligen Knien auf meinen gelben Therapieplan gucken und abzählen, wann mir die erste Spritze droht, denn sie droht mir ja nicht mehr, sie kommt einfach nur und ist ganz harmlos. Pipikram! Kein Problem und im Schmerzniveau in etwa vergleichbar mit … hm … einem ausgerissenen Haar? Einem

Mückenstich? Schon ein Papierschnitt ist viel schlimmer. Oder mit der Zahnseide ein bisschen abzurutschen. Oder wenn einem jemand beim Tanzen auf den Fuß tritt. Oder wenn man eine Plastiktüte mit zehn Dosen Tomaten nach Hause schleppen muss und der Griff in die Handfläche einschneidet. Das ist alles viel schlimmer als ein Gonalspritzchen, ein Gonälchen! Ich glaube, es ist klar geworden, dass Hormonspritzen jedenfalls nicht wehtun. Ich schaffe das. Und wenn ich das schaffe, dann schafft das jede andere auch. Soll ich euch was sagen? Ich finde das Spray fast schlimmer als die Spritzen. Die schmecken wenigstens nicht nach irgendwas. Außerdem verdanke ich den Spritzen eines der schönsten Erlebnisse der letzten Jahre: Ich stehe in der Apotheke, löse mein Spritzenrezept ein, und die Apothekerin (die ca. 50 Kilo wiegt) erklärt mir geduldig und Schritt für Schritt, wie das geht mit der Spritze. Ich stehe vor ihr in einem sackartigen Hängerchen, in dem ich den Umfang einer hundertjährigen Eiche habe. Und sie sagt: »Die Nadel stechen Sie sich am besten ins Bauchfett, das kneifen Sie so mit Daumen und Zeigefinger zusammen. Je fester Sie kneifen, desto weniger spüren Sie die Nadel. Ich sehe, Sie sind ja sehr schlank, da wird es vermutlich schwierig, genügend Bauchfett zu finden. Am besten rollen Sie sich so ein bisschen nach vorne ein, damit Sie wenigstens ein kleines Röllchen zusammenkriegen.« Also wenn das nicht der perfekte Moment war, dann weiß ich es auch nicht.

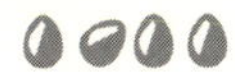

Gerade Telefonat mit der Klinik. Aus irgendwelchen Gründen dauert es noch. Frag nicht, wieso, das ist eins dieser IVF-Phänomene, die wir gewöhnlichen Menschenkinder nicht begreifen, sondern nur akzeptieren müssen. Den Bindenvorrat meiner Freundin werde ich zwar anknuspern, aber auf keinen Fall ganz wegputzen. Ich hatte die Synarela-Flasche vom letzten Mal schon aus dem Kühlschrank genommen und im Badezimmer dort platziert, wo ich sie sehen kann, damit ich nicht den Start verpasse. Aber jetzt wird sie heute Abend zurück in den Kühlschrank wandern, ich fange nächsten Montag einen ganz normalen Pillenzyklus an, und erst ein paar Tage später kommt Synarela dazu. Irgendwie hatte ich das anders in Erinnerung. Irgendwie ging das schneller. Irgendwie hatte ich schon wieder diese Torschlusspanik, was leckeres Essen, Wein und Sport betrifft. Also noch zwei Wochen Gnadenfrist und noch mindestens eine Periode mehr in Aussicht. (Ich bin im Netz Frauen begegnet, die jetzt vermutlich ihren Taschenrechner rausholen und den Geburtstermin neu berechnen würden. Kein Quatsch.)

Abends sind wir bei einem alten Schulfreund von L. zum Essen eingeladen. Nachdem ich schon zwei Begrüßungsgläser Cava und ein Glas Rotwein getrunken habe, fragt mich einer der anderen Gäste beim Nachschenken, ob wir schon ein bisschen aufgeregt seien, dass wir nun bald Eltern werden. Äh, was? Genau. »Einen nehm ich noch, ach was, mach 'nen Doppelten draus.« Danach versuche ich, so zu sitzen, dass sich mein Hemd nicht mehr ganz so üppig bauscht und hoffentlich klar wird: Na gut, das Hemd ist so geschnitten, dass notfalls ein Bauch darunterpassen würde, wenn ich einen hätte – aber ich hab keinen, seht ihr?
Ich beschließe, schuld ist nicht der Bauch, sondern das Hemd. Und frage mich, ob es eigentlich sehr peinlich ist, als Unschwangere ein Schwangerschaftshemd zu tragen. Und wieso trage ich es überhaupt? (War es das schon mit meinem Vorsatz, während der Behandlung nicht verrückt zu werden?) Eine Antwort ist, dass mir das Hemd gut gefiel. Und ich war in dem Laden nicht aus eigenem Antrieb, sondern mit Freundinnen, die etwas für kleine Kinder kaufen wollten. Ich stand also nur zufällig herum, als ich es da hängen sah. Ich hätte nicht gedacht, dass man sofort sieht, dass es ein Schwangerschaftshemd ist. Eine andere Antwort ist, dass ich damals wirklich glaubte, ich könnte es vielleicht ja irgendwann brauchen. Und bis es so weit ist – oder falls es so schnell nicht dazu kommt –, ist es immer noch ein sehr hübsches Karohemd, das bestens zu Jeans passt und unter dem man einen 19-Cheeseburger-Bauch locker verstecken könnte. Das haben Schwangerschaftsklamotten so an sich.
Vielleicht glaube ich ja auch irgendwo ganz weit hinten in meinem Fusselhirn, dass ein Schwangerschaftshemd schon dafür sorgen wird, von der Wirklichkeit eingeholt zu werden. Feng-Shui für Eizellen.
Jetzt habe ich kurz Angst bekommen und dachte: Herzchen, du wirst wunderlich. Bitte reiß dich am Riemen, bevor es mit dir so weit kommt

wie mit der älteren Frau, die in der Nähe deiner Firma immer mit einem Buggy voller kleiner, pink angezogener Hunde mit Schnullern am Halsband herumschiebt. Vielleicht hat die ihren Buggy ja auch mal aus Feng-Shui-Gründen angeschafft. Andererseits: Es ist nur ein kariertes Hemdchen im Empireschnitt, das sich bis 60° waschen lässt. Einatmen, ausatmen. Gut. Und jetzt weitermachen und ruhig bleiben. Was gerade gar nicht so einfach ist, ich bin nämlich gerade, gelinde gesagt, ein bisschen nervös.

Vermutlich liegt es daran, dass ich am Freitag zu unchristlicher Zeit einen Ultraschalltermin habe. Ich habe selbst darum gebeten, mein Arzt hielt ihn eigentlich nicht für nötig. Aber seit Tagen habe ich ein merkwürdiges Gefühl (womit ich keine Stimmungslage, sondern eher eine Zwick- und Drück-Lage im Bauch meine), und weil ich am Montag ein Flugzeug zu einem achtstündigen Flug besteigen werde, wollte ich vorher sicher sein, dass sich da unten nicht schon wieder blinde Passagiere eingenistet haben. Wem schon mal in der Öffentlichkeit eine große, fiese 9-cm-Zyste geplatzt ist, der kann vermutlich nachvollziehen, dass mir das bitte nicht noch mal im Flugzeug passieren soll. Es tut nicht nur gemein weh und ist ziemlich Furcht einflößend, wenn man das noch nie hatte und diese Schmerzen nicht einordnen kann, es wird auch nicht schöner dadurch, wenn man von den Reihen 4 bis 11 dabei beobachtet wird, wie man sich den Pullover vollspuckt. Ibäh.

Ich bin also froh, dass ich diesen Termin noch bekommen und einen Arzt habe, der solche Bedenken versteht. Gleichzeitig macht der Termin mir Angst. Und was mache ich mit der Angst? Ich sortiere meine vier Badezimmerkisten mal wieder so richtig durch. Am Ende der gnadenlosen Ausmistaktion werfe ich zwei ausgeleierte Haargummis, eine Hotelseife, einen nichtbimsenden Bimsstein und eine Packung abgelaufene Paracetamol weg. Wer jemals Zeit auf dem Land in Süddeutschland verbracht hat, weiß: So eine diffuse Angst wird von vielen Menschen gutgeheißen, die bricht sich nämlich Bahn über die Ordnung im Haushalt.

Ich arbeite. Ich koche mir viel zu üppige Mahlzeiten (getreu dem Plan, jetzt noch schnell alle später verbotenen Lebensmittel in meinen Speise-

plan zu quetschen). Ich wasche Wäsche. Und der Ultraschall rückt näher. Genauer gesagt, bin ich morgen fällig. Und ich muss gestehen, diese zehn Minuten auf dem Stuhl beschäftigen mich stundenlang.
Der anstehende Ultraschall und ich waren heute schon duschen, sind zur Arbeit gefahren, haben uns drei Cappuccinos aus der verkeimten Büromaschine geholt, haben uns gefreut, dass wir das nun nicht mehr lange tun, sondern demnächst den köstlichen Cappuccino der Freiheit kosten dürfen, haben zwei Broschüren geschrieben, hatten einen Banktermin wegen der anstehenden Selbstständigkeit (schließlich wollen der Ultraschall und ich ja nicht, dass die Bank sich was Blödes denkt, wenn nächsten Monat mein sauer verdientes Gehalt aus diesem Laden nicht auf dem Konto erscheint), wir hatten heute schon zwei Meetings, haben uns was zu Essen geholt, haben zwei Emails an die Mädchen geschrieben, und nun nutzen wir das letzte Zipfelchen Mittagspause noch, um einen neuen Blogeintrag zu schreiben. Der Ultraschall war heute den ganzen Tag bei mir, und ich freue mich schon sehr darauf, wenn morgen so gegen 9 mein Ultraschalltermin überstanden ist und wir uns erst mal nicht wiedersehen. Die eine Minute denke ich, ich bilde mir dieses Rumoren in meinem Bauch nur ein, das wird mit Sicherheit alles blitzsauber sein da unten, sodass der nächste Zyklus (und vorher die Reise mit L.) genau wie geplant stattfinden können. Die nächste Minute denke ich, du redest dir das schön, denn obwohl du hoffst, mit diesem Gang zum Arzt deine Seelenruhe wiederzubekommen, weißt du doch genau, dass da was sein wird. Wäre ja auch nicht zum ersten Mal, oder? So oder so vergeht heute keine Minute ohne den Ultraschall.
Hilft ja nichts. Mal sehen, was mein Ultraschall und ich heute sonst noch so tun. Ich glaube, ich mach uns noch einen Kaffee. Oder lieber einen Beruhigungstee? Irgendwas mit einer Yogaübung auf der Packung? So oder so werde ich morgen gegen 9 dem Ultraschall innerlich einen kräftigen Tritt verpassen und hoffentlich so schnell keinen Gedanken mehr an ihn verschwenden. Du weißt das, oder, Ultraschall? Deshalb klammerst du dich auch so fest. Du witterst das Ende meiner Besessenheit von dir. Das ist die nackte Panik, die da aus dir spricht. Zwick mich kräftig in die Nierengegend, wenn du mich verstehst.
Aaargh!
Siehst du? Wusste ich's doch.

Der Ultraschall hat gerade meine volle Kaffeetasse umgeworfen und über die Arbeit von zwei Stunden geschüttet. Also von vorne. Was für ein Riesenspaß. Andererseits: Auf die Art kann ich mich jetzt hier so müdeschuften, dass ich diese Nacht, die letzte Nacht vor dem Ultraschall, schlafe wie ein Steinchen. Und bevor ich morgen auch nur beide Augen richtig aufhabe, ist der Ultraschall Geschichte. Wie will ich eigentlich die nächste Wartephase auf den Test überstehen, wenn schon der Ultraschall sich hier so breitmachen darf?
Jaaaha, schiel ruhig nach der Reset-Taste, Ultraschall. Du machst mir keine Angst!

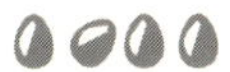

Und dann ist die Nacht vorbei und der Ultraschall – was ich kaum mehr für möglich gehalten hätte – auch.
Die schlechte Nachricht ist: Ich bin scheinbar doch hysterisch. Denn für all das Zwicken, Ziehen, Drücken, die kleinen Zwischenblutungen, die Krämpfe und so gab es keinen Grund, der auf dem Ultraschall zu sehen gewesen wäre. Schöner Mist. Ich hab mir immer eingebildet, ich wäre keine von denen mit Zipperlein. Von dieser Vorstellung kann ich mich wohl verabschieden.
Die gute Nachricht ist: ICH KANN FLIEGEN! Und die andere gute Nachricht ist: IN ZEHN TAGEN GEHT ES LOS MIT SYNARELA!
Das Rezept hab ich schon, den neuen gelben Therapieplan auch, auf dem genau steht, was ich wann zu tun habe und in welcher Dosierung ich mir welches Medikament verabreichen muss. In drei Wochen ist der nächste Arzttermin, und kurz danach fangen auch die Spritzen wieder an. Ich hab den Therapieplan jetzt seit knapp 45 Minuten und hab ihn schon zehnmal angefasst. Ob ich ihn lieber in eine Plastikhülle stecke, damit heute Abend noch was von ihm übrig ist? Was mich allerdings böse gefuchst hat, ist, dass die Sprechstundenhilfe mir vor zwei Wochen auf Nachfrage gesagt hatte, ich solle die ganz normale einwöchige Pillenpause machen. Und ich tu ja, was die sagen. Nun fragte mich mein Arzt, während ich im Kabüffchen meine Hose auszog: »Sie nehmen ja derzeit die Pille, oder?« Und war ziemlich von den Socken, dass ich gerade pausiere: »Aber wieso das denn, dann bekommen Sie doch Zysten?«

Das muss alles ein Missverständnis sein. Genau. Bestimmt hab ich mich verhört, war verwirrt oder zu übereifrig, als ich mit der Sprechstundenhilfe gesprochen habe. Oder? Fusselhirn, das ich bin, kann das die einzige Erklärung sein. Denn sonst würde das ja bedeuten … nein, da denke ich lieber nicht weiter drüber nach, denn spätestens seit diesem Termin heute ist die Klinik mein Freund, und alle, die dort arbeiten, sind Engel. Alle! Angesichts dieses blitzsauberen Ultraschalls schwöre ich hiermit feierlich:

1. Ich will versuchen, mich nicht mehr wegen irgendwelcher Malaisen verrückt zu machen.
2. Ich will versuchen, falls ich mich doch verrückt mache, das nicht gleich im Blog allen zu erzählen.
3. Ich will auch meine Freunde nicht hibbelig machen mit Sorgen-Emails und -Anrufen, sondern mir einfach vorstellen, ich hätte diese Email geschrieben und sie hätten geantwortet: »Schatz, mach dir keine Gedanken, alles wird gut.« Sodass wir uns dieses kleine Sorgen- und Streichelschleifchen in Zukunft sparen und die dadurch frei gewordene Zeit nutzen können, um uns z. B. einen Kaffee zu holen oder über etwas anderes zu sprechen.

   Außerdem will ich angesichts des anstehenden Urlaubs versuchen,
4. wenigstens ab und zu wie geplant in einem WLAN-Dings zu sitzen und etwas zu schreiben.
5. diesen Urlaub nicht als »L., ich und meine Eizellen in New York« zu betrachten, sondern als »L. und ich in New York«.

Damit ins Wochenende. An dem ich übrigens noch mal jede Menge zu tun haben werde, wie sich gerade spontan im Telefonat mit Kunden ergeben hat. Nicht nur ist dieses letzte Gehalt hart erkämpft, sondern auch dieser Urlaub. Umso schöner wird der Moment, in dem wir das Flugzeug besteigen und bitte jetzt alle elektronischen Geräte abschalten.

In New York ist es, um es kurz zu machen, herrlich. Ich will hier nicht in aller Ausführlichkeit darüber berichten, das Buch darf nur 288 Seiten haben, und die sind jetzt schon fast verplant, darum kann ich nur sagen: der Plan, Ferien vom Kinderwunsch zu machen, ist auf jeden Fall er-

folgreich. Bis auf einen Tag. An diesem einen Tag sitze ich auf der Treppe vor unserem Hotel, und auf der Straße reitet gerade eine dicke Polizistin vorbei, als ich auf L.s mitgebrachtem Minirechner den ersten (und eigentlich bisher auch letzten) Kommentar im Blog lese, der mich fuchsteufelswild macht. Darum lösche ich ihn auch sofort wieder, weg damit. Ich kann ihn also nur aus dem Gedächtnis wiedergeben. Die Frau, die da kommentiert, meint, ich sei nur darum noch nicht depressiv, weil ich das mit dem Kind unterbewusst eigentlich gar nicht wolle. Das führt sie in einer Weise weiter aus, die mit jedem Wort meine Wut steigert. Das Thema »unterbewusst« – von denen, die darüber z. B. in Fruchtbarkeitsbüchern schreiben, gerne gleichgesetzt mit »in Wahrheit« – nervt mich nämlich schon länger. Inzwischen habe ich den leisen Verdacht, dass das Unterbewusstsein eine blöde Kuh ist.
Es gab immer eine Standardszene bei der Modelshow auf Pro7, die mich wahnsinnig gemacht hat: die Stelle, an der das arme Mädchen vor der Jury steht und gesagt bekommt, dass die Jury das Gefühl hat, sie WILL das einfach nicht genug. Also irgendwie. Unbewusst halt. Dass da irgendwie … also irgendwie etwas mit ihrer Einstellung nicht stimmt. Klar, sie ist hübsch und hat eine tolle Figur und ganz viel Ausstrahlung und ist SUPERfotogen und alles, aber irgendwie … irgendwie nimmt man ihr nicht ab, dass sie das wirklich will.
An dieser Stelle fließen dann manchmal Tränen. (Manchmal rollen die Mädchen auch die Augen oder keifen hinterher in der Garderobe trotzig herum, aber das sind dann die Mädchen, die es sowieso nicht mehr lange machen.) Aber die Tränen sind nicht schlimm, die Tränen sind gut, denn die Tränen zeigen: Das Mädchen will nämlich DOCH, und die Jury hat ihr gerade auf den richtigen Weg geholfen. Dann muss das Mädchen manchmal noch sagen, dass sie an sich glaubt, dann muss sie das noch mal lauter sagen und noch mal (»Wir können dich nicht hören«), und am Ende sind die Tränen getrocknet, und nun kann doch noch alles gut werden.
Ich weiß nicht, was ihr tätet, aber ich wäre ganz sicher eine von denen, die die Augen rollen. Und deshalb ist es bestimmt gut und richtig, dass ich keine Kandidatin in einer Modelshow bin, sondern einen anderen Beruf habe (wenn auch nur noch vier Arbeitstage lang) und so schnell niemand zu beurteilen hat, ob ich meine Ziele auch doll genug erreichen will, ganz tief drinnen.

Dachte ich. Denn jetzt habe ich innerhalb weniger Tage erst gehört, dass ich das mit dem Baby vielleicht einfach zu doll will (»Dann kann es ja nichts werden!«), und dann wieder, dass ich das mit dem Baby einfach nicht doll genug will (»Dann kann es ja nichts werden!«). Ich bin nicht die erste, die sich mit solchen Fragen auseinandersetzen muss (muss ich?), in den Blogs und Foren geht es oft darum, dass man sich nur entspannen/konzentrieren/befreien/darauf einschwingen/innerlich reinigen oder sonst was muss, um auch nur die geringste Chance auf eine erfolgreiche In-vitro-Befruchtung zu haben.
Mich macht das sauer. Ja, kann ja sein, dass inzwischen längst erwiesen ist, wie viel die richtige Einstellung und das allmächtige Unterbewusstsein zur erfolgreichen Therapie beitragen – aber wieso wird das immer dann plötzlich so unfassbar wichtig, wenn es um Frauen und ihre typischen Krankheiten geht? Wenn ich mir das Bein breche, dann muss ein Arzt das vernünftig richten, ich muss mich eine Weile lang schonen und vermutlich auch genug Kalzium essen oder dergleichen, und dann wird das wieder gut. Ich muss nicht den Gedanken loslassen, dass meine Knochen funktionieren müssen, ich muss mich nicht damit trösten, dass ich zwar gerade nicht so toll laufen kann, aber dafür sehr schön singen, und vor allem fragt sich niemand, ob ich das denn auch wirklich WILL, dass mein Schienbein wieder zusammenwächst. Oder ob ich das zu doll will und damit meine Knochen blockiere. Hier sollte es doch eigentlich um Medizin gehen und nicht um Selbsthypnose.
Ach je. Vielleicht sehe ich mich und meinen Unterleib ja zu kalt und mechanistisch. (»Und genau an dieser Sichtweise liegt es, dass du ...« Danke.) Aber ich fände es schön und erfrischend, wenn mir jemand sagen würde: »Nimm deine Medikamente pünktlich und wie angeordnet, iss weniger von den Sachen auf der roten Liste und mehr von denen auf der grünen, schlaf tüchtig, und nach drei Runden klappt es, wirst schon sehen.«
Eine meiner Noch-Kolleginnen niest sich regelmäßig die Lunge aus dem Leib, sie hat Heuschnupfen. Tja. So geht es eben, wenn man es einfach nicht schafft, auch unterbewusst die Natur zu umarmen und nicht nur zu denken, sondern auch zu fühlen: Haselnüsse, Birken und Gräser, das sind alles Freunde, keine Feinde. Grrrrrrrr.

Zurück in Hamburg. Heute war Tag der Abrechnung. Ich will mich ja nicht selbst loben, aber ich bin keine Frau der leeren Worte. Was ich mir vornehme, ziehe ich durch. Wenn ich sage: Bis zum nächsten Zyklus verschwindet die Kugel vorm Bauch, dann fackel ich nicht lange, sondern sorge dafür, dass die Kugel verdammt noch mal verschwindet. Zack zack! Und spätestens seit heute Morgen auf der Waage (die mir L. inzwischen gnädig erklärt hat) weiß ich: Mit eiserner Disziplin kann man alles erreichen. Wenn man nur will!
Ich sage nur: 300 Gramm. Ich habe nicht zehn, nicht zwanzig, nicht fünfzig, nicht hundert und nicht zweihundert Gramm abgenommen. Sondern dreihundert. 300! Um euch vor Augen zu führen, wieviel 300 Gramm sind, habe ich gerade ausgerechnet: Wenn man sich 300 Gramm Schnupfenbazillen vorstellt, von denen eine immer auf den Schultern der anderen steht, dann würden diese Bazillen von hier bis zum Mond reichen. Ganz bestimmt sogar. Da seid ihr platt. 300 Gramm, einfach weg. Als wären sie nie da gewesen. Ich gucke in den Spiegel und sehe einen ganz neuen Menschen. Fast muss man sich Sorgen machen, dass das zu schnell geht. Denn wir wissen ja: Wenn die Pfunde zu schnell purzeln (so sagt man doch, oder?), dann leidet nicht nur die Laune, sondern auch die Gesundheit. 300 Gramm in vier Wochen – hart an der Grenze, ich weiß. Aber trotzdem bin ich auch stolz auf das, was ich erreicht habe. Und ich weiß: Was ich kann, könnt ihr auch! Na gut. Ich war genau zweimal laufen, ich habe alles gegessen, was mir in die Finger kam, ich habe gerade eine Woche im Fast-Food-Wunderland hinter mir, und ich muss die kostbaren Tage nutzen, in denen Wein noch erlaubt ist. Einerseits standen die Zeichen also sogar auf Zunehmen statt auf Abnehmen, und wenn man bedenkt, dass ich nach den ewigen Figurnaturgesetzen drei Kilo hätte zulegen müssen, habe ich sogar eigentlich 3.300 Gramm abgenommen. Das hört sich doch schon anders an! 3.300 Gramm in gestapelten Schnupfenbazillen, das kann sich ja kein Mensch vorstellen! Ein unvorstellbar gewaltiges Gewicht!
3.300 Gramm. Nicht übel, überhaupt nicht übel! Sag ich doch: Was ich will, das schaffe ich. Da soll noch eine sagen, ich wolle nicht genug. Na, Kommentarschwester, was sagst du jetzt?

Spritzen, schlucken, sprühen, schmieren

Im Basics-Teil haben Sie gelernt, welche Hormone die Fruchtbarkeit regeln, wie ein Zyklus zustande kommt, welche Organe wichtig und ganz besonders gut in Schuss sein müssen. Und Sie haben das Prinzip »Kopf funkt an Bauch, Bauch funkt zurück« (und manchmal auch etwas dazwischen ...) verstanden. Dieses Prinzip sorgt dafür, dass normalerweise nur eine Eizelle reif zum Sprung wird.

Für eine erfolgreiche Kinderwunschbehandlung sollten es schon ein paar Eizellen mehr sein – je nach Verfahren. Deshalb klinkt man sich mit unterschiedlichen Medikamenten in diese natürlichen Regelkreise ein:

- um zu verhindern, dass der natürliche Zyklus mit Eisprung und allem Drum und Dran parallel läuft.
- um zu fördern, dass die Ausbeute an reifen Eizellen möglichst hoch ist.
- um den Eisprung und die Follikelentnahme genau zu timen.

In der Kinderwunschbehandlung werden unterschiedliche Medikamente eingesetzt. Lauscht man dem Austausch von Kinderwunschpatientinnen, scheint es dabei schier unendlich viele Kombinationsmöglichkeiten zu geben. Die Verwirrung ist dabei mitunter groß, ob man auch das »richtige« Präparat bekommen hat.

Dazu sollten Sie wissen:

- Jeder Arzt hat andere Erfahrungen mit Medikamenten gemacht und hat deshalb andere Vorlieben.
- Mitunter liegt ihm am Herzen, dass Sie sich die Medikamente möglichst einfach verabreichen können.
- Oder er weiß, dass die Kinderwunschbehandlung Ihr Konto ohnehin sehr strapazieren wird, und empfiehlt die gleichwertige, günstigere Variante.
- Manche Patientinnen wissen auch aus vorherigen Behandlungen, welches Medikament sie gut oder schlecht vertragen haben: Auch das kann den Behandlungsplan bestimmen.

Deshalb bekommen Sie vor Therapiebeginn eine ganz individuell auf Sie zugeschnittene Behandlung oder ein individuelles Stimulationsprotokoll, in dem ausführlich beschrieben ist, welche Medikamente und Spritzen in welcher Dosierung an welchem Tag anzuwenden sind. Das kann sich mit jeder Ultraschalluntersuchung, jedem Laborwert und mit oder ohne Stimulation tagtäglich ändern. Halten Sie sich deshalb unbedingt an die Anweisungen Ihres Kinderwunscharztes. Auch wenn Sie schon Erfahrungen mit Stimulationsbehandlungen haben – ändern Sie nie etwas ohne Absprache. Und fragen Sie lieber zweimal, wenn Sie etwas nicht verstanden haben oder Ihnen eine Anweisung merkwürdig vorkommt.

Der Kinderwunsch(mit)giftschrank: die Medikamente

1. Clomifencitrat

Clomifencitrat führt im Hypothalamus zu einer vermehrten Ausschüttung des Gonadotropin-Releasing-Hormons (GnRH). Das führt in der Hypophyse zu einem deutlichen Anstieg des follikelstimulierenden Hormons (FSH) und des luteinisierenden Hormons (LH). So werden das Follikelwachstum angeregt und der Eisprung unterstützt. Wichtig ist es, unter der Clomifengabe – meist für fünf Tage ab dem 5. Zyklustag – das Follikelwachstum mit einem Ultraschall zu kontrollieren, um Mehrlingsschwangerschaften zu vermeiden.
Zu den Nebenwirkungen von Clomifencitrat zählen Hitzewallungen, Haarausfall, Schweißausbrüche, Schwindelgefühle und Sehstörungen, die nach Absetzen des Medikaments meist von alleine wieder verschwinden.
Medikament: Clomifen®

2. Humanes Menopausengonadotropin (hMG)

Diese Mischung aus FSH und LH wird aus Urin gewonnen (deshalb »human«) und ist der Vorläufer des rekombinanten, also gentechnisch gewonnenen FSH. hMG war die erste Gonadotropinzubereitung, die zur Follikelstimulation zur Verfügung stand. Wird auch heute noch eingesetzt.
Medikamente: z.B. Menogon®

3. Rekombinantes Follikel stimulierendes Hormon (rekombinantes FSH)

Biotechnisch gewonnenes FSH bewirkt eine Stimulation der Eierstöcke und eine vermehrte Eizellreifung. Eierstöcke reagieren unterschiedlich auf FSH: So können Patientinnen mit einer Neigung zum polyzystischen Ovar (PCO) ein Überstimulationssyndrom entwickeln. Außerdem kann es eher zu Mehrlingsschwangerschaften kommen.

Medikamente: z.B. Gonal-F®, Puregon®

Medikamente zur Eizellreifung werden auch in Pens oder Injektoren mit fertiger Injektionslösung angeboten, die besonders einfach anzuwenden sind. Und: hMG und rekombinantes FSH haben die gleiche Wirkung bei der Kinderwunschbehandlung.

4. Humanes Choriongonadotropin (hCG)

Humanes Choriongonadotropin (hCG) ist jenes Hormon, das in der Schwangerschaft vom Mutterkuchen (Plazenta) produziert wird. In der Kinderwunschbehandlung wird mit hCG der Eisprung ausgelöst und die zweite Zyklushälfte hormonell unterstützt. Wie kann das funktionieren? Ganz einfach: Die chemische Struktur des körpereigenen Eisprunghormons (luteinisierendes Hormon, LH) und hCG sind sich so ähnlich, dass mit einer hCG-Spritze der Eisprung ausgelöst werden kann. Ungefähr 40 Stunden nach der Injektion kommt es dann meist zur Ovulation.

Medikamente: z.B. Ovitrelle®, Predalon®

Ovitrelle® ist eine komfortabel anzuwendende Fertigspritze: Man nimmt diese aus der Packung, ein Speckröllchen am Bauch zwischen Daumen und Zeigefinger und spritzt es unter die Haut. Für alle Nichtlateiner: das ist mit »subkutan« (abgekürzt s.c.) gemeint.

Predalon® und Brevactid® muss man selbst anmischen: aus einer Ampulle mit Trockenpulver und einer Ampulle mit Injektionsflüssigkeit. Eine solche Ampulle ähnelt kosmetischen Ampullen, die man sich zu Schönheitszwecken um die Nase schmiert. Im Beipackzettel ist angegeben, dass es in den Muskel (»intramuskulär«, i.m.) gespritzt werden soll. Das hat mich – wie viele andere Kinderwunschfrauen mitunter auch – zunächst irritiert. Sie nehmen bitte keinen Muskel, sondern injizieren das Medikament ebenfalls subkutan: so wirkt es auch und Sie können es sich mit etwas Übung ohne fremde Hilfe spritzen.

Pulver oder Fertigspritze?

Das Anmischen einer solchen Lösung ist intellektuell ungefähr so anspruchsvoll wie Kaffeekochen. Aber: Wer das noch nie gemacht hat, Spritzen noch nie so richtig mochte, sowieso durch diese ganze Stimuliererei etwas indisponiert ist – der wird sicher dankbar für eine »Easy-Going- Fertigspritze« sein. Übrigens lässt sich die Entscheidung »Pulver oder Fertigspritze« auch auf andere Kinderwunschmedikamente übertragen. Wer Trockenpulver plus Lösung nimmt, sollte die nötigen Utensilien im Haus haben: eine Spritze und eine dicke Nadel zum Aufziehen der Flüssigkeit sowie eine dünne Nadel für die subkutane Injektion. Man bekommt dieses Spritzbesteck von der Kinderwunschpraxis/-klinik mit oder sollte es in der Apotheke kaufen. Am besten mit dem jeweiligen Medikament und mit Ersatznadeln. Bemerkt man, kurz bevor eine Injektion fällig wird, dass Spritze und Nadeln fehlen, kann das für Rennerei sorgen …

Bastelstunde

Wie man eine Injektionslösung aus zwei Ampullen herstellt, finden Sie weiter hinten, außerdem eine »Spritzanleitung« mit Trockenübung an der Orange.

5. Progesteron

Progesteron, das Gelbkörperhormon, erhält die Gebärmutterschleimhaut: sehr wichtig, wenn es zu einer Einnistung gekommen ist – oder bei einer Gelbkörperschwäche (Corpus-Luteum-Insuffizienz).
Progesteron gibt es als Injektion, Vaginalgel oder Tablette. Diese Tablette wird jedoch nicht geschluckt, auch wenn auf dem Beipackzettel nichts anderes vermerkt ist: Sie wird in die Scheide eingeführt.
Medikamente: z.B. Proluton®, Crinone®, Utrogest®

Eine Patientin, die mit mir in der Kinderwunschambulanz auf ein Rezept wartete, brachte den Unterschied von Utrogest® und Crinone® ganz erfrischend (und ungefragt) auf den Punkt: »Sie können sich aussuchen, was Ihnen lieber ist: Das eine flockt in der Unterhose aus, das andere schmiert entsetzlich.« Noch Fragen?

6. GnRH-Analoga

GnRH-Analoga greifen in die »Komunikation« zwischen Hypothalamus und Hypophyse ein. Dadurch wird gefördert, dass mehrere Follikel gleichzeitig reifen können. Unter GnRH-Analoga kann es zu Beschwerden kommen, die einen Vorgeschmack auf die Wechseljahre (Klimakterium) geben. Dazu zählen Hitzewallungen, Scheidentrockenheit, Libidomangel, Stimmungsschwankungen bis hin zu Depressionen. Dieses Potpourri kann auftreten, muss aber nicht – die Beschwerden verschwinden meist wieder von selbst. Wobei – für »späte Mädchen« (wie mich) gilt: Wenn die Beschwerden wiederkommen, dann sind Sie wohl tatsächlich in den Wechseljahren …

Medikamente: z.B. Decapeptyl®, Synarela®, Enantone gyn depot®

7. GnRH-Antagonisten

GnRH-Antagonisten hemmen die Hypophysefunktion sofort und werden bei »Antagonistenprotokoll« meist in Kombination mit Follikel-stimulierendem Hormon (FSH) oder humanem Choriongonadotropin (hCG) gegeben.

Medikamente: z.B. Orgalutran®, Cetroide®

Immer diese Spritzerei

Haben Sie sich schon einmal gefragt, ob man diese ganze Hormontherapie nicht einfach auch mit Tabletten durchführen kann – wie bei der »Pille« zum Verhüten oder Schilddrüsenhormonen? Zugegeben, das wäre mehr als praktisch: keine Ampullen oder Spritzen im Kühlschrank, kein Gepiekse, alles einfacher. Dass dem nicht so ist, hängt mit der biochemischen Struktur dieser Hormonpräparate zusammen, die sich nicht in Tablettenform packen lässt. Würden wir diese Minimoleküle schlucken, wären sie während der Magen-Darm-Passage zerlegt, bevor sie dort angekommen sind, wo sie wirken sollen. Eine kurze Anmerkung zu Nebenwirkungen einer Kinderwunschbehandlung: Diese Medikamente werden mehr oder weniger gut vertragen – oder eben schlecht. Vielleicht hilft es Ihnen, sich vor Augen zu halten, dass die Zeit der Einnahme zeitlich begrenzt ist. Und die Begleiterscheinungen reversibel sind.

Goldene Regeln für den nächsten IVF-Zyklus

Die großen Hormonferien sind bald zu Ende, in ein paar Wochen geht es los mit meiner zweiten IVF. Zeit für ein paar Tipps, erstens an alle, für die es demnächst das erste Mal sein wird, und zweitens für mich, damit ich nicht vergesse, mich an das zu erinnern, was ich bei der ersten Runde gelernt habe, wenn die Hormone mir wieder das Hirn vernebeln.

1. Im Laufe dieser Sache wirst du jede Menge Papierkram bekommen. Von deiner Krankenkasse, von deinem Arzt, von deinem anderen Arzt, von den Sprechstundenhilfen. Hebe das alles gut auf, am besten ganz spießig in einer großen Mappe. Und bring die jedes Mal mit, wenn du mit irgendeinem Arzt sprichst, egal, worum es geht. Denn sie wollen jedes Mal irgendetwas aus der Mappe sehen, und sie bitten dich vorher nie darum, es mitzubringen. Und wenn es so weit ist, dann kannst du lässig wie die Toffifee-Mutter sagen: Klar, hab ich!
2. Hab keine Angst vor den Spritzen. Ich hatte Angst vor den Spritzen, ganz schreckliche Angst sogar, und dann hatte ich keine mehr, und das war alles gar nicht so schlimm.
3. Wenn du in die Apotheke gehst und deine Bestellung rüberreichst, und die Apothekerin holt erst eine ganz, ganz große Tüte und fängt dann an, hin und her zu laufen und Sachen einzutippen, und am Ende erscheint in der Kasse ein Betrag, der über 500 Euro hinausgeht: Das soll so. Die hat sich nicht vertippt. Du wirst dir in den nächsten Tagen die Schuhe, die du dir nie leisten wolltest, in den Bauch spritzen.
4. Du kannst nicht verhindern, dass du dich verrückt machst. Aber du kannst dich davon abhalten, Dinge zu tun, die dafür sorgen, dass du vollkommen durchdrehst. Schwangerschaftstests aus der Drogerie sind so ein Ding. Oder die frühen Anzeichen einer Schwangerschaft zu googeln. Oder 80 Blogs zu lesen und sie nicht als persönliche An-

sichten zu verstehen, die oft unter hohem emotionalen Druck geschrieben wurden, sondern als das und genau das, was dir passieren wird.

5. Wenn du nicht willst, dass die Leute es wissen, erzähle es nicht. Aber denk dir nicht für jede noch so popelige Gelegenheit ein Alibi aus. Oft brauchst du kein Alibi. Willst du auf einer Firmenfeier keinen Alkohol trinken, während du sonst gerne die Veranstaltungsvollste warst, dann erzähl nicht irgendeine Geschichte von Antibiotika, sondern lass dir trotzdem ein Glas geben, halte es eine Weile in der Hand und stell es dann irgendwo ab. Irgendwer wird es schon trinken. Im Zweifel die neue Veranstaltungsvollste. Davon abgesehen: Wir sind alle viel zu egozentrisch. Niemand fragt sich wirklich, warum zum Teufel du dein Steak gut durch möchtest oder warum du deinen Salat ohne Mozzarella willst. Die überlegen selber gerade, was auf ihre Pizza soll.
6. Wenn die große Maschine erst mal anläuft, fallen dir plötzlich ein paar Sachen ein, die du gerne noch kinderlos erlebt hättest. Reisen, Weltraumflüge, dieser japanische Kugelfisch. Entspann dich: Erstens kannst du vorher nie alles schaffen, irgendwas fällt dir immer noch ein. Das heißt nicht, dass du nicht gelebt hast. (Oder doch? Mein Gott!) Und außerdem: Die Chancen bei jedem einzelnen Versuch sind nicht gerade überwältigend. Du kannst dich also beruhigen mit der Vorstellung, dass du in ein paar Wochen immer noch diese Sache mit dem Krokodil, der Rakete und den Netzstrumpfhosen durchziehen kannst. Und wenn nicht, bist du schwanger. Auch nicht schlecht!
7. Du hast dich dafür entschieden, diesen Weg zu gehen. Das heißt nicht, dass diese Entscheidung unumstößlich ist. Aber wenn du sie einmal getroffen hast, solltest du sie von nichts anderem mehr beeinflussen lassen als davon, wie es dir und deinem Partner geht, und dem, was ihr aus erster Hand erfahrt. In jedem Freundeskreis gibt es einen Schlaukopf, der die Schulmedizin für eine monströse Krake hält und der nicht müde werden wird, dich mit düsteren Warnungen und Andeutungen aus der Bahn zu werfen. Lass dich nicht zermürben von diesem Geheimwissen, das vermutlich doch nur ergoogeltes Hörensagen ist. Wenn deine Ärzte gut sind, haben sie dich vorher gründlich und erschöpfend über Chancen und Risiken aufgeklärt (und: Nein,

die stecken NICHT alle unter einer Decke – zumal der Gesetzgeber vorsieht, dass du zusätzlich durch einen Arzt informiert wirst, der nicht an deiner IVF-Behandlung verdient). Damit weißt du, was du wissen musst, um dich zu entscheiden, und das hast du getan.

8. Auch wenn dir das banal erscheint, aber im Laufe von IVF wirst du neben den Medikamenten folgende Dinge brauchen: weiße Socken, einen Bademantel, in dem du dich auch vor Fremden nicht genierst, scharfe Rasierklingen für die Vorbereitung zur Punktion, einen Arzt, der dir regelmäßig und prompt die Überweisungen zu deinem IVF-Arzt schreibt, ein finanzielles Polster von ca. 1200 Euro pro Versuch für Arztkosten und Medikamente, für die Zeit nach der Punktion einen Vorrat an Lebensmitteln, die du mit minimalem Aufwand zubereiten kannst, eine Telefonnummer, unter der du und nur du immer erreichbar bist, Eiweißpulver aus der Apotheke oder aus der Drogerie und größere Mengen Fenchel-Anis-Kümmel-Teebeutel.
9. Du wirst in den nächsten Wochen und Monaten öfter mal auf der Arbeit fehlen. Zum einen stehen diverse Arztbesuche an, und es ist ein eisernes Gesetz, dass du die Acht-Uhr-Termine nur dann bekommst, wenn du sie nicht brauchst. Dann wirst du nach der Punktion für ein paar Tage ausfallen, und wenn der Versuch erfolgreich war, kann es sein, dass dich bleierne Müdigkeit, Übelkeit oder Schmierblutungen für eine Weile ausknocken. Jeder Arbeitsplatz ist anders, aber an meinem war es gut, vorher anzukündigen, dass nun eine gesundheitlich holprige Zeit ansteht und es passieren kann, dass ich ab und zu ausfalle. Meine Begründung waren übrigens Zahnprobleme. Das ist etwas, das jeder versteht und nachvollziehen kann, das keinen Anlass zu irren Spekulationen gibt und bei dem sich gleichzeitig niemand unnötige Sorgen macht, dir würde etwas Ernsthaftes fehlen.
10. Ergibt sich direkt aus 9.: Eigentlich bin ich sehr für Erzählen, mir hilft es sehr, dass alle meine Freunde und die Familie Bescheid wissen. Aber beim Job würde auch ich die klare Grenze ziehen. Denn natürlich ist es theoretisch so, dass dein Arbeitgeber damit rechnen muss, dass du als Frau irgendwann schwanger wirst und dass das deine Karrierechancen nicht beeinflussen sollte. Aber wir alle wissen, dass das wirkliche Leben anders aussieht. Und selbst, wenn du auf der Arbeit ein paar allerengste Buddies hast: Du solltest dich beherr-

schen und es ihnen nicht erzählen. Denn zwischen »XY ist eine Frau und könnte daher schwanger werden« und »XY gibt gerade Tausende von Euro aus und jagt sich täglich Hormonspritzen in den Bauch, um schwanger zu werden« besteht für deinen Chef ein Riesenunterschied. Ich will hier nicht zu finster herumunken, aber ich weiß genau, was in meinem Job passiert wäre: Plötzlich würden sich andere mal »an meinem Kunden versuchen, die sollen es ja lernen«, plötzlich hätte ich nur noch Graubrot auf dem Tisch und die anderen die Törtchen, und plötzlich würde ich feststellen, dass ich zu Meetings, die noch vor Wochen nicht ohne mich stattgefunden hätten, nicht mehr eingeladen werde. Das Problem von Kindern und Karriere muss jede Frau leider irgendwie bewältigen. Ja, das ist ungerecht und oft nicht einzusehen. Aber ich finde es noch viel schlimmer und zum Schreien unfair, wenn man die Kinder-und-Karriere-Probleme bekäme und im Gegenzug dafür noch nicht mal sicher ein Kind bekommt. Ich wünsche euch, dass euch das erspart bleibt.

11. Du wirst in den nächsten Monaten viel, viel Geld ausgeben. Knauser nicht am falschen Ende: Leg noch ein bisschen was drauf für Reiserücktrittsversicherungen. Auf die paar Kröten kommt es nun wirklich nicht mehr an. Auf die Art bekommst du wenigstens das Geld zurück, wenn die Hormone querschießen oder du, Schockschwerenot!, plötzlich doch schwanger bist und lieber nicht fliegen willst.
12. Apropos Kröten: Versuche, nicht auf die gedankliche Bahn zu geraten, dieses ganze IVF wäre »eine gewaltige Gelddruckmaschine«. Du solltest das versuchen im Interesse deiner eigenen guten Laune und Motivation. Wenn du deine erste Rechnung bekommst, dann sieh dir ruhig genau an, welche Posten da aufgeführt sind. Zum Teil sind das Materialkosten wie die Kosten für die Punktionsnadel. Das kostet so ein Ding nun mal. Ja, es ist nicht billig, aber das heißt noch lange nicht, dass deine Ärzte sich jeden Abend im Country Club über dich und die anderen Naivlinge ausschütten vor Lachen. Wenn du dir einmal in Ruhe überlegst, was du dafür bekommst – und damit meine ich nicht »ein Kind«, das wäre an dieser Stelle unfair und geschmacklos und stimmt ja auch gar nicht immer, nein, sondern was du dafür in Arbeitsleistung und Aufwand und Betreuung bekommst, zum Teil sogar am Wochenende – , und wenn du dann bedenkst, wie viel du

dafür ausgibst, dass sich z. B. ein Friseur eine Viertelstunde lang mit deinen Haaren beschäftigt oder dich ein Taxifahrer zwanzig Minuten lang durch die Stadt fährt, dann relativiert sich das plötzlich ziemlich. Oder nicht? Und: Nein, ich werde nicht nach Satzlänge bezahlt.

13. Es ist gut für dich, wenn ein negativer Schwangerschaftstest nicht das Ende aller Fröhlichkeit in deinem Leben bedeutet. Und das kannst du unterstützen, indem du dir etwas Schönes vornimmst, das schwanger weniger Spaß macht als unschwanger. Buche einen aufregenden Urlaub, den du vier Wochen nach dem Test antreten willst (und siehe Punkt 11: Reiserücktrittsversicherung). Plane eine wilde Party oder melde dich zu einem schicken Sushi-Kurs, tollen Wein inklusive, an. Das wird nicht verhindern, dass du traurig oder frustriert bist, wenn es nicht klappt. Aber es ist ein schöner Trostpreis. Du wirst allen Trost brauchen, den du kriegen kannst.
14. Auf einmal sind die Zeitungen voll von Menschen, die sich zum Thema IVF äußern. Wenn du dein Leben gerne mit einem Puls von 180 verbringst, lies sie. Ansonsten leg sie beiseite für einen richtig, aber richtig langweiligen Tag, der dringend ein bisschen Pfeffer braucht. Das gilt besonders für Artikel, die keine Berichterstattung im engeren Sinne sind, sondern für Kommentare oder Artikel, die im Feuilleton erscheinen. Schonen, hat der Doktor gesagt!
15. Natürlich weißt du, wann du zum Test erscheinen sollst. Das Datum wurde in acht Meter hohen Neonbuchstaben an deinem Gehirn festgeschraubt, die alle drei Sekunden aufleuchten und dabei glitzern. An diesem Tag wirst du morgens in die Klinik gehen und Blut lassen, und irgendwann ein paar Stunden später wird das Telefon klingeln, und du wirst das Ergebnis bekommen. KLINGELING! GAAAAH! KLINIK! Oder auch deine Eltern/deine beste Freundin/deine Schwester/deine Lieblingskollegin, die nur mal kurz horchen wollten, ob du schon was gehört hast. Wenn du dir das ersparen willst – innerhalb von zwei Stunden acht Schlaganfälle zu erleiden, nur weil das Telefon klingelt –, dann lüg sie einfach an und behaupte, du wärst einen Tag später dran, als du tatsächlich bist.
16. Während der knapp zwei Wochen, die du auf den Test wartest, musst du dich laut Rat der meisten Kliniken schon so verhalten, als wärst du schwanger. Besser, du beseitigst vorher die letzten beiden Fla-

schen von deinem Lieblingswein, die letzten Notfallzigaretten, den Rohmilchkäse und den Räucherlachs. Wie du das anstellen sollst? Ich bin mir sicher, dass dir da was einfallen wird.

17. Mal wirst du denken, du bist schwanger. Dann wirst du wieder denken, du bist nicht schwanger. Dann wieder doch. Dann wieder nicht. Es gibt nichts, was du dagegen tun kannst. Aber besser, du weißt vorher, dass es kommt.
18. In der Nähe der meisten Kinderwunschkliniken hat sich eine Apotheke angesiedelt, die ihr Sortiment auf Kinderwunschkundinnen zugeschnitten hat. Selbst wenn du bei dir zu Hause unten an der Ecke eine Apotheke hast, in der du immer so nett mit der Apothekerin ratschst und die dir immer so viele Pröbchen mitgibt – geh diesmal in die Apotheke gegenüber der Klinik. Die haben all die Medikamente auf Vorrat, die du brauchst, wissen genau, worauf es ankommt, erklären dir im Zweifel, wie du die Spritzen und die anderen Dinge anwendest, vergessen auch die Alkoholtupfer nicht und schicken dich mit dem ganzen Paket nach Hause. Die Apotheke an deiner Ecke mag zwar immer deine Sonnencreme oder auch die Halstabletten vorrätig haben, aber den Rest müssen sie bestellen, und dann kommt das Falsche, und du musst da noch mal hin und wirst langsam nervös. Das wäre sonst nicht weiter schlimm, aber du hast es gerade sowieso nicht leicht. Alles, was die Dinge weiter verkompliziert, würde ich bleiben lassen. Ich weiß, wovon ich spreche: Dank der Apotheke meines Vertrauens bin ich einmal zu Fuß bei Gewitter mit drei Blasen an den Füßen durch drei Stadtviertel geirrt, weil sie mir unbemerkt das falsche Estrifam verkauft hatten und zum Stichtag das richtige nicht da war.
19. Dein Arzt hat dir einen Therapieplan und ein langes, langes Rezept mitgegeben. Auf dem Plan steht genau, was du in welcher Dosis wann einzunehmen oder zu spritzen hast. Diesen Therapieplan füllt er deshalb mit Kuli aus, statt einfach eine fertige Kopie aus der Schublade zu ziehen, weil er auf dich zugeschnitten ist. Zu Hause angekommen, sitzt du am Computer. Im Internet ist da diese Frau, bei der alles genauso ist wie bei dir, aber die kriegt ganz andere Medikamente. Wieso denn bloß? Hat deren Arzt am Ende mehr Ahnung als deiner? Was läuft hier falsch? An dieser Stelle solltest du den Computer ausschalten.

Auf zum Ziel

Protokolle, Schemata, Behandlungspläne

Alle Kinderwunschmedikamente werden in unterschiedlicher Kombination eingesetzt, um eine intrauterine Insemination (IUI) oder eine künstliche Befruchtung (IVF, ICSI) vorzubereiten.

Die IUI-begleitende Behandlung

Bei einer Insemination wird die Begleittherapie ganz unterschiedlich gehandelt: Mitunter wird der Zyklus nur überwacht und zum Eisprung die Insemination durchgeführt. Manchmal wird die Eizellreifung durch Clomifen® oder Gonadotropine unterstützt und der Eisprung hormonell ausgelöst.
Clomifen® hat zwei Nachteile: Der Schleimpfropf im Gebärmutterhals bleibt zäh, und die Gebärmutterschleimhaut baut sich nicht so gut auf. Letzteres ist für die Einnistung weniger gut. Es sind jedoch schon so viele Kinder trotz dieses Effekts zur Welt gekommen, dass Clomifen® gerne eingesetzt wird.
Um die mögliche Schwangerschaft zu unterstützen, kann nach der Insemination eine Progesterongabe empfohlen werden.

Kurzes Protokoll

Beim »kurzen Protokoll« wird in die eigene Hormonproduktion nur kurz eingegriffen. Dieser Shortie wird gerne bei jungen Frauen mit ausreichend vielen Eizellen im Eierstock (Ovarialreserve) und regelmäßigem Zyklus angewandt, bei Frauen über 38 Jahren und bei Frauen mit einer verminderten Ovarialreserve, also auch eher älteren Kandidatinnen. Die kürzere Behandlungszeit und der insgesamt geringere Verbrauch von Stimulationsmedikamenten sind klare Vorteile.

Langes Protokoll

Bei diesem Behandlungsschema beginnt die hormonelle Vorbereitung bereits im Zyklus vor einer IVF oder ICSI. Dabei wird die Produktion der Hypophysenhormone unterbrochen, und die Eierstockfunktion hat vorübergehend Pause. So wird verhindert, dass die Hirnanhangsdrüse bei der späteren Eierstockstimulation mit Hormonen vorzeitig den Eisprung auslöst (sogenannte »Down-Regulation«).Bei der nachfolgenden hormonellen Stimulation reift (gesteuert!) eine höhere Follikelanzahl. Die Schwangerschaftsraten sind hierbei etwas höher, allerdings kommt es häufiger zu einer Überstimulation. Das lange Protokoll wird bei ganz unterschiedlichen Patientinnen eingesetzt.

Antagonisten-Protokoll

Hier werden GnRH-Antagonisten (also Gegenspieler der Hypophysenfunktion) gegeben – in Kombination mit einem follikelstimulierenden Medikament: Das verhindert einen LH-Anstieg; der Eisprung findet erst statt, wenn die Follikel entnommen werden sollen.

Sie finden hier bewusst keine Schemata mit Zyklus- und Behandlungstagen oder gar Dosierungen. Auch wenn es Standards gibt: Viele Zentren oder Praxen haben ihre eigene Vorgehensweise, die zunächst für die Patientin maßgeschneidert und dann eventuell angepasst wird. Flora und ich fanden es besser, Ihnen hier keine detaillierten Behandlungspläne mit vielen Varianten vorzustellen. Es reicht, wenn im Internet und auf Kinderwunschforen ein reger Patientinnenaustausch zu diesen Dingen stattfindet, der unserer Meinung nach sicherlich häufiger Verwirrung stiftet als Klarheit schafft: Teilweise finden sich genaue Beschreibungen, wer sich wann wohin und auf wessen Empfehlung welches Medikament gespritzt hat. Wem soll das bitte schön nützen? Für Ihren genauen Behandlungsplan ist nur Ihr Kinderwunscharzt zuständig und nicht Lieschen Müller aus dem Netz. Und das ist auch gut so, denn der Eingriff in den Hormonhaushalt will gekonnt und feinstens austariert sein, um keine Risiken in Kauf zu nehmen. Lieschen Müller kann Ihnen nicht helfen, wenn es Ihnen schlecht geht, weil Sie nach einem kleinen Chat ein paar Einheiten mehr gespritzt haben. Ihr Arzt schon.

Kann man durch die Nase schwanger werden?

Das Synarela-Rezept habe ich seit Tagen in der Tasche, und gerade habe ich es eingelöst. Zwei kleine Schächtelchen hat mir meine Apothekerin (genau die, die beim letzten Mal Sorge hatte, ich wäre zu schlank, um mir Spritzen ins Bauchfett zu jagen – das Goldstück!) über den Tresen gereicht und wollte schon anfangen, mir zu erklären, wie es geht, aber ich konnte lässig abwinken und sagen: Kenn ich schon, weiß ich doch alles. Auch die 160 Euro, die die beiden Fläschchen kosten, haben mir noch nicht mal ein Zucken entlocken können, routiniert hab ich meine Karte rübergeschoben und keinen weiteren Gedanken daran verschwendet, wie viel 160 Euro z.B. in Abendessen, Make-up oder CDs wären. Was sind Abendessen, Make-up oder CDs gegen glockenhelles Kinderlachen? Damit sind wir also wieder auf der Schiene, der Schiene nämlich, die mittenrein führt in die nächste IVF und vielleicht ja sogar zu unserem Kind.

Heute Abend werde ich mir mein Fläschchen schon mal neben die Zahnbürste stellen, damit ich morgen im (leider immer noch) Zeitverschiebungstran nicht vergesse, mir die zwei Schüsschen in die Nase zu jagen, bevor ich den Gang zum letzten Arbeitstag antrete. Dann muss ich noch daran denken, das alte Fläschchen vom letzten Mal zu entsorgen, denn das ist leider jetzt hinüber und nicht mehr zu gebrauchen, wie die Apothekerin mir erklärt hat. (Ich hatte ja mal überlegt, diese ganzen Medikamente – wer weiß, wie viele es noch werden? – aufzuheben und wie Damien Hirst in Kunstharz zu gießen, damit meine Kinder die eines Tages anstarren können und denken: Das hat Mami alles für uns gemacht, und wir essen noch nicht mal unseren Spinat und treten uns nie die Schuhe ab! Aber so geht das natürlich nicht, niemand muss entsetzt sein, ich weiß ja schon, dass man so vielleicht exzentrische Independent-Regisseure großzieht, aber keine fröhlichen glücklichen Kinder, die jedem erzählen, dass Mutti die Beste ist.)

Am nächsten Tag geht es los. Pfft-pfft.
Und hier kommt er:

Synarela. Der schonungslose Tatsachenbericht.

Ich sag mal so: Wer jemals beim Fensterputzen im falschen Moment zu tief durch die Nase eingeatmet hat, den kann Synarela nicht mehr schocken. Um acht gab es einen Schuss in jedes Nasenloch, und jetzt liegt ein Sidolin-Schleier über meiner Welt. Letztes Mal war ich nach dem ersten Schuss stundenlang benommen, aber diesmal irgendwie nicht, was den Verdacht nahelegt, dass ich mir das wohl eingebildet habe nach dem Motto: »Hilfe, Hormonhammer!« Aber niesen muss ich, und wie, und kann nicht, und ich starre schon in die Sonne, bis ich rot-schwarze Punkte vor Augen habe, aber es hilft nichts.
Ich habe bisher nichts über Stimmungsschwankungen, plötzliche Gewichtszunahme, Hautirritationen oder Wahrnehmungsverschiebungen zu berichten. Wer irre Trips will, muss schon zum Discodealer seines Vertrauens gehen. Aber wieder mal stehe ich vor einem kleinen Problem: Das Spray soll ich mir möglichst exakt alle 12 Stunden setzen. Das heißt, entweder stehe ich in den nächsten Wochen auch an Tagen, an denen ich lange schlafen kann, um acht kurz auf, oder ich verlagere die Sprayzeit allmählich nach hinten und trage das Fläschchen dann ständig mit mir herum, damit ich mir um elf meine Dosis verpassen kann. Das Fläschchen soll aber »stets aufrecht« transportiert werden. Ja, was denken die sich eigentlich?
Schließlich bin ich ab Montag eine freie Frau und will doch auch was vom Leben haben: die ganze wilde Nummer mit ausschlafen und meine Handtasche durch die Gegend schwingen – ohne Rücksicht auf eventuell kippende Medikamente. Jedenfalls nicht mit einem aufrechten Plastikfläschchen auf der Handfläche durch die Welt balancieren! Pipi-Probleme, denkt ihr? Da habt ihr wohl recht.

Inzwischen sind ein paar Tage mit Nasenspray vergangen, und ich habe es mir ja zur Aufgabe gemacht, genau zu protokollieren, was mit mir passiert, während ich dieses Medikament einnehme. Leider, leider gibt es so wenig, was ich berichten könnte. Synarela ist sicher ein wertvoller und unverzichtbarer Bestandteil eines In-vitro-Zyklus. Als Mittelpunkt eines Actionfilms würde es aber wohl nicht viel hergeben. Ich sprühe, dann muss ich niesen, ohne niesen zu können, die Kehle brennt ein bisschen, aber das macht nicht viel. Ende der Geschichte. Was nun?

Ich könnte ja noch etwas darüber schreiben, dass ich mich heute Morgen ziemlich geärgert habe, als ich ein altes Zeit-Magazin gelesen und darin eine Kolumne gefunden habe, in der es darum geht, dass ein amerikanischer Star, den wir alle kennen, jetzt eine ihrer befruchteten Eizellen von einer anderen Frau austragen lässt. In dieser Kolumne fand der Autor das überhaupt nicht gut. Da war vom Schicksal die Rede und von der Frage, warum so viele Frauen (und eben auch diese) scheinbar keine Adoption wollen, sondern sich unbedingt reproduzieren müssen. Der Star wurde als eines von vielen Beispielen dafür genommen, dass heute künstlich befruchtet oder von Leihmüttern ausgetragen wird – und als ein weiteres Beispiel für den Versuch, dem Schicksal ein Schnippchen zu schlagen und »zu kaufen«, was sich nicht von selbst einstellt. Dann wurde noch düster geunkt, wer sich so über das Schicksal hinwegsetze, der müsse eben dann auch damit rechnen, dass »alles Unglück, das man bei der Jagd nach dem Glück erzeugt, auf einen selbst zurückfällt«. Buh!

Ich hab mich deshalb aufgeregt, weil hier scheinbar jemand nicht weiß, dass es gar nicht so leicht ist, ein Baby zu adoptieren. Vor allem nicht in dem Alter, in dem die meisten von uns überhaupt merken, dass sie von alleine nicht schwanger werden. Als wäre die Frage »adoptiertes Kind oder eigenes« eine reine Geschmacks- oder eine Charakterfrage, als würde man aus Snobismus oder Eitelkeit eine Adoption ausschließen und wäre sich zu fein dafür.

Ich habe mich noch aus ganz vielen anderen Gründen über den Artikel geärgert, aber die will ich hier gar nicht so im Detail ausbreiten, und zwar genau deshalb, weil ich im Moment (und auch jetzt, Monate später, während ich aus dem Blog ein Buch mache) immer noch wütend bin und hier nicht irgendetwas rausrotzen will, das mir später leidtäte. Aber ich finde, dass es immer ein bisschen lahm und billig ist, wenn man anderen erzählt, sie hätten ihr Schicksal als Schicksal zu akzeptieren, und wenn man ihre Versuche, etwas daran zu ändern, entwertet und abkanzelt. Und sich dann auch noch eine so dankbare Zielscheibe für seine Spöttelei sucht – mal ehrlich, das hätte ich der »Zeit« und auch ihrem Magazin nicht zugetraut, dass sie ausgerechnet auf diese Frau schießen: Karrierefrau über 40, laut Presse Eheprobleme, Ruf einer harten Geschäftsfrau, ätsch, und nun kann sie kein eigenes Kind bekommen. (»Ätsch« stand da nicht, aber »ätsch« denken sich mit Sicherheit viele, die das lesen, und das weiß der Autor auch genau, schlau wie er sonst ist). Und dann haftet dieser Kritik an Leihmutterschaft und In vitro auch noch so etwas Altväterliches an – oder sehe nur ich das so? »Dieser neumodische Kram, halten die sich denn alle für den lieben Herrgott?« Es gab auch mal Zeiten, da hat eine Blinddarmentzündung den Tod bedeutet, und irgendwo saß bestimmt auch mal jemand, wackelte mit dem Kopf und sagte: »Ich weiß nicht, ich weiß nicht, ob das mit diesen Blinddarmoperationen nicht dem Schicksal ins Handwerk pfuscht.« Ich bin froh, dass das heute nicht mehr so ist, und ich bin froh, dass ich trotz allem vielleicht doch noch ein Kind bekommen kann.

Was ich gerade brauchen kann, ist jede Menge Normalität, meine Freunde, gute Ärzte und viel Glück. (Glück ist ein gutes Stichwort. Vielleicht würde der Gedanke den Autor ja ein bisschen trösten, dass auch heute noch Glück dazugehört, und zwar leider eine ganze Menge davon.) Was ich definitiv nicht brauche, sind Männer über 50, die von Schicksal reden. Und davon gibt es eine ganze Menge.

Der Ärger über ein Magazin, mit dem ich mir sonst gerne ein gemütliches Stündchen gemacht habe, ist kein Einzelfall. In letzter Zeit wird Zeitungslektüre zu einer echten Prüfung für meine Gemütsruhe. Dabei war ich nie ein besonders emotionaler Zeitungsleser. Ich saß auf dem Sofa, das Papier raschelte leise, und ich gruselte mich wegen Islamisten und Nordkorea, ärgerte mich über die CSU und freute mich auf die Kinokritiken. Ab und zu habe ich mir vielleicht mal einen Hoteltipp oder einen besonders interessanten Artikel ausgerissen, in eine Kiste getan und sofort wieder vergessen. Der Rest wanderte ins Altpapier. Ich habe auch selten beim Fernsehen die Beherrschung verloren. Und ich hätte nie gedacht, dass ich mal einen Kommentar zu einem Online-Artikel posten oder sogar einen Leserbrief schreiben würde. Das ist jetzt anders. Dank meiner verstopften Eileiter ist Schluss mit dem Frieden. Beinahe jedes Mal, wenn ich auf einen Artikel zum Thema IVF etc. stoße, stehe ich kurz vor einem Blutsturz. Es gibt auch Ausnahmen: Journalisten, die gut informiert, se-

riös und einfühlsam mit dem Thema und den Betroffenen umgehen. Aber die sind, wie gesagt, Ausnahmen. Meinen ersten Kommentar habe ich inzwischen geschrieben. Ich habe zwei Stunden lang an ihm getüftelt, damit er nicht zu aggressiv, sondern spitz und vor allem durchdacht klingt, und trotzdem wurde er nicht gepostet, warum nur? Von Leserbriefen konnte ich mich bisher abhalten, und ich hoffe sehr, ich schaffe es auch in Zukunft, keinen zu schreiben (oder wenigstens, ihn nicht abzuschicken). Manchmal, wenn es ganz dick kommt, dann lese ich den betreffenden Artikel so ungefähr achtmal und erwische mich noch Tage später dabei, wie ich mit dem Hund durch den grünen sommerlichen Park schlendere, es weht ein laues Lüftchen, die Vöglein zwitschern, und Flora führt innerlich ein bitterböses Streitgespräch mit einem Journalisten, das so niemals stattfinden wird. Um es kurz zu machen: Es wimmelt von Klischees. Von richtig bösen Klischees, an denen im Gegensatz zu vielen anderen Klischees wenig Wahres ist. Und diese Klischees sind so ineinander verwoben, das falsche Bild ist in sich so geschlossen, dass ich oft kaum weiß, wo ich anfangen und wo ich aufhören soll mit dem inneren Gefauche.
Nein, ich habe immer noch nicht die Statistiken der Deutschen Gesellschaft für Reproduktionsmedizin perfekt und bis auf die Kommastelle drauf. Ich betreibe auch keine privaten Umfragen oder suche aktiv nach Pressemeldungen zum Thema, die ich dann in einem Leitz-Ordner archiviere. Ich bin nur eine von »denen«, diesen Unfruchtbaren, und ich kenne und sehe inzwischen eine Menge von »denen«, und das, was ich sehe und höre und erlebe, unterscheidet sich gewaltig von dem, was auch in den seriösesten – komischerweise gerade in den seriösesten – Medien über uns steht. Ich dachte nicht, dass das noch mal aus meinem Mund (oder meiner Tastatur) kommen würde, aber selbst die Bildzeitung geht vernünftiger, besonnener und objektiver mit uns ungewollt kinderlosen Paaren um, als viele Vertreter der intellektuell führenden Tagespresse.

Klischee Nr. 1: Wir sind alt.

Sind wir nicht, jedenfalls längst nicht wir alle. Erst vor zwei Wochen saß ich wieder im Wartezimmer meiner Kinderwunschklinik. Da saßen vier Frauen und warteten wie ich auf einen Termin. Aus alter Gewohnheit habe ich versucht zu schätzen, wie alt die wohl sind. Ich bin 37 und weiß, man verschätzt sich leicht. Aber ich würde eine Menge darauf verwetten, dass von den vier anderen Damen keine älter war als 33. Die beiden jüngeren hätte ich sogar auf 26, 27 geschätzt. Mit 37 bin ich vielleicht über das beste Alter zum Kinderkriegen hinaus. Aber ich nähere mich noch nicht mit Riesenschritten den Wechseljahren, und als klar wurde, dass ich ernsthafte Schwierigkeiten bei der Erfüllung meines Kinderwunsches bekommen würde, war ich gerade mal 35. Wohlgemerkt, als ich es erfahren habe. Wie lange ich damals schon verstopfte Eileiter hatte, werde ich nie erfahren. Fakt ist: Viele von uns sind nicht zu alt, sondern schuld ist eine Krankheit oder ein organisches oder hormonelles Problem, das auch schon mit Mitte 20 auftauchen kann.

Klischee Nr. 2: Ungewollte Kinderlosigkeit ist ein Frauenproblem.

Wenn man das Thema Kinderwunschbehandlung in den Medien verfolgt, dann klingt nur selten an, dass es doch scheinbar in der Hälfte der Fälle am Mann liegt, wenn es nicht so ohne Weiteres klappt. Das ganze Thema, alle Sorgen, aller Kummer wird uns Frauen zugeschoben. Dass wir im Zweifel den unangenehmeren Teil der Behandlung auf uns nehmen müssen, auch wenn es an unserem Partner liegt, mag ja sein. Aber das ist eine ganz andere Geschichte.

Klischee Nr. 3: Wir haben unser Leben zu kurzsichtig geplant.

Wir waren zu lange zu ehrgeizig. Wir haben zu viel gearbeitet oder zu lange das Leben »genossen«. Und jetzt gucken wir in die Röhre und wollen etwas übers Knie brechen, und nun müssen die Ärzte ran. Siehe Klischee Nr. 1. Erstens lebt man in einem Traumland, wenn man glaubt, jeder Lebenslauf wäre ausschließlich das Ergebnis von Entscheidungen des Lebenslaufbesitzers. Das mag für die berufliche Laufbahn noch einigermaßen stimmen (insolvente Arbeitgeber, geplatzte Projekte, Wirtschaftskrisen, manische Chefs und Umstrukturierungen mal außen vorgelassen), aber Beziehungen, die ja nun mal extrem, na ja, wichtig sind für die Familienplanung, laufen anders. Und zweitens suggeriert dieses Klischee, wir wären selbst schuld.

Klischee Nr. 4: Wir sind reich.

Sind wir nicht. Obwohl das sehr schön und vor allem praktisch wäre, diese Behandlung kostet nämlich wirklich ziemlich viel Geld.

Klischee Nr. 5: Wir leiden Höllenqualen.

Nein, auch das muss nicht so sein. Ich weiß schon, dass ich Glück habe und bisher ziemlich glimpflich davongekommen bin, was Nebenwirkungen aller Art betrifft. Aber die Behandlung ist für viele von uns nicht die Tortur, als die sie gerne dargestellt wird, und wir verfallen auch nicht alle in eine tiefe Depression.

Klischee Nr. 6: Wenn es dann mal klappt, ist in vielen Fällen das Kind krank oder behindert.

Bei den ganz, ganz schlimmen Artikeln klingt hier sogar an: Muss ja auch so sein, dieses ganze Verfahren ist ja so krank und unnatürlich. Soll das eine Drohung sein? Wenn ja, warum? Und auf Basis welcher Statistiken?

Klischee Nr. 7: Wir träumen davon, blauäugige, musikalische und wahnsinnig kluge Superkinder zu züchten.

Dieses Klischee habe ich vor allem in letzter Zeit oft gelesen, als es um die Entscheidung zur Präimplantationsdiagnostik (PID) ging. Sogar vom »Dritten Reich« war die Rede in dem Zusammenhang. Ich kann natürlich nicht für die Gesamtheit aller Menschen in Kinderwunschbehandlung sprechen, aber so wie ich die PID verstanden habe, geht es dabei nicht darum, ob mein Kind (sollte ich das Glück haben, irgendwann eines zu bekommen) Klavier spielen, hervorragend rechnen oder bei einer Modelshow gewinnen kann. Es geht darum, ob es atmen, sprechen und leben kann. Gerade zu diesem Klischee könnte ich jetzt noch drei Seiten schreiben. Aber ich lasse es, ich merke schon wieder, wie mein Puls schneller wird … oje, da sind wir wieder.

Klischee Nr. 8: Das, was wir tun, ist wider die Natur.

Ja, kennen wir denn keine Grenzen mehr? Ich weiß nicht genau, welche Vorstellungen da durcheinanderwabern. Die vom gezüchteten Menschen, von menschlichen Klonen, von Frankensteins Labor, wer weiß? In meinem Fall dient diese ganze IVF-Prozedur dazu, meine blockierten Eileiter zu umgehen. Der Teil meiner Schwangerschaft, der damit den Ärzten statt meinem Körper überlassen wird, dauert ungefähr drei Tage und damit die Zeit, die eine Eizelle braucht, um den Eileiter zu durchwandern. Die Eizelle kommt von mir. Das Sperma von meinem Mann. Ihr Treffpunkt ist ein Labor, das stimmt. Aber danach trage ich das Kind aus, bringe es fluchend und schwitzend zur Welt und ziehe es groß. In meiner Vorstellung ist das ungefähr so, wie wenn bei der Modelleisenbahn ein Stück Schiene kaputtgeht und man den Zug ein paar Zentimeter weiter hinten wieder aufs Gleis setzt. Zu mechanistisch? Nicht heilig genug? Tut mir leid, ich bin der Meinung, auch die menschliche Fortpflanzung ist Biologie. Vielleicht hat das für viele nicht genug mit höheren Mächten, dem Herrgott oder Demut vor der Schöpfung zu tun. Aber ich schaffe es komischerweise, auch vor einem biologischen Vorgang Respekt zu haben. Das Wunder wird für mich nicht kleiner, wenn es in einer Petrischale stattfindet. Wer auch immer der Meinung ist, dass jeder menschliche Zeugungsvorgang heilig ist, der war vermutlich noch nie morgens um vier auf dem Kiez.

Klischee Nr. 9: Wir werden diese Mütter, die alle hassen.

Wenn es dann mal klappt mit dem Kind und wir unseren Goldschatz endlich in den Armen halten, dann sind wir zwangsläufig diese schrecklichen Eltern, deren Ehrgeiz keine Grenzen kennt. Wehe dem Lehrer, der unserem Kind eine Drei gibt. Wehe dem Trainer, der nicht findet, unser Kind sei für die ganz große Bühne geboren. Und vor allem wehe unseren Kindern, falls sie mal so etwas werden wollen wie Fliesenleger oder Bäckereifachverkäuferin statt Herrscher der westlichen Welt. Dazu kann ich wenig sagen außer: Nö.

Klischee Nr. 10: Aus welchem Grund auch immer andere Leute Kinder wollen, unsere Gründe sind schlechter.

Für uns ist ein Kind Status, das Einzige, was unser ansonsten sinnloses Hedonistenleben erfüllen könnte, eine Frage der Ehre oder gar Dekoration für die Rückbank unseres chromblitzenden SUVs. Einige von uns haben auch zu viele Klatschmagazine gelesen und sich ihren Kinderwunsch bei Heidi Klum oder einem der vielen schwangeren Hollywoodstars abgeguckt. Oder unsere Freunde haben welche, also wollen wir auch. Kinder sind das neue It-Accessoire. (Und mir steigen Tränen in die Augen, so peinlich ist es mir, diese idiotische Unterstellung auch nur wiederzugeben.) Wieso die Gründe für unseren Kinderwunsch so ein Thema sind, war mir schon immer ein Rätsel. Und wieso die Gründe, die dann vermutet werden, unseren Wunsch oft so abkanzeln und lächerlich machen müssen, auch. Wieso ist das so schwer zu verstehen, dass wir uns aus genau den gleichen Gründen wie andere Paare auch ein Kind wünschen? Und wieso sollten unsere Gründe irgendwen mehr angehen als die Gründe jedes anderen Paares?

Manchmal frage ich mich schon, warum gerade beim Thema Kinderwunschbehandlung einigen meiner Lieblingszeitungen die Objektivität so sehr entgleitet. Wieso erhitzt dieses Thema scheinbar so sehr die Gemüter von Menschen, die es nicht betrifft? Und wenn ich die Kommentare zu vielen Artikeln lese, frage ich mich: Warum haben so viele Leute ungefragt eine Meinung zu künstlichen Befruchtungen, und die ist dann meistens schlecht? Warum können die uns nicht einfach machen lassen? Ich befürchte, wenn es einen Volksentscheid dazu gäbe (was bitte, bitte niemals geschieht), dann würde all das vermutlich ganz verboten werden.

»Na, na, nun entspann dich mal.« Ja, ich weiß. In den ersten Tagen nach der Rückübertragung mache ich seit Neuestem gerne einen Bogen um meine Zeitungen. Die kann ich immer noch lesen, wenn keine Gefahr mehr besteht, dass ich vor lauter Zorn mein kleines zukünftiges It-Accessoire aus mir rausschieße wie einen Sektkorken, der ja sonst täglich in unserem Hedonistenhaushalt knallt.

Ich freue mich über blöde Fragen und habe Angst, meine Eizellen könnten den Finger in die Steckdose stecken

oder: Je näher die Punktion, desto wunderlicher die Flora

Und dann ist er auch schon vorbei, der Abschied von der Firma, in der ich sechs Jahre meines Lebens verbracht habe, und die meisten davon waren sehr schön.
Am letzten Tag sitzt ein Kollege bei mir im Büro. Er sitzt auf meinem alten Stuhl, lehnt sich lässig zurück und fragt mit einem Ausdruck, als hätte er als Einziger mein ganzes Gerede von »freiberuflich arbeiten« und so durchschaut:
»Und jetzt? Familie gründen, oder?«
Wir üben ja schon, und wie! Wenn du wüsstest, haha!
Kein Grund, dem Mann an den Hals zu gehen. Denn inzwischen ist ja alles anders. Vor ein paar Jahren habe ich in einer Zeitung gelesen, wenn eine Frau über 35 heute keine Kinder habe, dann könne sie entweder nicht oder wolle nicht, und beides gehe keinen etwas an, also gefälligst nicht dumm fragen, sondern fein die Klappe halten. Damals dachte ich schon: Die Zahl wird so nicht lange stehen bleiben. Über 45 ist das was anderes, aber über 35? 35 bist du ja selbst irgendwann demnächst, und bisher ist keiner in Sicht, der der Vater deiner vielen Kinder werden könnte. (L.s Eintritt in mein Leben ließ noch ein bisschen auf sich warten.)
Und noch ein paar Jahre vorher, als ich noch ein Kind war, war meine Mutter schwanger. Mit 34! Das war nicht nur in unserer Siedlung ein Ding, sondern auch in meiner Familie. Die Großeltern meinten, das müsste doch nun eigentlich nicht mehr sein, und in der Nachbarschaft gab es eine Menge für kleine Ohren aufzuschnappen, wenn die Mütter meiner Freunde nachmittags um vier bei ihrem Après-Tennisstunden-Sekt saßen. Die Großeltern waren vor allem in Sorge, und die doofen

Nachbarinnen waren vor allem neidisch, aber unangebracht fanden sie es wohl alle ein bisschen. Schwanger mit 34! Was denn noch?
Mit 37 werde ich heute in einer Menge Läden immer noch geduzt. Mein letzter Besuch im Club ist zwei Monate her (und war grauenvoll, aber das lag nur am Club und nicht daran, dass ich so ein alter Rochen wäre). Manchmal hab ich immer noch einen Pickel, auch außerhalb der Hormonzeiten, und zum Glück lassen die Falten ein bisschen auf sich warten. (Wäre ja auch bitter, von der Pickel- nahtlos in die Faltenphase überzugehen.) Ich weiß noch genau, wie es war, um zehn zu Hause sein zu müssen und für jeden Mist Mamas Unterschrift zu brauchen. Ich weiß auch noch, wie sich eine Doppelstunde Chemie angefühlt hat und wie das war, als man in der Bahn die Sitze so zusammenziehen konnte und dann auf einer einzigen durchgehenden Fläche aus Hanuta-Krümeln saß. Was ich damit sagen will, ist: Meine Kindheit ist gerade erst vorbei, und ich fühle mich noch ziemlich jung. Dass meine Eileiter das nicht gemerkt haben und aus irgendeinem Grund denken, ich würde stramm auf die Wechseljahre zusteuern (falls es etwas damit zu tun hat), wundert mich ja selbst. Schon schade, oder?
Aber dass der Rest der Welt genau wie ich tief im Inneren davon ausgeht, ich würde nun irgendwann Kinder kriegen, das ist meiner Meinung nach ein Grund zur Freude. Je länger ich darüber nachdenke.
Und mal davon abgesehen, dass ich froh bin, dass die Leute noch nicht zu taktvoll sind, mich nach Kindern zu fragen, bin ich auch wirklich sehr froh, dass ich immer noch Konzertkarten zum Geburtstag bekomme und keine Selbsthilfebücher. Und dass mein Mann immer noch nicht bei jeder Bemerkung überlegt, ob mich das jetzt kränken könnte oder nicht. Dass auch meine Freundinnen zwar zauberhaft zu mir sind, aber das waren sie auch vor der Behandlung schon. Und dass ich heute Abend hier zu Hause am Schreibtisch sitze und nicht in der alten Firmenmuffbude, darüber bin ich auch froh. Freiheit. Feine Sache!

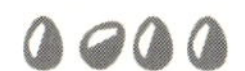

Am ersten Wochenende nach dem Ausstieg gucken wir uns das neue Zuhause von L.s Cousin und seiner Frau an. Außer von den beiden wird dieses Haus im Moment noch bevölkert von 220 noch nicht ausgepackten

Umzugskartons und ihrem Sohn, knapp anderthalb. Von außen ist es ein niedliches, hellgelb gestrichenes Siedlungshäuschen mit Buntglasfenstern in einer netten Gegend, von innen ist es die Hölle. Noch. Sie müssen mit Bindfäden Gitter an die Treppe binden, damit der Kleine nicht rauf- oder runterklettert und das alles mit Tatütata endet. Sie müssen einen Zaun um den Gartenteich bauen, sie müssen jeden seiner Schritte verfolgen, denn im Moment wissen sie noch nicht mal, wo sich ihre Socken befinden, und dementsprechend natürlich auch nicht, wo gerade Messer, Gabel, Scher' und Licht sind. Der Kleine muss gehütet werden wie ein Selbstzerstörungsmechanismus auf zwei Beinen. Zurück in unserer Zwei-Erwachsene-plus-niemand-sonst-Wohnung frage ich mich unwillkürlich, was man tun müsste, um die Bude babyklar zu machen. Aus seinem Zimmer müsste das Kinderzimmer werden, denn ich habe kein Zimmer. Mein Zimmer wäre am ehesten noch die Küche, aber in der Küche kann man kein Baby aufziehen (oder doch?). Wie auch immer, ich wäre jedenfalls nur schwer bereit, mich vom Kühlschrank oder dem Herd zu trennen, um an dieser Stelle den Wickeltisch hinzustellen. Also sein Zimmer, sein »Arbeitszimmer«. Ihr denkt jetzt an einen Schreibtisch, Bücherregale, einen Computer mit Drucker. Da habt ihr recht. Aber nun denkt euch jeden dieser Gegenstände vollkommen bedeckt mit Papieren, Zeitungsausrissen, alten »Spex«-Magazinen, Kontoauszügen, Platten und sonst was. Arbeitszimmer, jaja. Dieses Zimmer aufzulösen würde ich für eine gute Idee halten. Bis mir einfällt, dass das auch für mich bedeuten würde, mich tagelang mit dem Auseinandersortieren dieses ganzen Krams zu befassen. (In der Psychologie gibt es ein Phänomen, das »Broken Window« genannt wird. Wenn irgendwo ein Gebäude leer steht, vergehen oft Jahre, bis jemand eine Scheibe einschmeißt. Aber ist die erste Scheibe erst mal eingeworfen, dann gibt es kein Halten mehr. Dieses Phänomen kann vollständig erklären, warum das Arbeitszimmer so aussieht, wie es aussieht, und leider hat das Phänomen auch mich in seinen verhängnisvollen Bann gezogen.)

Dann müssten wir noch die Wände streichen, Babymöbel kaufen und so, das wäre vermutlich der lustigste Teil der Umrüstung unserer Wohnung. Dann die Steckdosen. In meinem Elternhaus gab es dafür solche drehbaren Plastikchips, die immer im Weg waren, wenn man den Toaster einstöpseln oder seine nassen Kinderfingerchen reinstecken wollte.

Die hatten sicher ihren Sinn. Die sollten wir also haben. Ein Gang zu Obi würde demzufolge anstehen, und auf dem Weg dorthin könnten wir auch gleich zu Toom oder in ein Gartencenter und uns neue Balkonpflanzen kaufen (die alten habe ich getötet, leider. Aber wie heißt es so schön: Pech mit Balkonpflanzen, Glück mit In-vitro). Aber ich schweife schon wieder ab, und unser imaginäres Baby quetscht sich inzwischen die Finger in zuknallenden Türen! Wir bräuchten also auch diese Gummiklötze, die man oben auf die Tür setzt, um das zu verhindern. Außerdem müsste die schicke Hausbar vom 50er-Servierwagen auf das oberste Bord des Bücherregals umgelagert werden. Sehr gut, erst auf einen Stuhl klettern zu müssen, bevor es was zu trinken gibt, setzt dem Konsum von hartem Sprit eine natürliche Grenze.
Was noch? Wenn man mit offenen Augen durch die Wohnung geht, kriegt man es wirklich mit der Angst zu tun! Baby könnte den Kopf in die Gitarre stecken, Baby könnte von den umkippenden Boxen zermalmt werden, Baby könnte überhaupt jedes Bücherregal von der Wand auf sich draufkippen (mit der Hausbar, das hätten wir dann davon), Baby könnte alle Töpfe vom Herd reißen, Müll essen, in die Spülmaschine krabbeln und natürlich vom Balkon fallen, zum Glück nicht besonders tief. Das Auto müssten wir verkaufen, ein alter Zweisitzer ist keine Familienkutsche. Besser, ich gehe jetzt rüber und sag das L. – und das mit den Steckdosen und der Hausbar gleich mit. Wozu haben wir einen voll ausgestatteten Werkzeugkasten? Warum bin ich denn eine Frau im Besitz einer Schlagbohrmaschine? Ich glaube, die Regale bombenfest anzudübeln schaffe ich heute noch. Man kann nicht früh genug vorsichtig genug sein. Ich nehme ja nun seit einer Woche Synarela, das Baby ist also quasi schon auf dem Weg, und bei besonders mütterlichen Frauen reicht so ein kleiner Pfü-Pfü in jedes Nasenloch, um den Nestbautrieb voll in Fahrt zu bringen.
Kopfkino, Kopfkino, und wohin führst du mich morgen?

Die Warteschleife zieht sich zu

Warten auf den IVF-Zyklus mit festem Job geht ungefähr so: Wecker piept, aufstehen, duschen, anziehen, zur Arbeit, Meeting, Meeting, Meeting, Mittagspause, Meeting, Meeting, arbeiten, Meeting, arbeiten, arbeiten. Dann nach Hause, auf dem Heimweg einkaufen und dabei versuchen, möglichst viele Sachen zu kaufen, die in ein paar Tagen wieder verboten sein werden. Zu Hause kochen, essen, sich fragen, wo die hormonellen Nebenwirkungen bleiben, und das ist häufig auch der erste Zeitpunkt des Tages, an dem man über die Kinder- und IVF-Sache nachdenkt. Dann die Frage: Rot, Weiß oder Bierchen? Und es folgt der typische Paar-Feierabend mit Sofa, Zeitungen, Glotze, Buch und Bett. Boahhh, bin ich müde, war ein Ätz-Tag im Job. Und ehe man sich's versieht, schläft man wie ein Steinchen, ein weiterer Tag ist vorbei, und man ist wieder 24 Stunden näher am nächsten Befruchtungsversuch.
Warten auf den Zyklus ohne festen Job geht anders, ganz anders sogar. Zwar bin ich den ganzen Tag lang beschäftigt und lebe trotzdem in dem unbehaglichen Gefühl, eigentlich müsste ich noch viel mehr tun. Aber irgendwie schaffe ich es gerade trotzdem, dabei ständig an IVF zu denken. Vielleicht liegt es daran, dass ich fast den ganzen Tag meine Wohnung und L. um mich habe. Ich komme täglich 15-mal an meinem Nasenspray vorbei, ich komme ins Arbeitszimmer und denke darüber nach, ob das hier bis in alle Zeiten das Mahnmal zu Ehren der ungelesenen Zeitung bleibt oder ob sich hier mal Mobiles mit Disney-Figuren drehen werden, und ich sehe den zukünftigen Vielleicht-wenn-wir-Glück-haben-Vater-meiner-Kinder, wenn ich nur zwei Zentimeter an meinem Computerbildschirm vorbeigucke. Er sieht eigentlich ganz entspannt und fröhlich aus. Aber wer weiß schon, was in so einem Kerl vor sich geht? Tut er nur tapfer, um mich nicht zusätzlich zu stressen? Höchste Zeit, dass die Vorbereitungszeit vorbei ist und es wieder richtig losgeht. Im Job, meine ich jetzt.
Denn dass es im Hormonzirkus wieder losgeht, das ist klar. Jedenfalls dann, wenn übermorgen früh wieder keine Zyste auf dem Radar erscheint.

Nachtgedanken einer In-vitro-Patientin während der Warteschleife in ungeordneter Reihenfolge

1. Was, wenn ich das mit den Spritzen verbammele und mir aus Versehen eine riesige Luftblase direkt in die Blutbahn spritze? Dann gucke ich aber dumm!
2. Was, wenn L. eines Tages realisiert, dass das Leben so einfach und unbeschwert sein kann, wenn man sich eine 25-jährige Fruchtbarkeitskönigin angelt?
3. Was, wenn ich nach drei erfolglosen Versuchen irgendwann in der Zeitung lesen muss, dass die Belegschaft meiner Klinik aus einer Bande von als Ärzte verkleideten Aushilfskellnern bestand und jetzt aufgeflogen ist, und ich hatte nie eine Chance, und nun muss ich auch noch jeden weiteren Versuch selbst zahlen?
4. Was, wenn die Zysten sich bisher gerade erst warmgelaufen hatten und der große Angriff erst noch kommt, sobald ich kurz mal nicht hingucke?
5. Was, wenn irgendwann alle Kinder haben, selbst der Papst schiebt irgend so einen Bugaboo durch die Gegend, nur ich nicht?
6. Was, wenn ich angesichts der Kinderlosigkeit werde wie mein Hass-Onkel und meine Hass-Tante, die einzigen kinderlosen Menschen, die ich als Kind kannte, und gleichzeitig mit wenigen Ausnahmen die unsympathischsten?
7. Was, wenn ich so werde wie diese arme Seele, die ihren Buggy mit drei als Babys verkleideten Pinschern immer durch die Innenstadt schiebt?
8. Was, wenn es zwar klappt, aber das Kind wird ein kleiner Kotzbrocken, der mich von nun an jede Minute meines Lebens nerven und mich meinen Kinderwunsch noch verfluchen lassen wird (wie in dieser Horrorgeschichte von der Affenpfote: Die Affenpfote erfüllt Wünsche. Aber sie erfüllt sie anders, als du denkst! Du wünschst dir, reich zu sein, und die Affenpfote erfüllt dir diesen Wunsch, indem sie deinen Sohn verunglücken lässt, und du wirst zur Entschädigung mit Geld überschüttet. Du wünschst dir, zehn Kilo abzunehmen, und die Affenpfote sorgt dafür, dass du ein Bein verlierst – und zehn Kilo leichter bist. Ihr versteht das Schema.)

9. Was, wenn es klappt, und ich stelle hinterher fest, dass ich nicht der mütterliche Typ bin und nur die Not, in den nächsten drei Jahren zu Potte zu kommen oder nie, dafür gesorgt hat, dass ich mir die Sehnsucht nach einem Baby so dermaßen überzeugend einrede, dass ich mir für die Erfüllung meines Kinderwunsches sogar Medikamente in den Bauch spritze, die aus Dingen gewonnen werden, die ich sonst noch nicht mal anfassen wollen würde?
10. Was, wenn ich das alles hinter mir habe, und dann stellt ein Arzt fest: »Super, dass es geklappt hat, aber eigentlich wäre nur ein bisschen mehr Magnesium/Sonne/Vitamin B notwendig gewesen?«
11. Was, wenn wir es probieren und probieren und probieren und gar nicht merken, dass wir trotz aller guten Vorsätze langsam verrückt geworden sind?
12. Was, wenn wir es probieren, es klappt, das Kind ist gesund und schön und wunderbar, und dann passiert etwas Schreckliches?
13. Was, wenn ich nicht gleich einschlafe und morgen den Tag mit zwei Stunden Schlaf überstehen muss? Und das, wo doch viel Schlaf jetzt so wichtig ist?
14. Was, wenn ich durch die vielen Medikamente eine Stoffwechselkrankheit bekomme und 150 Kilo wiege, so wie meine Lehrerin damals, die gerade noch Tennismeisterin war und plötzlich ein Wal?
15. Was, wenn sich meine Zehen in kleine Biester mit großen Zähnen verwandeln und anfangen, mich von unten her aufzufressen?

So in etwa denke ich vor mich hin. Ungefähr jede zweite Nacht. Aber das hat nichts mit In-vitro zu tun, nein, nein. Wenn es nicht In-vitro wäre, dann wäre es etwas anderes. Und das Schöne an In-vitro-Nachtgedanken ist, dass es dafür wenigstens eine große verständnisvolle Kinderwunschgemeinschaft gibt, die das alles versteht.
Außerdem sind solche Nachtgedanken verständlich, wenn man bedenkt, dass es morgen früh mit den Spritzen losgeht.

Nachricht an die Eizellen

Liebe Eizellen,

morgen wird ein großer Tag für euch. Morgen geht es rund, jedenfalls dann, wenn alles so läuft, wie ich mir das denke. Dann bekommt ihr morgen Abend eine kräftige Dosis Hormone, und wie es euch dabei gehen wird – da überfragt ihr mich leider. Ich kann mir aber gut vorstellen, dass es nicht leicht ist, plötzlich zehnmal so schnell wachsen zu müssen wie sonst, und dann wird es da drinnen immer enger und enger, weil die anderen es auch plötzlich so eilig haben – wieder mal bin ich froh, dass nicht ich in eurer Haut stecke, sondern umgekehrt. Ich schreibe euch heute aber, weil ich nicht möchte, dass ihr einen falschen Eindruck von mir bekommt. Das bleibt nicht so mit diesen Gewaltmärschen, keine Angst! Falls wir uns später noch mal in anderer Form wiedertreffen als ihr auf einer Camelia und ich fluchend über euch, kann ich euch heute schon sagen: Ich werde keine von den Müttern werden, die immer eine 1 vorm Komma sehen will und euch durch eure ganze Kindheit immer nur vor sich hertreibt. Versprochen!
Aber wo ich gerade dabei bin, will ich euch noch mehr versprechen: Bevor ihr euch lange überlegt, wie ihr mich rumkriegt: müsst ihr nicht, habt ihr schon. Ja, ihr dürft bei den Nachbarn im Garten zelten. Und Papas Taschenlampe dürft ihr auch mitnehmen.
Wenn euch eines Tages die Lust anwandelt, euch mit meinem Nagellack, meinem Lippenstift und meinem Edding zu verschönern, nur zu! Man kann gar nicht früh genug lernen, dass wasserfeste Wimperntusche nicht nur Vorteile hat.
Mama kann nicht besonders gut vorlesen. Sie wird es trotzdem tun. Und wenn euch eines Tages »Hanni und Nanni spielen einen Streich« mehr interessiert als Harry Potter, werde ich nicht enttäuscht sein und auch nicht mit Absicht alle Rollen gleich lesen.
Mama kann auch nicht besonders gut singen. Aber ich verspreche euch heute schon, dass ich euch nur dann etwas vorsingen werde, wenn ihr sehr, sehr böse wart.

Mama mag keinen Rosenkohl. Ihr müsst also auch keinen mögen. Und es kommt noch besser: Mama hasst lauwarme Milch, Formfleischschnitzel, Wirsinggemüse und wabbelige Hühnerhaut. Ihr werdet ein wabbelige-Hühnerhaut-freies Leben führen.
Ich war weder gut in Physik noch in Chemie, und schon gar nicht in Sport. Wenn ich jemals was anderes behaupte, dann ist das eine dreckige Lüge, und jetzt habt ihr es schriftlich.
Ich verspreche euch Kuchen mit Kerzen zum Geburtstag, Kekse zu Weihnachten, einen richtigen Weihnachtsbaum mit richtigen Kerzen, solange ich irgendwas zu sagen habe, und ich verspreche, dass ihr an Silvester euer eigenes Feuerwerk mit Knallfröschen bekommt. Ich verspreche euch Matratzenlager, Ferien auf dem Bauernhof, dass ihr einen Hund haben dürft und dass ich noch lernen werde, wie man Zauberäpfel schnitzt, und wenn es mich einen Finger kostet.
Übrigens verspreche ich auch, dass ich den Termin morgen nicht verschlafe.

»Sieht super aus da unten. Tolle Schleimhaut, keine Zysten, sehr schön.« Komplimente, die man selten bekommt. Aber das sind ja oft die schönsten. Jedenfalls hat der ganze Termin zehn Minuten gedauert, und ich habe mal wieder gemerkt, dass ich normalerweise eher mit miesen Nachrichten rechne als mit guten.
Nach zwei Minuten zackigen Hantierens mit dem Ultraschall-Zauberstab sagt mein braun gebrannter Vertretungsarzt den oben zitierten Satz und geht zur Tagesordnung über, als wäre es ganz selbstverständlich, dass ich zystenfrei bin. Mir fällt das ein bisschen schwerer. Vor lauter Verwirrung darüber, dass ich mich NICHT auf eine neue Bauchspiegelung einstellen muss und einfach weiter im Plan bleiben darf, wie andere Leute auch, lasse ich erst meinen Behandlungsplan fallen, dann vergesse ich, mir Blut abnehmen zu lassen (erst an der nächsten Straßenecke fällt es mir wieder ein) und bemerke erst in der Apotheke, dass ja diesmal viel weniger Medikamente auf dem Rezept stehen als letztes Mal. 299,90? 299,90? Erdnüsse! Und wieso passt diese Medikamententüte in meine Handtasche, da stimmt doch was nicht?

Nein, da stimmt wirklich was nicht: Die aufgeschriebenen Spritzen reichen nicht bis zur OP, und Crinone fehlt auch. Aber das klären wir morgen oder übermorgen oder irgendwann. Fest steht: Ich bin zystenfrei, die Eizellen haben NOCH alle Karrierechancen der Welt, und mein nächster Termin ist nächste Woche Samstag um neun. (Woher die Ärzte in dieser Klinik bei ihrem Arbeitspensum die Zeit und Gelegenheit nehmen, braun zu werden, ist mir ein Rätsel. Entweder diese Praxisbeleuchtung kann mehr, als man denkt, oder Selbstbräuner?) Wenn dann die Eizellen ordentlich gewachsen sind und immer noch keine Zysten auftauchen, dann gibt es grünes Licht für die Punktion.
Wieder eine Hürde weniger. Ich würde sagen, darauf gibt es ein Piccolöchen. Und heute Abend gibt es die erste Spritze.

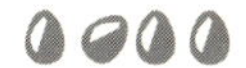

Unterbrechungen sind eine feine Sache. Sechs Wochen Sommerferien, und ich Schulhasserin stehe aufgeregt im Schreibwarenladen, kaufe mir von meinem ganzen Taschengeld neue Buntstifte, einen Tintenkiller, neue Hefte und einen neuen Radiergummi und, wenn das Geld noch reicht, auch ein Wackelbild-Snoopy-Lineal. Und ich freue mich darauf, sie zu benutzen, und wie! Fünf Jahre nicht gesehen, und ich bin ganz wild auf mein Abitreffen, wo ich dann Nudelsalat mit Leuten esse, vor denen ich mich früher größtenteils entweder gefürchtet habe oder die ich nicht leiden konnte. Elf Monate Unterbrechung, und ich bin glücklich, wenn ich »Last Christmas« im Radio höre. Sechs Monate nicht zu Hause, und ich könnte heulen vor Rührung, dass meine Eltern die Dusche im Kinderbad immer noch nicht repariert haben. Und fast zwei Monate Pause, und ich freue mich wie Bolle, dass ich mir heute Abend eine Spritze mit einer Flüssigkeit setzen darf, die vermutlich aus dem Urin von syphilitischen Igeln oder aus den Haaren alternder Bademeister gemacht wird. Irgendsowas halt. Ich hab schon vergessen, was es genau war, aber es war eklig, und ich habe es lieber schnell vergessen und NICHT WEITERGEGOOGELT, auch wenn ich auf meinen Händen sitzen musste, um mich zu beherrschen.
Ich freu mir ein Loch in den Bauch, dass ich mir heute ein Loch in den Bauch mache. Gonal, alte Suppe, du hast mir gefehlt!

Das ABC der Reproduktionsmedizin: Von IUI bis IVF

Intrauterine Insemination (IUI)

»Schwangerwerden mit Rückenwind« – so hat ein urologischer Bekannter von mir dieses Verfahren einmal bezeichnet, das für viele Frauen der Start in die Möglichkeiten der »assistierten Reproduktion« ist. Bei diesem Verfahren werden Spermien zum richtigen Zeitpunkt einfach gleich dorthin gebracht, wo sie hingehören: in die Gebärmutter. Das setzt voraus, dass eine Kinderwunschpatientin keine Probleme mit den Eileitern hat und ein reifes Ei denn auch durch die Eileiter wandern kann. Die männliche Zeugungsfähigkeit sollte auch nur leicht eingeschränkt sein.

Wer den Eiertanz-Blog kennt, weiß, dass Flora in unserem Autorenduo die Spezialistin für IVF/ICSI ist. Ich selbst habe dieses Verfahren aus verschiedenen Gründen gar nicht erst probiert, sondern mich bewusst und gemeinsam mit meinem Mann nur für Inseminationen entschieden. Zehnmal haben wir's damit probiert – zwar erfolglos, aber trotzdem mit guten Erfahrungen (auch wenn das vielleicht merkwürdig klingt).

Die Vorbereitung auf eine IUI kann ganz unterschiedlich sein, was – wie so oft – von der Ausgangssituation abhängig ist.

- Eine IUI kann komplett ohne irgendeinen hormonellen Kunstgriff durchgeführt werden und ersetzt dann sozusagen Sex zum richtigen Zeitpunkt. Dabei wird der Zyklus, sprich: die Eizellreifung, im Ultraschall kontrolliert und die Hormone im Blut bestimmt. Ist klar, dass das Ei springt, findet die Insemination statt.
- Man kann auch bei einer IUI milde stimulieren – mit Clomifen® oder Hormonen. Reifen zwei, drei Follikel, sind die Chancen auf eine

Schwangerschaft größer, allerdings auch die Chancen auf eine Mehrlingsschwangerschaft.

- Um eine bessere Kontrolle zu haben, wann die aufbereiteten Spermien in der Gebärmutter gelandet sein müssen, wird der Eisprung meist hormonell ausgelöst, wenn die Eizelle(n) reif sind und der aktuelle Hormonbefund grünes Licht gegeben hat.

Es kann jedoch durchaus vorkommen, dass zwar geplant ist, den Eisprung auszulösen – und dann kommt Ihnen Ihr eigenes luteinisierendes Hormon (LH) zuvor. In solchen Fällen verzichtet man ganz einfach auf die Gabe einer »Eisprungspritze« und versucht so schnell wie möglich, den Papa-in-spe mit einer Spermaprobe in die Klinik zu ordern.
Wenn der Eisprung ausgelöst ist, werden die speziell aufbereiteten Spermien auf eine sehr kleine Spritze aufgezogen: Dieses Spermakonzentrat hat ein Volumen von um die 0,3 Millimeter und wird mit einem 1 bis 2 mm dünnen, weichen Plastikschläuchlein (auch Katheter genannt) in die Gebärmutter injiziert. Diese Prozedur findet auf einem ganz normalen gynäkologischen Untersuchungsstuhl statt, erfordert keine begleitende Schmerzmedikation und dauert nur ein paar Augenblicke.

Ich bin inzwischen eine ziemliche Zimperliese, was Schmerzen angeht: Selbst mir hat die Insemination nie wehgetan.

Nach der Insemination bleibt man ein paar Minuten liegen, damit sich die Spermien orientieren und in die richtige Richtung flitzen können. Bei diesem kurzen Intermezzo in der Kinderwunschklinik kann der Partner übrigens auch anwesend sein und Händchen halten. Nach der Insemination gibt es nichts zu beachten. Es gibt jedoch Empfehlungen, dass Sex nach der Insemination die Chancen auf eine Schwangerschaft erhöhen kann.

Eine IUI tut übrigens nicht weh, das Gefühl ist in etwa mit einem Abstrich zur Krebsvorsorge vergleichbar. Nach der Insemination kann es zu einer Miniblutung kommen, wenn ein paar feine Blutgefäße beim Einführen des Katheters verletzt wurden. Das ist nicht gefährlich und mit ein paar Tröpfchen Blut meist gegessen. Aber auch hier gilt: Kommt Ihnen irgendetwas spanisch vor oder Sie bekommen plötzlich Schmerzen: Melden Sie sich bitte bei Ihrem Arzt.

Und die Chancen?

Die Meinungen und Statistiken gehen hierzu ein bisschen auseinander. Pi mal Daumen verdoppeln sich die Chancen auf ein Baby gegenüber dem Geschlechtsverkehr zur rechten Zeit und liegen zwischen 10 bis 20 Prozent pro Insemination. Eine Stimulation kann die Chancen vielleicht erhöhen. Manche Kinderwunschärzte sind der Meinung, drei bis vier IUIs seien genug, danach sollte man besser zu IVF/ICSI wechseln. In einer niederländischen Studie wurde hingegen gezeigt, dass nach der sechsten IUI die Erfolgskurve noch mal ansteigt. Auch die Kosten können ein Faktor sein: Eine IUI kostet ungefähr zwischen 150 und 500 € (mit hormoneller Stimulation), eine IVF ein paar Tausend Euro. Ich weiß von einer Patientin, die 22 Inseminationen hatte, bevor sie mit Anfang 40 schwanger wurde. Ein Bekannter von mir hat seine beiden Kinder wohl Inseminationen zu verdanken, Flora hat eine Freundin mit IUI-Zwillingen. Es kann also auch mit dieser einfachsten Methode aller Kinderwunschbehandlungen klappen!

Stellt sich trotzdem die Frage, wann Schluss mit lustig und den IUIs ist – und ob man vielleicht doch besser mit IVFs weitermachen soll. Eine Insemination ist nämlich ein bisschen wie die berühmte Katze im Sack zu kaufen: Denn es bleibt im Dunkeln, wie die Qualität der Eizelle(n) ist und ob es überhaupt zu einer Befruchtung gekommen ist. Das könnte also ein wichtiges Entscheidungskriterium sein, um die Methode zu wechseln und den ersten IVF-Versuch zu starten. Auch wenn dabei erstmal unklar ist, ob sich ein eingesetzter Embryo einnisten wird. Also auch wieder ein bisschen Katz' im Sack …

In-vitro-Fertilisation (IVF)

»In-vitro« bedeutet »im Glas« – und das beschreibt in zwei Worten, worum es dabei ging: Die allerersten Befruchtungsversuche fanden in Reagenzgläsern statt. Inzwischen sind es zwar Petrischalen, das Verfahren ist jedoch dasselbe und es umfasst nach wie vor sieben Schritte. Dank IVF sind inzwi-

schen geschätzte 1,8 Millionen Babys weltweit geboren worden!
Das sind die sieben Einzelschritte:

1. Stimulation der Eizellreifung

Mit hormoneller Hilfe werden mehrere Follikel gleichzeitig zum Wachstum angeregt. Dies erhöht die Chancen, mehrere befruchtungsfähige Eizellen zu bekommen. Allerdings: Die »Ausbeute« bei der Stimulation ist von Frau zu Frau und von Versuch zu Versuch sehr unterschiedlich.

2. Kontrolle der Eizellreifung (»Monitoring«)

Das Heranreifen der Eizellen behält man mit regelmäßigen Ultraschalluntersuchungen im Auge. Das ist wichtig, um den optimalen Zeitpunkt zum Auslösen des Eisprungs und für das Gewinnen reifer, befruchtungsfähiger Eizellen bestimmen zu können. Außerdem kann man gegebenenfalls die Hormongaben entsprechend anpassen oder eine Therapie abbrechen, wenn keine oder zu viele Eizellen (Überstimulation) heranreifen. Blutentnahmen ergänzen die Kontrolluntersuchungen.

3. Auslösen des Eisprungs

Sind die Follikel reif, lässt sich das im Ultraschall und an den Hormonwerten ablesen. Der Eisprung wird mit einer hCG-Injektion ausgelöst, die Follikel mit den reifen Eizellen ungefähr 36 Stunden später entnommen.

4. Follikelpunktion

Die Follikel werden durch die Scheide entnommen (Punktion), während der Eingriff direkt mittels Ultraschall kontrolliert wird. Die Eizellentnahme findet unter Kurznarkose oder Schmerzmittelgabe statt.

5. Samengewinnung

Nun kommt auch der Kinderwunschpapa zum Einsatz und muss seine Samenprobe dem IVF-Labor zur Verfügung stellen. Die Spermien werden dort entsprechend für die Befruchtung aufbereitet.

6. Befruchtung der Eizellen (Fertilisation)

Eizellen und Samenzellen werden in einer speziellen Flüssigkeit, dem Kulturmedium (Kultur steht hier für Anzucht wie beim Gartenbau, nicht für kulturelle Vergnüglichkeiten), zusammengebracht und verbringen dann die nächsten 18 Stunden im – nomen est omen – Brutschrank bei kuscheligen 37 Grad Celsius. Nach ungefähr einem Tag wird untersucht, ob das Stelldichein im Wärmeschrank Folgen hatte und Befruchtungsanzeichen zu erkennen sind.

7. Übertragung eines oder mehrerer Embryonen (Embryotransfer, ET)

Ist bis hierhin alles mindestens wie erhofft gelaufen und im Kulturmedium ein normal aussehender Embryo (oder gar mehrere) herangereift, beginnt 24 bis 96 Stunden nach der Befruchtung der spannendste Teil der IVF: Der Embryo kommt dorthin, wo er die nächsten neun Monate bleiben soll. Dafür wird er – wie Sperma bei der IUI auch – mit ein wenig Flüssigkeit in einem dünnen, weichen Katheter aufgezogen und in die Gebärmutter übertragen. Auch diese Übertragung ist meist schmerzlos.

Nach dem Transfer bekommt jede Patientin individuelle Anweisungen, was sie tun und was sie besser lassen sollte. Auch der Plan für erforderliche Medikamente in der Zeit danach ist ganz individuell. Meist gehört Progesteron in irgendeiner Form dazu, um eine mögliche Schwangerschaft zu stabilisieren. Hören Sie bitte auch hier unbedingt auf Ihren Arzt und nicht auf irgendwelche Tipps aus Foren oder Kaffeekränzchen. Und bei Fragen – nachfragen. Lieber einmal zuviel! In Kinderwunschzentren weiß man, dass eine solche Zeit von emotionalen Stürmen geprägt ist. Die Hormone tun ihr Übriges und benebeln mitunter Gemüt und Verstand: Sie haben also alle Entschuldigungen dieser Welt, um doofe Fragen zu stellen (die es ohnehin nicht gibt, wie wir alle wissen – nur doofe Antworten ...).

Intracytoplasmatische Spermieninjektion (ICSI)

Eine ICSI verläuft im Grunde wie eine IVF mit einem kleinen Extra: Hier baden Eizellen nicht mit Spermien zwecks Befruchtung gemeinsam im Kulturmedium, sondern ein einzelnes Spermium wird direkt in eine Eizelle (oder natürlich mehrere, sofern vorhanden) injiziert. ICSIs werden bevorzugt, wenn die Spermienqualität nicht die beste ist, man auf Nummer sicher gehen möchte, es immunologische Probleme gibt oder aus anderen Gründen.

ICSIs sind einer netten Anekdote zufolge einem Versehen zu verdanken (wie so manches Kind auf natürlichem Wege ja auch), als 1992 ein belgischer Embryologe Spermien anstatt zwischen Eihülle und Eizelle (etwas anderes war damals nicht erlaubt!) direkt in einige Eizellen injizierte. Man dachte damals, keine Eizelle würde es überleben, wenn man ihr derart auf die Pelle rückt. Weit gefehlt! Aus dem Laborgeschussel wurde eine der erfolgreichsten Fehlplatzierungen in der Geschichte der (Reproduktions-)Medizin – und alleine in Deutschland pro Jahr einige Tausend ICSI-Babys.

Und auch hier: die Chancen?

Bei IVF und ICSI spielen eine ganze Menge Faktoren eine Rolle. Manche kennt man übrigens leider noch gar nicht. Im Schnitt geht man von einer 20- bis 30-prozentigen Chance pro Embryotransfer aus. Mit der Zahl der Versuche steigt – rein rechnerisch – die Chance auf eine Schwangerschaft: Nach vier IVF-Zyklen betragen die Chancen 50 bis 60 Prozent, und damit wäre ungefähr jede zweite Frau schwanger. Allerdings – das Alter spielt hier eine wichtige Rolle. Und so darf sich leider nicht jede zweite Frau ab einem bestimmten Alter nach dem vierten Versuch auch auf ein Kind freuen.

Ein Blick auf die Internetseiten des Deutschen IVF-Registers gibt jedem Kinderwunschpaar offizielle Zahlen an die Hand (www.deutsches-ivf-register.de). Dieses Register dient der Qualitätssicherung, trägt seit 1982 für jedes Jahr aus fast allen deutschen Kinderwunschzentren die Daten aus Kinderwunschbehandlungen zusammen und wertet sie aus. Diese Zahlen sind im Gegensatz zu den Angaben auf mancher Kinderwunsch-Website trockene, wissenschaftliche Dokumentation ohne Zahlenkosmetik und geben realistische Informationen zu den Chancen einer Kinderwunschbehandlung.

Kleine Extras bei IVF und Co.

Die Technik macht auch vor dem Brutschrank nicht halt – und das ist für manche Paare ein Segen.

Nachhilfe beim Schlüpfen: Assisted Hatching

Jede Eizelle ist von einer Schutzhülle, der Zona pellucida, umgeben. Sie schützt die Eizelle nach der Ovulation vor äußeren Einflüssen. Wird die Eizelle befruchtet, reißt diese Hülle im Achtzellstadium eines Embryos auf: Der Embryo kann schlüpfen und sich in der Gebärmutterschleimhaut einnisten. Manchmal reißt diese Hülle nicht ein. Dann hilft man mittels »Assisted Hatching« (»to hatch« heißt schlüpfen) nach. Eine solche Schlüpfhilfe wird meist mit einem speziellen Laser durchgeführt und gehört nicht zum Standardprogramm.

Polkörperdiagnostik (PKD)

Bei der Polkörperchenuntersuchung werden die Polkörper in der Eizelle auf Chromosomenstörungen untersucht. So können gezielt jene Eizellen für die Befruchtung ausgesucht werden, die keine Chromosomenstörungen haben. Bislang war diese Untersuchung die einzige in Deutschland gesetzlich erlaubte Maßnahme. Doch das Embryonenschutzgesetz befindet sich derzeit im Wandel, und vielleicht werden künftig auch andere Untersuchungen möglich.

Kryokonservierung

Wenn während der Follikelstimulation mehrere Eizellen gewonnen und befruchtet wurden, können diese in flüssigem Stickstoff bei ca. – 190 °C gelagert werden. Jahrelang – wie Spermien und intaktes Gewebe von Hoden oder Eierstöcken. Das kann für Frauen, die an Krebs erkrankt sind, eine wunderbare Möglichkeit sein, nach einer überstandenen Krebsbehandlung doch noch Mutter zu werden. Infos dazu gibt es beim »Netzwerk für fertilitätsprotektive Maßnahmen bei Chemo- oder Strahlentherapie« (www.fertiprotekt.de). Kryokonservierte Embryos (»Eisbärchen«) können mit oder ohne Hormonbehandlung übertragen werden. Die Schwangerschaftsraten sind dabei etwas niedriger als bei »frischen« Embyonen.

Gonal: der schonungslose Tatsachenbericht, Teil 1

Als wir in der Schule zur Abschreckung »Wir Kinder vom Bahnhof Zoo« durchgenommen haben, dachte ich: Kann mir nicht passieren. Schon wegen der Spritzen.

Als ich mit zehn vom Mäuerchen vorm Freibad gefallen bin und mir das Knie so aufgeschlagen habe, dass der Knochen rausguckte, war meine Hauptsorge: Bitte, bitte, bitte keine Spritze, sonst drehe ich durch, niiiiehiiiiiemals könnte ich eine Spritze ertragen.

Als ein Junge aus meiner Klasse am Blinddarm operiert werden musste, sah ich mir das Klassenfoto vom letzten Jahr an, betrachtete sein Bild und dachte mitleidig: Jaja, da hattest du noch keine Ahnung, dass es in deiner nahen Zukunft eine Spritze geben würde.

Und als eine Freundin vor ein paar Jahren operiert worden war und die Wahl hatte, sich entweder selbst täglich eine Thrombosespritze zu geben oder dafür ins Krankenhaus am anderen Ende der Stadt zu fahren, war für mich völlig klar, was ich gemacht hätte: Ich hätte ein Taxi genommen, aber nicht zum Krankenhaus, sondern mit Vollgas zum Flughafen, ich wäre nämlich ausgebüxt, nur weg von diesen Spritzen.

Ich denke, es ist klar geworden, dass ich immer Angst vor Spritzen hatte. Bis zu diesem Tag im April, an dem ich mir meine erste Gonal setzen musste. Ein Präparat, das übrigens weder aus Bademeisterhaaren noch aus Igeln gemacht wird, wie ich gerade noch dachte, sondern aus Sekreten chinesischer Hamster. (Wer wohl auf die Idee gekommen ist, DAS auszuprobieren? Denn dass hinter dieser Entwicklung auch so ein Zufall steckt wie bei Penicillin, kann ich mir nicht vorstellen. Es sei denn … da war dieser Junge, der einen Hamster hatte. Den er heiß und innig liebte! Eines Tages sprach die Großmutter zu ihm … nein, es hilft nichts, ich schaffe es nicht, mir eine Geschichte auszudenken, bei der die Hamstersuppe im Bauch einer Frau mit Kinderwunsch landet.)

Zurück zur Sache. Ich hatte Angst vor Spritzen, dann kam Gonal. Gonal ist für Spritzenphobiker das, was unser Königspudel für Hundephobiker war: Innerhalb von fünf Minuten haben sie gurrende Laute ausgestoßen und ihm den Bauch gekrault. Und diesmal könnt ihr live dabei sein und hoffentlich nachvollziehen (falls ihr es noch nicht aus eigener Erfahrung wisst), wie harmlos das alles ist. Jetzt werden hier nämlich Babys gemacht.
Ich nehme den Karton, reiße ihn auf und sehe ein Plastikdings mit zwei Höhlungen. In einer liegen die Nadeln in ihren Plastikhüllen, in der anderen der Pen. Der Pen heißt Pen, weil diese Spritze aussieht wie ein dicker, hässlicher Kuli. Die Sorte Werbekuli, die ein mittelständischer Maschinenteilzulieferer aus dem Schwäbischen sich aussuchen würde.
Bevor ich nun aber frisch drauflosspritzen darf, muss der Pen vorbereitet werden. Ich lese noch mal die Anleitung (nur zum Vorbild für euch, denn natürlich weiß ich noch haargenau, wie das ging beim letzten Mal!), dann lese ich sie noch mal. Es ist eine gute Anleitung. Jeder versteht, was er zu tun hat. Und was ich zu tun habe, ist Folgendes:

1. Kappe vom Pen abnehmen.
2. Folie von einer Nadel abnehmen.
3. Nadel mitsamt Schutzhütchen vorne auf den Pen schrauben bis zum Anschlag.
4. Hinten am Pen das Ding, mit dem man bei einem Kuli rumklickern würde, auf die 37,5-Einstellung drehen.
5. Das Klickerding so weit herausziehen, wie es nur irgend geht.
6. Das erste Schutzhütchen von der Nadel abziehen, dann das zweite – Huch, jetzt nicht in Ohnmacht fallen, da ist sie: die NAHAHAADEL!
7. An den nadelaufwärts gehaltenen Pen klopfen, wie man das aus der Schwarzwaldklinik kennt, damit etwaige Luftbläschen nach oben in die Nähe der Nadel steigen.
8. Das Klickerdings bis zum Anschlag reindrücken. Wenn jetzt keine Tröpfchen aus der Nadel quellen, Schritt 5 und 8 wiederholen.
9. Die Hütchen wieder auf die Nadel setzen, die Nadel mitsamt den Hütchen abschrauben und wegwerfen.

Das war die Trockenübung. Nun zur Sache.

Die Hände sind gewaschen. Der Küchentisch blitzt vor Sauberkeit. Auch zwei adrett verpackte kleine Alkoholtupfer habe ich dazugelegt. (Die kriegt ihr auf Nachfrage in der Apotheke dazu, bei solchen Gold-Kunden wie uns wollen sie da mal nicht so sein.)
Ich nehme einen der Tupfer aus seiner Folie, klemme mir mein Top zwischen die Zähne, sodass ich bauchfrei dastehe, und tupfe die Gegend neben meinem Bauchnabel mit dem Alkohol ab. Bevor ihr die Nadel einstecht, sollte der Alkohol verdunstet sein, sonst kann es ein bisschen ziepen. Die paar Sekunden, bis es so weit ist, überbrücke ich, indem ich eine neue Nadel mitsamt Hütchen auf den Pen schraube und meine Dosis (steht auf dem Therapieplan) hinten am Pen einstelle. 150 sind das bei mir. Wir fangen fett an und lassen dann langsam nach.
Und nun kommt's: Ist der Bauch trocken? Dann erst dickes Hütchen, dann dünnes Hütchen abziehen. Und wieder sehen wir eine Nahaaaadel, diesmal ist sie nicht für die Luft, sondern für uns. Aber wir holen nicht phobikertypisch einen Pantoffel und dreschen auf sie ein. Wir suchen kein Glas und eine Postkarte, stülpen das Glas über die Spritze und schieben dann die Postkarte drunter. Wir klettern auch nicht auf einen Stuhl und kreischen. Und wir holen auch keinen Staubsauger, saugen die Spritze ein, tragen den Staubsauger in den Keller und verriegeln hinter ihm die Tür. Wir halten die Spritze in einer Hand und klemmen mit der anderen zwischen Daumen und Zeigefinger eine appetitliche kleine Wurst in der desinfizierten Region unseres Bauches ab. Je fester wir quetschen, desto weniger merken wir gleich von der Nadel.
Gut, jetzt ist die Vorbereitung abgeschlossen. Nun sollte es also losgehen. Ich weiß noch, beim ersten Mal dachte ich, ich zähle jetzt bis drei, dann rein damit. Und irgendwie hatte ich die Nadel schon bei zwei bis zum Anschlag in mir drin und davon noch nichts gespürt. Ich habe also das große Glück, heute schon keine Angst mehr zu haben, ganz anders als ihr kleinen Heulsusen. Die gute Nachricht für euch ist: Schon in fünfzehn Sekunden könnt auch ihr für immer in der anderen Mannschaft mitspielen, in der nämlich, die sich nicht mehr fürchtet. Setzt die Nadel steil an, möglichst rechtwinklig zum Bauch. Und dann lasst sie einfach in die Wurst gleiten, die ihr immer noch fest gedrückt haltet.

Das war es? Das war es fast. Jetzt müsst ihr hinten am Pen das Klickerdings bis zum Anschlag reindrücken. Um das zu tun und nicht die Wurstfalte loszulassen, müsst ihr euch eventuell jetzt mit der Hand hinten am Pen hocharbeiten, falls ihr versteht, was ich meine. Und selbst das – der Pen bewegt sich IN EUCH DRIN – werdet ihr nicht spüren. Währenddessen könnt ihr die Wurst langsam ein bisschen loslassen, es passiert immer noch nichts Schlimmes. Ihr könntet jetzt übermütig werden wie Leute, die beweisen wollen, dass sie keine Angst vorm Aufzug haben, und im zehnten Stock auf und ab hüpfen. Aber stattdessen drückt ihr einfach das Klickerdings rein. Und jetzt müsst ihr die Nadel noch zehn Sekunden lang in euch drinlassen und dabei das Klickerdings gedrückt halten.
Dann raus damit und die Wurst endgültig loslassen. Schraubt die beiden Hütchen wieder drauf, setzt die Kappe auf den Pen, werft die verbrauchte Nadel samt Hütchen weg, und falls sich ein bisschen Blut zeigt (tut es so gut wie nie), tupft ihr das mit dem Alkoholtupfer ab. Pflaster braucht ihr keins. Jetzt könnt ihr eure Freunde anrufen und erzählen, wie easy-peasy das war oder (je nach Charakter) wie unfassbar HART und SCHMERZHAFT das war, aber dass ihr es trotzdem verdammt noch mal durchgezogen habt.
Ich bin kein Arzt und auch sonst keine Gesundheitsautorität, aber ich würde jetzt zur Feier des ersten Mals ein Glas Wein trinken. Für meinen Geschmack passt ein schöner Cremant oder Prosecco auch sehr gut zu Hamstersekreten.
Und morgen nehmt ihr die andere Seite vom Bauchnabel.

So. Und nun noch mal vom Profi:

Kleiner Injektionskurs

Das brauchen Sie

- Tupfer
- Alkohol zum Desinfizieren
- Fertigspritze oder
- Spritzenutensilien (Nadeln, Spritze), Medikament, Injektionslösung

In diese Körperregionen können Sie spritzen

- äußeres Drittel der Oberschenkelvorderseite
- Bauchdecke: am einfachsten und ungefährlichsten direkt rechts und links unterhalb des Bauchnabels

Vorbereiten der Injektionslösung

- Lange Kanüle (»Nadel«) auf die Spritze aufsetzen.
- Ampulle mit Lösungsmittel an der Sollbruchstelle (Punkt, befindet sich am Flaschenhals) nach vorne drehen.
- Ampullenhals mit Tupfer oder gefaltetem Kleenex umwickeln.
- Flaschenhals nach hinten knicken.
- Injektionslösung mit der Spritze aufziehen.
- Ampulle mit der Trockensubstanz auf dieselbe Art »knacken«.
- Kanüle in die Ampulle mit der Trockensubstanz einführen.
- Kolben der Spritze nach unten drücken.
- Die Flüssigkeit sollte die Trockensubstanz komplett auflösen.
- Kanüle in die Flüssigkeit eintauchen.
- Kolben der Spritze nach oben ziehen.
- Kanüle wechseln: nun die feine für die Subkutan-Injektion verwenden.
- Nadel nach oben halten, leicht gegen die Spritze klopfen, um die Luftblasen herauszuklopfen.

So wird injiziert

- Ausgewählte Einstichstelle mit Alkohol desinfizieren.
- Hautfalte zwischen zwei Finger nehmen.
- Spritze mit der rechten Hand wie einen Bleistift halten.
- Kanüle schräg einstechen: bis zur Hälfte, immer in Richtung zum Herzen.
- Kolben der Spritze leicht zurückziehen, um sicherzustellen, dass die Kanüle nicht in einem Blutgefäß steckt.
- Sehen Sie etwas Blut in der Spritze: bitte andere Einstichstelle wählen.
- Den Spritzeninhalt mit leichtem Druck unter die Haut spritzen.
- Tupfer auf die Einstichstelle legen.
- Kanüle herausziehen.
- Tupfer kurz aufdrücken.
- Spritze und Kanüle entsorgen.

Keine Angst vor dem Pieks

Für viele Kinderwunschpatientinnen ist alleine die Vorstellung, sich in die Haut zu stechen, nicht sehr angenehm. Ein Trick zum Üben: Pieksen Sie mit einer Kanüle oder Spritze in eine Orangenschale. So bekommen Sie ein Gefühl dafür, wie Sie die Spritze halten müssen, und sehen außerdem, wie winzig die Einstichstelle ist.

Gonal: der schonungslose Tatsachenbericht, Teil 2

Am übernächsten Tag, zwei Spritzen später, frage ich mich: Wie bin ich denn drauf?

Ich dachte ja nicht, dass mir das noch mal passiert. Aber ich fürchte, jetzt ist es so weit. Zum ersten Mal in meinem Leben habe ich eine medikamentenbedingte Stimmungsschwankung. Und zwar von jetzt auf gleich. Vor zwei Stunden stand ich noch in der Küche und war sehr fröhlich, was auch kein Wunder war, denn Kochen ist eine Sache, die mich auch aus dem tiefsten Tief retten könnte. Ich hatte den ganzen Vormittag damit verbracht, gemütlich mit dem Rad von Lädchen zu Lädchen zu bummeln und hier ein paar Zwiebeln, da ein Huhn und da ein bisschen Speck zu kaufen. Dann hatte ich meine Schätze nach Hause gebracht und hatte den ganzen Rest des Nachmittags Zeit zum Kochen. Ich stand also da, brutzelte Hühnchenteile für Coq au vin, schnippelte Zwiebeln und Speck und war so gut drauf, dass ich sogar die Black Eyed Peas aus dem Radio ertragen habe, ohne mit den Zähnen zu knirschen. Und jetzt ist mir, ich weiß auch nicht, wie. Ich fühle mich heulig und hab keine Ahnung, wieso. Als wäre jemand sehr, sehr unfair und gemein zu mir gewesen. Oder als hätte ich mir irgendetwas vermasselt. Oder als hätte ich Geburtstag, und alle sagen ab. Und ich schwöre, es gibt keinen Grund dafür. Die Sonne scheint, der Wind rauscht ganz herrlich durch die Bäume, nebenan liegt L. quietschgesund und liest die Zeitung, zwischendurch erzählt er mir von dem, was er gerade liest, das Essen war gut, heute Abend bin ich auf einer Party eingeladen, gespült hab ich auch schon wieder, und niemand will mir was Böses. Sosehr ich auch nach einer anderen Erklärung suche, als Ursache kommt nur Gonal infrage.

Verflixt. Und ich dachte, ich wäre immun gegen so etwas. Vielleicht ist Gonal ja für mich ein bisschen wie Paprika, nur aus Hamstern.

Wenn ich Paprika esse, deprimiert mich das. Bis ich das rausbekommen habe, hat es eine Weile gedauert. Darauf kommt man ja auch nicht so ohne Weiteres, wenn man sich bei Essen normalerweise nur überlegt »Bio oder nicht« oder »Wenn ich das jetzt esse, kriege ich heute Abend meine Jeans noch zu?« und nicht »Wie verändert das meine Laune?«
Deprimiert ist eigentlich der falsche Ausdruck, ich kriege einfach eine fürchterliche Laune. Ich bin traurig, aber vor allem bin ich reizbar und entsetzlich pessimistisch, wenn ich Paprika esse. Eigentlich ein leckeres Gemüse, angeblich voller Vitamine und anderer guter Dinge. Aber sie wehrt sich mit allem, was sie hat, dagegen, von mir verdaut zu werden.
Und nun die Hamstersekrete. An der Vitaminfront vermutlich zappenduster, auch keine Ballaststoffe, dafür andere märchenhafte Qualitäten. Aber die Laune. Ich hoffe ja schwer, das wird in den nächsten paar Tagen noch besser, denn ich habe noch mindestens eine Woche Gonal vor mir. Blöder Mist. Ich bin es nicht gewohnt, so grundlos schlecht gelaunt zu sein. Was macht man denn jetzt, heulen?
Ich versuch es mal mit Dorothy Parker. Tut jetzt sicher gut, etwas von jemandem zu lesen, der noch schlechter drauf ist.

Die gute Nachricht ist: Noch mal zwei Tage später hat sich das wieder gelegt.
Gerade habe ich mir wieder eine Spritze verpasst. Und während ich so dastehe, mein Kleid zwischen den Zähnen, den Bauch zur bewährten Wurst gepresst und die Spritze im Anschlag, sehe ich, wie auf einem Balkon gegenüber eine vollkommen entgeisterte alte Frau zu mir rüberguckt, dann entrüstet das Gesicht verzieht, in ihrer Wohnung verschwindet, die Balkontür hinter sich zuknallt und die Gardine zureißt. Hätte sie noch Holzfensterläden gehabt, hätte sie die sicher auch zugehauen. Was hat die wohl gedacht, dass ich hier an einem Sonntagabend in meinem Blümchenkleid stehe und mir den Tatort nachher mit einem Schuss Heroin versüßen will? (Kommt überhaupt ein Tatort oder nur so ein blöder Polizeiruf? Und wenn Tatort, ist es ein guter oder etwa einer aus Ludwigshafen? Niemand soll sagen, In-vitro würde die üblichen Alltagsfragen außer Kraft setzen.) Denkt die jetzt, die Drogenszene sei in

ihrem Viertel angekommen? Oder hat sie auf die Entfernung die Spritze gar nicht sehen können, sondern mein nackter weißer Bauch war schon schlimm genug? Soo dick ist der ja wohl nicht! (Ich hab leider grundsätzlich das Problem, mich immer gegen jeden noch so bekloppten Vorwurf verteidigen zu müssen. Ich bin kurz davor, ein Schild zu malen und ihr hinzuhalten, auf dem so was steht wie »Habe Endometriose – deshalb verstopfte Eileiter – trotzdem sehnlicher Kinderwunsch – daher In-vitro und damit verbundene Spritzen! Bin CLEAN!« Aber nach dem Gesichtsausdruck eben ist fraglich, ob sie so schnell wieder auf ihren Balkon kommt.)
Die Laune ist tatsächlich wieder besser. Vielleicht nur eines dieser berühmten Umstellungsprobleme. Oder einfach zwei schlechte Tage. Das muss ja auch mal drin sein. Gerade eben lag ich so da mit meiner Zeitung und kam ins Überlegen und dachte mir, eigentlich ist das gar nicht sooo unwahrscheinlich, wie du immer tust, dass du in einem Jahr ein Kind hast. Oder wenigstens einen sehr dicken Bauch. Wie dann wohl das Wochenende wäre? Wären wir solche Eltern, die am Wochenende in den Zoo gehen oder in ein Hallenbad? Hätten wir im Auto immer einen Fresskorb dabei? Würde ich von vorne geschälte Gurkenstücke und Cabanossi und Butterkekse durchreichen, wie meine Mutter das gemacht hat? Hätten wir ein Ins-Bett-bring-Ritual? Ich denke daran, wie früher die Wochenenden für meine Eltern waren. Um sieben wurde die Nacht beendet durch das Geräusch von einem Playmobil- und einem Lego-Eimer, die nacheinander umgeschüttet wurden. Kurze Zeit später die erste Heulattacke meines Bruders, der aber auch genau dieses eine Playmo-Teil will. Dann Umzug ins Wohnzimmer. Die ersten Takte der Titelmelodie vom Räuber Hotzenplotz dröhnen in erschütternder Lautstärke aus den Boxen, weil einer von uns wieder mal den Plattenteller-Geschwindigkeits-Knopf mit dem Lautstärkeregler verwechselt hat. Nun kriegt mein Bruder Hunger, und ich beschließe, ihm schnell eine Kleinigkeit auf meinem echt funktionierenden Puppenherd zuzubereiten. Minuten später beißende Rauchschwaden, Flüche, wieder Tränen. Dann Stille. Meine Eltern sind gerade wieder eingeschlafen, als ich (verkleidet mit Mamas weißem Spitzen-Morgenrock) mit geschlossenen Augen ins Schlafzimmer komme, mich zum Bett durchtaste und meine Eltern frage: »Dürfte ich auch noch eure Tochter sein, wenn ich blind wäre?« Dahinter glück-

lich kichernd mein Bruder.
Also, ich wäre so weit.
Hat da drüben gerade eine Gardine gewackelt? Schnell, wo sind mein Edding und ein großes Blatt Papier?

Gerade habe ich mir Spritze Nr. 5 gesetzt, und jetzt laufe ich hier herum und mache einen auf dicke Hose. Von meinen fünf Jeans passen mir nur noch die großen zwei, die ich von L. geerbt habe (Gott segne und behüte den Boyfriend Look; wäre ich auf Röhren angewiesen, müsste ich nackt gehen). Über mein neues Gewicht halte ich fein die Klappe, das werdet ihr sicher verstehen. Es fühlt sich an, als würden da unten gewaltige Mengen heranwachsen, eher so, als wollte ich demnächst Zuckerrüben ernten statt Eizellen. Werden es wieder elf? Kann ich mir gut vorstellen, vielleicht auch mehr. Zum Glück habe ich hier zu Hause keinen Ultraschall herumstehen, sonst würde ich täglich dreimal nachsehen. (Eine Frau in einem Blog war durch In-vitro schwanger geworden und hat sich so ein Gerät gekauft, mit dem man Babys Herztöne ständig kontrollieren kann. Das wäre mein Ende. Wer so was auf den Markt wirft, hat jedenfalls keine Aktien in Restaurants, Kinos und anderen Dingen, für die man das Haus und den Herztonüberwacher für ein paar Stunden verlassen muss. Wehe, jemand kommt auf die Idee, mir so was zu kaufen.)
Nun gibt es in diesem Haushalt also zwei Menschen mit dicken Eiern. Bisher aber keine heftigen Zusammenstöße und Revierkämpfe. Zum Glück für mich hält sich das Gerücht ja hartnäckig, das wäre nun die Zeit, in der wir armen zarten Frauen für unser Verhalten und unsere Laune nicht zur Verantwortung zu ziehen sind. Ich genieße hormonelle Immunität. Bis abends im Schlafanzug auf dem Sofa liegen und Mädchenserien glotzen? Stundenlang weinen und schmollen, weil L. den falschen Käse gekauft hat? Mit den Füßen stampfen, weil mir niemand den Rücken massiert? Habe ich bisher noch nicht gemacht, aber ich wiege mich in dem Gefühl, wenn ich wollte, könnte ich, und L. würde mir dafür nur gerührt über den Kopf streicheln.
Zeit, Bilanz zu ziehen, was meine Zwischen-den-Zyklen-To-do-Liste angeht.

Vor zwei Monaten, als ich noch dachte, ich hätte nur vier Wochen bis zum nächsten Versuch, hab ich mir eine Liste geschrieben mit allem, was ich bis dahin unbedingt noch machen wollte. Dann hatte ich sogar acht Wochen Zeit, also standen die Chancen nicht schlecht, alles zu schaffen. Mal sehen:

1. Ich muss unbedingt Muscheln essen. Hab ich, und zwar nicht nur einmal. Da waren die Spaghetti Vongole beim Italiener mit den nettesten Kollegen der Welt. Dann waren da die Miesmuscheln als Vorspeise beim Franzosen. Die anderen Miesmuscheln und die zähen, aber leckeren Pfahlmuscheln in New York (eine Art Kaugummi mit Fischgeschmack).
2. Ich will einen ganzen, langen Sonntag in der Sauna verbringen und meine Eizellen langsam durchschmoren ohne Angst vor erweiterten Adern, Blutungen, Pilzen oder sonst was. Hab ich nicht. Nun muss ich mich fragen, wieso. Einerseits waren die Perioden diesmal lang und schmerzhaft, und damit gehe ich nicht in die Sauna. Andererseits hatte ich in den letzten Wochen zwar viel Zeit, aber auch jeden Tag einiges zu tun, und das alles so runterzureißen, dass ich mich dann einen ganzen Tag ohne schlechtes Gewissen in die Sauna hätte verziehen können, habe ich nicht geschafft. Und als ich noch fest gearbeitet habe, waren die Wochenenden alle dicht. Nächstes Mal, versprochen!
3. Ich will überhaupt ganz viele Sachen essen, bevor sie wieder verboten sind. Halb rohe Steaks, Sushi, Mayonnaise, Krabben, stinkigen Rohmilchkäse und vielleicht sogar Minze. Ja, ja, ja, ja, ja und ja. Ja.
4. Achterbahn fahren, und das, obwohl es mir eigentlich gar nicht so viel Spaß macht. Aber ich will nicht schwanger sein, plötzlich fürchterliche Lust auf Achterbahnfahren haben und dann denken: Hätte ich das mal gemacht, als es noch ging. Hab ich, und zwar in ganz großem Stil: auf der uralten Holzachterbahn in Coney Island. Das ganze Ding erinnerte an die Schienen im alten Bergwerk, auf denen Indiana Jones in diesem Kohlenkarren entkommt. Lustigerweise hängen in dieser Achterbahn Schilder, auf denen steht »Please remain seated«, als käme irgendjemand auf die Idee, zwischendurch aufzustehen und die Aussicht zu bewundern. Aber so muss es wohl gewesen sein, sonst würden die Schilder da nicht hängen.

   Jedenfalls: Punkt 4, Haken dahinter. Übrigens gibt es in der Coney-Island-Achterbahn ein bösartiges Gerät, das an der schlimmsten Stelle

Fotos von allen Fahrgästen macht. Dieses Foto hängt an unserem Kühlschrank, und ich werde den Teufel tun und es hier veröffentlichen.

5. Eine Nacht mit den Mädchen. Erst auf die Schanze, dann auf den Kiez und nach Hause kommen zu einer Uhrzeit, um die es bei meinen Großeltern schon Mittagessen gab. Nicht ganz. Zwar hatten wir mindestens eine lustige Nacht, aber niemand kam nach fünf Uhr früh nach Hause, jedenfalls nicht ich. Ach, ich werde wohl doch alt. Und man sollte sich nicht zu unrealistische Ziele setzen. Sagen wir nächstes Mal doch einfach: um eine Uhrzeit, um die meine Oma schon den Tisch fürs Mittagessen deckte. Das war so gegen neun, das könnte ich nächstes Mal schaffen.
6. Einen vollkommen ungeplanten und sinnlosen Flug in irgendeine Stadt buchen. Einfach so, weil ich das darf. Ungeplant und sinnlos? Nein. Aber geflogen bin ich, weil ich durfte. (Man muss sich ja auch nicht plötzlich aufführen wie diese Leute in Filmen, die wissen oder jedenfalls denken, dass sie nur noch vier Wochen zu leben haben. An der Fassade berühmter Wolkenkratzer herumbalancieren und so. Sich Wasserfälle herunterstürzen.)
7. Meine engste Jeans anziehen, die mir schon seit fünf Jahren nicht mehr passt, und so lange darin bleiben, bis meine Füße und mein Kopf blau anlaufen. Leider nein. Das wäre beim jetzigen Stand der Dinge in die Kategorie »sich Wasserfälle herunterstürzen« gefallen. Hätte ich härter mit mir sein sollen? Mehr Reiscracker, weniger Reiswein?
8. Laufen gehen, und zwar so schnell, dass die Bäume um mich herum zu einem langen grünen Streifen verschwimmen. Laufen war ich ein paarmal, aber in ganz gemächlichem Mutti-tut-mal-was- für-die-Figur-Tempo. Verdammt. Haben die Hormone mir jedes bisschen Pfeffer genommen?
9. Am hellichten Tag Alkohol trinken, während andere Leute brav im Büro sitzen. Ja, nun.
10. Vom Dreier springen. Oder irgendwo schwimmen, wo Baden verboten ist. Dieser Sommer war irgendwie nicht danach. Also... nein. Nicht, solange ich zuerst das Eis von der Badestelle hacken muss.
11. Auf dem Fahrrad die miesesten Kopfsteinpflasterstrecken der Stadt abfahren. Ich kann nicht garantieren, dass es die miesesten Stellen waren, aber sie waren schon ordentlich mies. Also ja. Die Zeit bis zur Eizellenentnahme ist so gut wie abgelaufen. Jetzt wird es ernst.

Meine In-vitro-Angstliste

Wer sich schon mal gegen eine Phobie hat behandeln lassen, kennt das Prinzip: Als Erstes braucht man eine Angstliste. Eine Liste, die in aufsteigender Reihenfolge Situationen aufführt, die dir Angst machen. Hast du z. B. Angst vor Spinnen, dann wäre eine Situation am Anfang der Liste »Ich schlage eine Zeitschrift an einer zufälligen Stelle auf und habe plötzlich das Foto einer Spinne vor mir«. In der Mitte der Liste steht »Ich muss in den Keller, wo gestern noch eine dicke Spinne war«. Und ganz weit unten auf der Liste könnte so etwas stehen wie »Eine Spinne läuft mir direkt über das Gesicht«.

Wenn ich so eine Liste für In-vitro aufstellen müsste, dann würde sie ungefähr so aussehen:

1. Ich bekomme zufällig mit, dass eine mir fremde Person es »mal mit künstlicher Befruchtung probiert« hat, aber dass es nicht geklappt hat.
2. L. fragt sich laut, warum bei uns alles so kompliziert sein muss. (Das ist noch nie vorgekommen, aber mir ist auch noch nie eine Spinne übers Gesicht gelaufen.)
3. Ich googele so herum (ganz gegen meine Gewohnheit) und stoße z. B. auf einer großen Kinderwunschseite zufällig auf die Artikelüberschrift »Krebs nach IVF«. Und sofort weiß ich wieder, warum ich normalerweise nicht so herumgoogele.
4. Ich liege nachts um drei hellwach im Bett und denke seit einer Stunde darüber nach, dass ich in vier Jahren 40 bin.
5. Ich habe mir gerade außer Haus im Waschraum ein Medikament verabreicht und plötzlich die fixe Idee, dass ich dabei einen Fehler gemacht oder etwas Wichtiges nicht beachtet habe. Und ich habe keine Chance, jetzt sofort in meinen Therapieplan oder auf den Beipackzettel zu gucken, um mich zu beruhigen, denn meine Papiere liegen ja zu Hause.

6. Ich habe mir gerade meine Spritze in den Bauch gegeben, und auf einmal laufen zwei durchsichtige Tröpfchen aus dem kleinen Loch, das die Spritze gemacht hat. Was ist DAS? Kommt jetzt das ganze Gonal wieder raus? Ist es jetzt zu wenig, um zu wirken? Soll ich noch mal? Große Aufregung.
7. Ich sitze im Wartezimmer meiner Klinik, sehe die anderen Patientinnen da sitzen, die meisten sehen furchtbar resigniert und fertig und mutlos aus, und auf einmal denke ich: Ich bin eine von ihnen.
8. Eine fremde Person wie ein Arzt oder ein Krankenkassenmitarbeiter bezeichnet mich als »unfruchtbar« oder »steril« (wie in »natürlich erstatten wir Ihnen anteilig die Kosten aufgrund Ihrer Sterilität«). Ich selbst nenne mich ständig unfruchtbar, andere sollen da vorsichtig sein.
9. Ich habe ein Kind auf dem Arm, und es fängt an zu heulen. Können Kinder das riechen? So wie die Tiere fliehen, wenn ein Erdbeben kommt?
10. Die Klinik verschlampt etwas. Z. B. bekomme ich ein Rezept, auf dem die Hälfte fehlt, und nur weil das nicht mein erster Versuch ist, merke ich es rechtzeitig. Sofort fährt das Kopfkino auf Hochtouren. Was, wenn die noch viel mehr verschlampen, aber ich merke es nicht? Was, wenn die meinen Namen auf die Eizellen irgendeiner Frau kleben? Was, wenn L.s Sperma gar nicht L.s Sperma ist? Was, wenn … (an dieser Stelle versuche ich, durch Gedankenkraft einen Reset des Systems zu erreichen.)
11. Ich liege auf dem Stuhl, und einer der Ärzte steckt dieses Ultraschall-Ding in mich rein. Auf dem Schirm ist graues Gewusel zu sehen, und es vergehen mehrere Sekunden, bis der Arzt etwas sagt. WAS? SAGEN SIE ES MIR!
12. Ich spreche mit einem Arzt, und er runzelt die Stirn. WAS? SAGEN SIE ES MIR!
13. Ich spreche mit einem Arzt, und er lächelt mich besonders milde und freundlich an. WAS? SAGEN SIE ES MIR!
14. Ich lese zufällig von einer Sache, die angeblich über Erfolg oder Pleite bei IVF entscheidet und von der ich noch nie gehört habe.

Erntezeit: Es ist Sommer, und die Eizellen sind reif

Inzwischen ist mein Gonal-Vorrat ziemlich erschöpft, und wir nähern uns dem großen Tag. Um nicht zu sagen, dem dicken Tag.
Alles beginnt mit einem letzten Ultraschall, um sicherzustellen, dass ich immer noch zystenfrei bin und die Eizellen tatsächlich reif genug sind, um den Eisprung auszulösen.
Der Ultraschall ist – nu ja. Der Arzt, der am Samstag früh zum Termin Dienst hat, ist mir fremd und scheint es mir fast ein bisschen übel zu nehmen, dass da zwar jede Menge Eibläschen sind, aber alle unterschiedlich groß. »Was ist das denn?«, fragt er mich vorwurfsvoll, als hätte ich irgendeine Art von Unfug gemacht. Und ich kann schwören, ich war manierlich! Jede Spritze hab ich mir auf den Punkt gesetzt, das Nasenspray sowieso, da kann man also mit mir nicht meckern. Wird wohl nicht so gemeint gewesen sein, und ich hätte auch keine Lust, meinen Samstag damit zu verbringen, einen Ultraschallstab in irgendwelche fremden Damen zu stecken, der grimmige Ausdruck ist also verzeihlich. Jedenfalls bin ich gespannt, ob die kleinen Mücker den Abstand zu den großen Brüdern in den nächsten paar Stunden noch aufholen. Um ihnen ein bisschen stärker auf die Sprünge zu helfen, soll ich das ganze Wochenende lang jede Menge Eiweiß-Sportler-Pulver aus der Apotheke zu mir nehmen. Das hasse ich zwar fast so sehr wie lauwarme Milch mit Haut, aber man hilft, wo man kann. Und nachmittags, wenn die Laborergebnisse meiner Blutentnahme vom Morgen da sind, will die Klinik mich anrufen, um mir zu sagen, wann genau ich ab sofort welches Medikament zu nehmen habe, damit wir Montag bei der Entnahme auf fette Beute hoffen können.

Als der Anruf dann kommt, sitze ich schon mitten in meinem Mädchenwochenende mit meinen Freundinnen an Beccis Küchentisch in Berlin

und habe das Handy seit Stunden starr im Blick. Meine Spritzen und Synarela sind diesmal mit mir zusammen verreist und warten im Kühlschrank zwischen ca. 80 Flaschen Prosecco Rosé auf ihren Einsatz. Die Klinikangestellte am Telefon scheint vollkommen einverstanden zu sein mit ihrem samstäglichen Dienst, sie erklärt mir ganz nett und fröhlich, dass ich mir bitte um 18:30 Uhr das letzte Mal Synarela setzen solle, dass ich Gonal nicht mehr brauche und dass ich mir um 21:30 Uhr die Ovitrelle-Spritze geben solle, die den Eisprung auslöst. Montag früh um halb neun bin ich dran. Und L. wird dann auch ranmüssen. Der Ärmste muss in einem sterilen Kämmerlein eine Spermaprobe abgeben. Ich kann mir nicht helfen, aber ich hab das Gefühl, ich habe dabei den einfacheren Part. Weniger peinlich ist er auf alle Fälle.
Abends klinke ich mich für fünf Minuten aus der fröhlichen Damenrunde aus, verschwinde im Bad und tue, was zu tun ist. Ovitrelle sieht zwar ein bisschen anders aus als Gonal, aber die Nadel und damit die erforderliche Überwindung ist die Gleiche. Beim letzten Zyklus fiel auch ein Berlin-Urlaub in die Spritzenzeit, und damals habe ich mir auf allgemeinen Wunsch und unter ehrfürchtigem Geraune direkt am Küchentisch meine Gonal gesetzt. Inzwischen bin nicht nur ich ein alter Hase, sondern auch meine Freundinnen, und sooo spannend ist das alles nicht mehr, ich darf also gerne allein sein beim Spritzen. Kurze Zeit danach wächst mein Bauch so schnell, dass ich ihm fast dabei zusehen kann. Nach anderthalb Stunden kriege ich den Reißverschluss meiner Hose nicht mehr zu. Es werden sogar Fotos vom Bauch gemacht, ein Weitwinkelobjektiv ist im Einsatz. Und als die Damen irgendwann nach Mitternacht aufbrechen, um in einen dieser Berliner Clubs zu fahren, wo man vor zwei eigentlich nicht aufzutauchen braucht, wenn man nicht als Landei gelten will, kugele ich mich ächzend auf meine Gästematratze.

Am nächsten Tag schälen sich die tapferen Discodamen gegen Mittag aus ihren Betten, wir holen uns um die Ecke eine Bauarbeitermahlzeit, und dann ist es Zeit zum Aufbruch für die Hamburgerinnen. Auf der Fahrt mit Nelly stelle ich fest, dass ich nun auch im Sitzen meine Füße nicht mehr sehen kann. War das beim letzten Mal auch schon so? Es

zwickt ein bisschen, aber das ist vermutlich nur die Spannung in meiner zum Zerreißen gedehnten Bauchhaut. Nelly grinst und guckt auf die Straße. Auch im Kopf steigt die Spannung. Wie viele Eizellen werden es sein? Wird mein Blutdruck wieder zicken während der Narkose wie beim letzten Mal? Muss ich hinterher spucken, oder wird das nur ein sehr, sehr müder Tag morgen? Werde ich es schaffen, den Mund zu halten, wenn die mich vom Stuhl losschnallen und in den Aufwachraum schieben? (Letztes Mal habe ich ihnen im Narkosevollrausch eine ganz schöne Frikadelle ans Ohr geredet. Und dank Filmriss weiß ich nicht mehr so genau, worum es dabei ging, schäme mich aber trotzdem ein bisschen. Owei. Zum Glück hatte ich sonst alles richtig gemacht, war ohne Makeup und Nagellack und mit der richtigen Anzahl der richtigen Wäschestücke erschienen, hab meine Rechnung pünktlich bezahlt und nicht wieder versucht, den Ärzten ihren Job zu erklären.) Wann kommen die Bläschen zurück in den Bauch? Und werde ich eines von ihnen mal näher kennenlernen?
Es wird wirklich eng da drinnen jetzt. Das Eiweißpulver sorgt auch nicht unbedingt für eine schmale Silhouette. Und beim angeordneten Intimrasieren fällt mir ein, dass ich ja eigentlich noch vorhatte, mir neue und schärfere Rasierklingen zu kaufen. Autsch. Und ich muss mich von Synarela und Gonal verabschieden. Bei Alf gab es eine Folge, in der die Großmutter zu Besuch ist und einfach nicht wieder fährt. Alf ist genervt. Er trägt ihr zu Ehren ein Gedicht vor: »Leb wohl, Großmama. Leb wohl, leb wohl, leb wohl. Leb wohl, Großmama. Leb wohl.« Genau das passende Rausschmeißergedicht für Synarela und Gonal. Wenn ich auch wieder mal sagen muss: Es gibt wenig, was deinen Ruf als tapfere Person so sehr festigt, wie Spritzen, die du dir selbst setzen musst. Da kann man auf die Damen einreden wie auf kranke Kühe, dass das nicht wehtut und auch sonst in keiner Weise schlimm ist. Sie überschütten einen nur umso mehr mit Komplimenten, wie toll man das alles macht. Dumme Damen. Aber niedlich!

Fünfzehn. Ich kann mir das Wort gar nicht oft genug vorsagen, die fünfzehn ist meine neue Lieblingszahl. Stell dir vor, du wünschst dir einen

Wellensittich zu Weihnachten, und dann steht ein Pony unterm Weihnachtsbaum. 15 reife Eizellen haben sie aus mir rausgeholt! Kein Wunder, dass ich einen Bauch hatte wie eine Jahrmarktsattraktion. Und auch sonst war das ein großer Glückstag heute. Die Narkose hat genau das gemacht, was sie sollte, und nichts sonst, keine Übelkeit, keine Müdigkeit, nichts. Und die Schmerzen sind mit bisher zwei Ibuprofen auch gut zu ertragen. Jetzt liege ich im Bett, esse magenschonende Hühnersuppe und fühle mich reich beschenkt. L. sagt, ich solle mich nicht zu früh freuen, und womit? Natürlich mit Recht! Es stimmt ja, dass wir auf jeden Fall den Anruf morgen Mittag abwarten müssen, bis wir wissen, wie viele der kleinen Racker die Nacht und die Befruchtung überstanden haben. Und selbst wenn morgen noch viele gut aussehen, kann sich das alles noch ändern bis zur Rückübertragung oder bis zum Einfrieren. Im Moment halte ich wie angeordnet still, lasse mir den Wind, der so freundlich durch die Balkontür streicht, um die Nase wehen und denke an die 15 kleinen Dinger, die im Moment irgendwo am anderen Ende der Stadt liegen. Noch nicht mal ein Embryo und schon auswärts übernachten. Um zehn seid ihr im Bett, esst nicht zu viel Chips, guckt keine schlimmen Filme, und wehe, ihr macht Telefonstreiche!

Am nächsten Morgen darf ich wieder aufstehen und kann in Ruhe rekapitulieren, wie genau das alles lief. Wobei ich ja von den entscheidenden Ereignissen leider nicht viel mitbekommen habe:
Morgens war ich nüchtern, hungrig, durstig, geduscht, ungeschminkt und in den weitesten Joggingklamotten der Welt abmarschbereit. Nur L. verstand die Eile nicht. »Um fünf Minuten wird es wohl nicht gehen, oder?« Ich war kurz vorm Durchdrehen. Da dreht sich nun wochenlang mein ganzes Leben um diese blöden Spritzen und Sprays, alles davon auf die Minute pünktlich verabreicht, und Monsieur sitzt vorm Frühstücksfernsehen und hat alle Zeit der Welt. Dann dachte ich aber, das sind ja tolle Aussichten für ihn, wenn ich in Zukunft bei jedem Krach mit meinen Spritzen ankomme und damit, was ich schon alles geleistet und getan hätte. Die große Krise konnten wir also zum Glück abwenden, indem ich kurz rausgegangen bin und dem Müllcontainer einen

Tritt verpasst habe, und dann kam er auch schon, und genau zum abgemachten Termin standen wir zwei vor dem Empfangstresen. Und hatten diesmal tatsächlich alle Papiere dabei. Und Crinone. Und den Bademantel. Und auch sonst alles richtig gemacht. Von diesem Moment an breitete sich in mir ein großes, sanftes und unfassbar beruhigendes Gefühl aus, dass alles seine Ordnung hat. Wir durften uns noch kurz verabschieden, dann musste L. an seinen Teil des Jobs gehen, und ich durfte in mein OP-Hemdchen schlüpfen, das Häubchen anziehen und die weißen Socken zu ihrem ersten und vermutlich auch einzigen Auftritt in ihrem Leben überziehen.
Dann noch kurz das Anästhesie-Gespräch (das ich inzwischen fast auswendig mitsprechen kann, Vollnarkose Nr. 7 in den letzten drei Jahren), und ab in den OP. Nettes Geplauder mit den Schwestern und Ärzten, aus dem ich mich dann irgendwann ausgeklinkt habe. Und das (für alle, die das noch nie erlebt haben) geht so: Kleiner Pieks mit großer Vorwarnung, dass es nun gleich wirklich wehtun kann, in der Armbeuge, dann wird an dieser Kanüle eine große Spritze (so eine wie die, die wir als Kinder zum Spielen hatten) angesetzt, darin eine weiße Paste, und während die langsam reingedrückt wird, kribbelt erst der Arm und dann das Gesicht. Das ist ein bisschen unheimlich, vor allem weil man gleichzeitig den Geruch von Stinkwanzen in der Nase hat. Zwei Sekunden später ist man schon ganz tief in diesem Stinkwanzenland. Und wieder zwei Sekunden später liegt man plötzlich in seinem Bettchen und fragt sich, wieso man denn jetzt doch nicht operiert wurde, bis der Arzt reinkommt und einem erzählt, wie es lief.
Und es lief gut, damit hab ich ja schon angegeben. Was ich aber noch nicht erzählt habe, ist, dass ich mich gestern fast ein bisschen geschämt habe für meine gigantische Ausbeute, denn die anderen beiden Frauen im Zimmer hatten zwei und drei Eier und waren darüber sehr traurig. Da fühlte ich mich doch ein bisschen als Eierprotz, eine dezentere Zahl hätte es auch getan. Warum nicht gleich fünfhundert? Oder Milliarden? Aber wir werden sehen, was davon heute noch da ist.
Jedenfalls lag ich dann noch zwei Stunden da, bekam drei Infusionen, irgendwann auch einen Tee und Kekse und freundliche Belehrungen, was nun erlaubt sein würde und was nicht.

Ich muss...

- mir jeden Morgen ein Röhrchen Crinone einführen, wobei ich gespannt bin, ob es sich wieder zu Fensterkitt verklumpt und mir in kleinen Stückchen in die Unterhose rieselt.
- jeden Morgen und jeden Abend 90 Minuten nach der Mahlzeit ein Antibiotikum schlucken, damit die kleinen Würste es auch sauber und ordentlich haben, wenn sie einziehen.
- jeden Tag zwei Gläser angerührtes Sportler-Eiweiß-Pulver trinken, damit das alles gut verheilt und sich keine Zysten bilden.
- Unmengen trinken, am besten Fenchel-Anis-Kümmel-Tee (hartes Los, ich hasse sowohl Fenchel als auch Anis).
- komplett liegen bleiben für 24 Stunden, danach schonen.
- heute Wache neben dem Telefon halten für den großen Moment, wenn der Anruf kommt.

Ich darf nicht...

- heiß duschen oder mir heiße Wärmflaschen auf den Bauch packen.
- Sachen essen, die mich aufpumpen, was in meinem Fall nicht nur die üblichen Verdächtigen wie Bohnen und Kohl ausschließt, sondern auch Weizen und Milch.
- Sport treiben, worauf ich aber im Moment sowieso nicht käme, denn der Bauch ist immer noch eine Wucht, ich bräuchte für ihn so eine Art Sport- BH.
- schwer heben, wobei schwer laut Schwester gestern schon bei solchen Dingen wie einem Jutebeutel mit einem Paar Hausschuhen anfängt. Das ist doch eine überschaubare Liste.

Den Tag gestern habe ich übrigens mit einem kleinen Nickerchen am Nachmittag und zwei (2!) Ibuprofen sehr gut überstanden. Das haben die alle ganz toll gemacht diesmal. Es drückt noch ein bisschen, und ich renne am Tag achtzehnmal aufs Klo, aber das ist doch nur Pipikram für jeden, der schon mal einen richtigen Schnupfen überlebt hat.
Und dann kommt der Anruf.
Sieben sind noch da. Das heißt, wir haben nicht nur genug für eine Übertragung, sondern auch noch für einen Kryozyklus, für den die überschüssigen Zellhäufchen eingefroren und wieder aufgetaut werden.

Einfrieren, das ist toll. Ich friere gerne ein. Es geht dabei nur vordergründig um solche Dinge wie intelligente Vorratshaltung oder darum, wie praktisch es ist, blitzschnell etwas zu essen zu haben, ohne vorher stundenlang zu kochen. Ich tu es einfach gerne. Der Tiefkühlschrank ist sowas wie meine Modelleisenbahn. Manchmal mache ich die Klappe einfach so auf, um zu sehen, ob meine kleinen Tütchen mit Hühnerfond, übrig gebliebenem Weißwein (gut, kommt selten vor), geschnittenem Suppengrün usw. noch da sind. Etwas einzufrieren gibt mir sofort das Gefühl, ein ordentliches Leben zu führen, und weil ich eigentlich ein sehr unordentliches Leben führe, habe ich das Gefühl nur selten und weiß es zu schätzen. Es macht mich glücklich zu wissen, dass meine kleine Tiefkühltruhe gut gefüllt ist und auf mich wartet.
Und nun das!
Von 15 Eizellen haben sich neun befruchtet, von denen aber zwei zu mickerig sind und es wohl nicht schaffen werden. Also sieben. Sieben Kinder, das ist ja wie bei Katholiken! Oder wie bei der Kelly Family (die natürlich auch katholisch ist, oder?). Sogar die Jackson Five waren nur zu fünft!
Sieben. Ich sehe mich schon bei Wal Mart einkaufen und den Wagen mit hausgroßen Cornflakes-Packungen vollladen. Dann verstaue ich das alles in meinem Minivan und karre es nach Hause, wo Tick, Trick, Track, Dicky, Ducky und Dacky und die Nr. 7 schon ganz aufgeregt auf mich warten. »Mami, Mami, hast du uns was mitgebracht?«, »Schnauze.«
Gut, die Phantasie mit den sieben Kindern scheint mir nicht so zu liegen. Aber trotzdem bin ich schrecklich froh und dankbar, dass es sieben sind und nicht eine. Oder null. Hoffentlich ist für meine zwei Zimmergenossinnen auch was übrig geblieben.

Der Adler ist gelandet:

die Rückübertragung

Genauer gesagt, die Adler. Zwei großartige, kräftige Blubberbläschen sitzen jetzt in meinem Bauch und fünf (FÜNF!) weitere in einer Tiefkühltruhe.
Das Besondere an der Rückübertragung ist, dass man bei keiner anderen Gelegenheit so oft hintereinander seinen Namen und sein Geburtsdatum sagen muss. Ich habe gezählt: Heute musste ich siebenmal sagen, wie ich heiße. Es war wie der sicherste Flughafen der Welt, an dem man alle zwanzig Sekunden durch eine Kontrolle muss!
Wenn ich also noch mal damit komme, dass mich kleine Schlampereien wie neulich die mit dem Rezept WAHNSINNIG nervös machen und ich sofort nachts davon träume, das falsche Ei eingesetzt zu bekommen: Das ist Quatsch. Das kann nicht passieren. Es sei denn, da laufen am gleichen Tag zwei Flora Albarellis auf, die auch noch am selben Tag Geburtstag haben. Die passen da wirklich ganz, ganz, GANZ gut auf.
Aber der Reihe nach. Zum ersten Mal seit Wochen habe ich einen Arzttermin zu einer Tageszeit, die selbst ich als vollkommen human bezeichne: Die Rückübertragung ist für elf Uhr angesetzt, also muss ich um Viertel nach zehn da sein. Nicht nüchtern, nur wieder ohne Bodylotion oder Parfum benutzt zu haben. Das kriege ich hin, morgens muss ich nicht wie ein wildes, aufregendes Abenteuer oder wie ein lauer Sommerabend in Spanien riechen. Aber in letzter Sekunde bei einem Blick auf die Liste der Schock: Ich soll schon wieder weiße Socken dabei haben! Das hatte ich überlesen! Was nun? Unter denen vom Montag kleben mehrere Kekskrümel. In meiner Not ist mir jeder Anstand egal, und ich krempele sie einfach auf links, sodass sie blitzsauber aussehen. Ich hoffe schwer, daran wird es nun nicht scheitern.
In der Klinik muss ich nach dem Einchecken als Erstes mit einer netten älteren Schwester sprechen, die mir erklärt, was bis zum Test zu tun und

zu lassen sein wird. Ich soll weiter jeden Tag zweimal den widerlichen Eiweißbrabbel trinken, um Zysten zu verhindern und den Eierstöcken dabei zu helfen, wieder auf Normalbetrieb herunterzufahren.
Jeden Morgen soll ich mir ein Röhrchen Crinone einführen, auch dann, wenn ich zwischendurch anfangen sollte zu bluten.
Ich soll bis zum Test viel Eiweiß essen. »Sie dürfen essen wie ein Mann«, sagt die Schwester, und wer wäre ich, mich dagegen zu wehren? Die Männerdiät besteht vor allem aus Eiweiß, also Fisch, Fleisch und Eiern.
Außerdem soll ich viel trinken, zwei bis drei Liter pro Tag müssen es mindestens sein. Und ich soll alles, was ich tue, ein bisschen geruhsamer und langsamer als sonst tun.
Verboten sind Alkohol, rohes Fleisch, roher Fisch, rohe Eier, Rohmilchkäse und auch sonst alles, bei dem ich mich frage, ob ich das darf. Im Zweifel lieber nicht.
Sport ist bis zum Test verboten. Schon gar keiner, der damit verbunden ist, dass ich mich schnell auf und ab bewege (wie Trampolinspringen – so ein PECH, keine Ahnung, wie ich mein Leben ohne Trampolin meistern soll), aber auch nicht Radfahren, denn dabei fährt man, ehe man daran denkt, über Bordsteine und Kopfsteinpflaster.
Das Antibiotikum, das ich seit der Eizellenentnahme einnehme, um eine Infektion zu verhindern, soll ich weiter schlucken, bis es aufgebraucht ist.
Wenn irgend etwas ist, das mich beunruhigt, soll ich anrufen. Und ansonsten soll ich versuchen, nicht durchzudrehen. Durchdrehen, moi? Sehe ich so aus?
Mit diesen Ratschlägen ausgerüstet, geht es in den OP-Bereich. Eine Schwester führt mich in einen der blitzsauberen Ruheräume und zeigt mir mein Bett und meinen Spind. Ich ziehe mich aus und schlüpfe in ein riesiges OP-Hemd, ziehe meine weißen Schummelsocken an, meine Hausschuhe und den Bademantel, und dann soll ich noch mal fix auf Toilette und danach sofort einen halben Liter stilles Wasser trinken (das hat etwas damit zu tun, dass die Blase auf eine bestimmte Weise gefüllt sein muss, damit nachher die Gebärmutter optimal erreichbar und auf dem Ultraschall zu sehen ist), und dann warte ich auf L., der nachkommen will, sobald er einen Parkplatz gefunden hat. Bei dieser Gelegenheit stelle ich fest: Das Bett heute ist das gleiche Bett wie am Montag, und bei fünfzehn Eizellen beschließe ich, dass es mein Glücksbett ist.

Dann ist L. endlich da, wir dürfen ins Vorzimmer gehen und bekommen beide Papierhäubchen über die Haare. L. muss sich außerdem Plastikhüllen über seine Straßenschuhe und einen grünen Kittel über seine Kleider ziehen. Und jetzt geht es wirklich los. Ich steige auf den Stuhl, rutsche nach vorne und versuche, so entspannt zu sein, wie man das eben sein kann, wenn die Beine in der Luft hängen und man weiß, dass sich gleich entscheiden könnte, ob wir in einem Jahr einen Kinderwagen vor uns herschieben oder nur eine leicht angewachsene Ladung Kinderwunschfrust. Als Erstes kommt eine Frau, die im IVF-Labor arbeitet, und erzählt mir, wie es den Eizellen nun geht (zwei werden heute eingesetzt, eine hat sich sechsmal geteilt, die andere achtmal – letztes Mal waren es eine Vierer und eine Sechser, also auch hier alles besser als beim letzten Mal!). Jetzt ist auch mein Arzt da, lächelt uns vielversprechend an und macht insgesamt den Eindruck, als hätte er nebenan schon einen Weihnachtsbaum samt Geschenken für uns aufgebaut. Auch er scheint bester Dinge zu sein. Er führt mir ein metallisches Gerät ein, das die Bahn frei machen soll für die Sonde, durch die gleich die Zellen in meinen Bauch gesetzt werden. Das Spreizen mit diesem Gerät zwickt ein bisschen, aber das geht schnell vorbei, und ich bin fast zu aufgeregt, das überhaupt zu bemerken. Inzwischen tut sich was auf dem Bildschirm, den wir von hier aus gut im Blick haben: Die Vergrößerungskamera steht nebenan und zeigt uns die beiden Zellbläschen. Ein bisschen sehen sie wieder aus wie schwarz-weiße Prilblumen. Und die werden jetzt von einer Helferin in eine Pipette gesaugt. Schlupp, weg sind sie. Mit der Pipette kommt sie vorsichtig zurück in unseren Raum und übergibt sie meinem Arzt. Und der schiebt die lange, dünne Pipette durch die Sonde in meine Gebärmutter. Was jetzt passiert, können wir auf dem Ultraschallschirm erkennen, denn gleichzeitig wird mein Bauch von außen per Ultraschall überwacht. Er bugsiert die Pipette vorsichtig an eine günstige Stelle und lässt die beiden frei. Dann zieht er die leere Pipette wieder heraus, die Helferin geht damit nach nebenan und überprüft vor laufender Vergrößerungskamera noch mal, ob die beiden Prilblümchen auch wirklich nicht mehr in der Pipette hängen, und dann wünschen der Bildschirm, mein Arzt und alle anderen im Raum uns beiden viel Glück.

Ich klettere mit wackligen Beinen vom Stuhl und gehe mit L. zurück in den Ruheraum. Das ist keine zehn Minuten her, dass ich zuletzt hier war,

und trotzdem kommt es mir so vor, als wäre das Tage her. Gerade waren L. und ich hier noch zu zweit, jetzt sind wir (zumindest vorübergehend) zu viert. Ich darf noch ein paar Minuten auf meinem Bett liegen bleiben (auch wenn ich das laut Arzt nicht muss, weil es keinerlei Einfluss auf meine Chancen hat) und habe schon wieder Oberwasser.
»Mann, waren die niedlich!«
»DIE sind erst mal gar nichts, wir freuen uns lieber nicht zu früh.«
»Aber das ist doch toll gelaufen!«
»Jahaaa, aber das ist es letztes Mal auch, und letztes Mal ging es trotzdem schief.«
»Aber …«
»Babababababa! Liegen bleiben, mal eine Minute still sein.«
Er hat ja so recht. Und dann fahren wir nach Hause: L., ich und die beiden niedlichen Prilblümchen.

Die längsten zwölf Tage aller Zeiten:

Warten auf den Test

In zwölf Tagen ist der Test. Jedenfalls dann, wenn ich nicht wieder vorher schon anfange zu bluten. Das Dumme daran ist, dass heute erst der erste Tag ist. Das heißt, ich muss noch heute warten, dann morgen, dann übermorgen, dann überübermorgen und immer so weiter.
Das Schonungsgebot erweist sich als nicht nur segensreich. Zwar ist es nun L., der allein das Altpapier zum Container schleppt und die Einkaufstüten in den zweiten Stock, aber manchmal habe ich fast das Gefühl, ich müsse um Erlaubnis bitten, bevor ich mich auf den langen und beschwerlichen Weg ins Badezimmer mache, um dort z. B. mit letzter Kraft eine Zahnbürste auf Mundhöhe zu wuchten. Und als L. mich dabei erwischt, wie ich hilflos vor Lachen auf der Couch liege und mir Hugh Laurie und Stephen Fry als »Jeeves & Wooster« ansehe, wird er stinksauer. Ja, habe ich denn gar kein Verantwortungsgefühl? Wie sollen die beiden denn diesen Lachanfall überleben? Vermutlich habe ich jetzt schon, an Tag zwei, den beiden unschuldigen Zellhäufchen das Licht ausgepustet. Ich bin sofort zerknirscht. Aber als die Ermahnungen kein Ende nehmen wollen, reicht es mir auch. Was hab ich getan, Crack geraucht?

Ein paar Tage später machen wir zwei/vier einen Ausflug aufs Land in das Dorf, in dem wir im August heiraten. Es gibt ein Dorffest. Dorffeste haben vor allem damit zu tun, viel zu trinken und dann zu Krachern wie »Komm, hol das Lasso raus« zu tanzen. Das geht nicht ohne Alkohol oder ohne eine Selbstvergessenheit, die ich nie erreichen werde. Nachdem ich seit der Rückübertragung meine Tage entweder auf dem Sofa oder in einem netten Café um die Ecke ohne Schanklizenz für Alkohol verbracht habe, wird das der erste harte Moment, in dem alle anderen dürfen, nur

ich nicht. L. holt sich vom mit Plastiklaub umkränzten Getränkestand ein paar sehr gut aussehende Minibiere aus niedlichen 0,2-Liter-Gläschen, und zwischen zwei Gläsern geht er schon mal die eine oder andere Fluppe mit seiner Mutter und ihren Freundinnen rauchen, während ich vier Wasser, eine Cola und einen Stock im Arsch habe. Dazu gibt es mütterliche Blicke von den Frauen am Biertisch um mich herum. Dank der Punktion und den dicken Eiern bin ich immer noch ein Pipimädchen, und das Wasser will irgendwann raus. Als ich aus dem Toilettenwagen klettere und mir den zwickenden Bauch reibe, kommt mir unsere Pastorin entgegen und fragt mich mit vielsagendem Gesichtsausdruck: »Alles gut?« Später erzählt mir L.s Mutter, die Pastorin habe sie gefragt, ob ihre Schwiegertochter eigentlich auch rauche. »Sonst ab und zu ein bisschen, aber gerade nicht.«, »AHA.«
Normalerweise glaube ich nicht, dass die Leute sich allen Ernstes den Kopf darüber zerbrechen, warum Person A zwar Bier trinkt, Person B aber Wasser. Die haben anderes zu bedenken. Aber das hier ist anders. Schon allein deshalb, weil L. als Kind jedes Wochenende und die Ferien in diesem 300-Einwohner-Dorf verbracht hat und die Leute, bei denen er früher vermutlich nackt durchs Plantschbecken gehüpft ist, jetzt wissen wollen, wen er da eigentlich heiratet. Und wenn eine Hochzeit ansteht, fragt sich die Hälfte der Leute immer, ob da wohl was unterwegs ist. Ich kann's verstehen, ich frag mich das doch gerade auch!
Am nächsten Morgen bin ich verkatert. Von vier Gläsern Wasser und einer Cola.
AHA.

Und dann verlassen wir diese neugierige Bande auch schon wieder, wir haben nämlich zu Hause einen Auftrag: Heute Abend hüten wir ein Baby. In unserer Wohnung. Es kann schon laufen. Ziemlich schnell sogar. Und wenn wir's versauen, wissen die Eltern, wo sie uns finden. Ich hab Angst.

Macht euch auf eine Überraschung gefasst: Das Baby lebt! Und gar nicht schlecht!

L. und ich sind allerdings gestern Abend, nachdem seine Eltern es abgeholt hatten, in klaftertiefen Schlaf gefallen. War das aufregend! Und war das anstrengend! Vier Stunden, die ich so schnell nicht vergessen werde. Genauso wenig werde ich leider vergessen, wie niedlich sich das anhört, wenn zwei Füße mit Schuhgröße 19 im Affenzahn und unter Windelgeknister durch unsere Wohnung flitzen. Hapüh.

Der Kleine wurde von seinem Vater gegen fünf gebracht, wir bekamen die dicke Babytasche und ihren Inhalt erklärt: Windeln, Gläschen, Wickelzeug, Bärchen, Spielzeug, Bücher. »Die Bücher mag er am liebsten, da könnt ihr ihm daraus vorlesen und ihm erzählen, was man auf den Bildern sieht.« (Später stellte sich heraus: Die Bücher haben ihn einen feuchten Dreck interessiert. Aber das hätten vermutlich alle Eltern gern, dass ihr Kind schon früh eine Leidenschaft für Bücher entwickelt.) Dann nutzte der Vater einen günstigen Moment, als der Kleine gerade hingerissen L. anstarrte, und machte sich davon. Keine Reaktion beim Kleinen. Irgendwann, eine halbe Stunde später, lief er einmal mit suchendem Gesichtsausdruck »mamamamamama?« piepsend durch die Wohnung, aber zum Glück wurde nicht geweint, und er wechselte dann auch schnell das Thema.

Nachdem wir jedes einzelne Spielzeug aus der Babytasche ausprobiert hatten und er sich ein Bild von unserer Einrichtung gemacht hatte, beschlossen wir, mit ihm auf den Spielplatz im Park um die Ecke zu schieben. Und jetzt gab es die ersten Tränen: fünf Sekunden Entsetzen, als sich das automatische Garagentor vor uns und dem Kinderwagen hob!

Auf dem Spielplatz angekommen, haben wir folgende Beobachtungen machen können:

Der günstigste Zustand für ein Kleinkind auf einem Spielplatz ist totale Nacktheit, vor allem wenn es auf diesem Spielplatz Matsch gibt. Zum Glück hatten wir ihm wenigstens Schuhe, Hose und Schlafanzug ausgezogen. Es gibt Kleinkinder, die gehen dir gerade bis zum Knie und halten sich trotzdem klar für einen Achtjährigen. Entsprechend groß ist die Enttäuschung, wenn die anderen Achtjährigen es nicht beim Fußball dabeihaben wollen und die erhofften Pässe ausbleiben.

Auf der Rutsche gilt nur eine Verkehrsregel: Abwärts hat Vorfahrt. Förmchen gehören immer irgendwem, und wenn sie noch so herrenlos aussehen.
Die Strecke, die ein Kleinkind pro Sekunde zurücklegen kann, ist direkt abhängig von der Richtung, in die die Aufsichtsperson guckt, und davon, wie dringend und unabkömmlich beschäftigt sie gerade ist. Ich bin sicher, hätte ich auf dem Spielplatz spontan Spritzdurchfall bekommen und kurz ins Gebüsch verschwinden müssen, hätte der Kleine den Weltrekord über 100 Meter gebrochen.
Außerdem bin ich auf dem Spielplatz in Führung vor L. gegangen. Während anfangs die kleine Zauberwurst noch unparteiisch mal L., mal mir irgendwelche Sachen zeigte (»De!« = Lampe, »De!« = Gitarre, »De!« = Motorsäge) und zu uns beiden gleich oft auf den Arm wollte, hat sie sich irgendwann für mich entschieden. Ich glaube, den Ausschlag hat gegeben, dass ich es war, die den Matsch ins Szenario eingeführt hat. Für eine halbe Stunde gab es nur noch Matsch. Matsch, Matsch, Matsch. Dann zogen Wolken auf, es sah nach Regen aus, und wir muckelten das klatschnasse Matschwesen in meine Jacke und verstauten es wieder im Wagen. Die eigenen trockenen Kleider kamen nicht infrage, immerhin musste er nach dem Ballett noch mit Eltern und Großeltern fein essen gehen und präsentabel bleiben. Zu Hause angekommen, haben wir ihn unter die Dusche gesteckt (fand er gut, wider Erwarten), und ich habe zum ersten Mal seit über 20 Jahren ein Kind gewickelt. Dann gab es Gläschen (Tempo und Wendigkeit, darauf kommt es hier an) und eine weitere geführte Tour durch die Wohnung. Inzwischen war die Wurst so müde, dass sie torkelte, aber trotzdem wild entschlossen, nicht zu schlafen. Ich robbte ihm also bis zehn Uhr auf allen vieren hinterher, hob ihn auf Kommando hoch, hielt meine Hände unter alle wertvollen oder zerbrechlichen Gegenstände, die er inspizierte, knipste auf Wunsch Lampen an und aus und machte insgesamt den Kasper. L. war seit dem Spielplatz zweite Reihe und konnte dadurch ungestört sein Curry essen, den 20.15-Film gucken und die Idylle beobachten.
Und eine Idylle war es. Eltern spielen ist schön. Wir sind zwar in uns zusammengefallen wie zwei nasse Säcke, nachdem die echten Eltern den Kleinen abgeholt hatten, aber bis dahin war es toll. Wir können das, oder? Ich glaub schon.

Da drängt sich die Frage auf, wie sich unser eigener Nachwuchs so schlägt. Es zwickt mal links und mal rechts, mal bin ich dünn, mal bin ich dick, manchmal ist mir ein bisschen schlecht. Aber sonst: keine geheimnisvollen Anzeichen für eine Schwangerschaft. Wenn ich in ein Zimmer komme, fängt das Licht nicht an zu flackern, ich kann nicht mit Tieren sprechen, und ich habe immer noch ein Spiegelbild. Ich muss also wohl abwarten bis zum Test. Letztes Mal waren Punktion, Rückübertragung und Test genauso gesetzt, nur einen Wochentag früher – Punktion am Montag, Übertragung am Donnerstag und Test am übernächsten Montag. Und letztes Mal hatte ich Freitagabend die ersten Anzeichen dafür, dass ich meine Tage kriege. Das heißt, im ungünstigen Fall müsste ich wohl nur noch viereinhalb Tage warten. Das geht doch, oder?
Und es zeigt sich wieder mal, dass L. meine besonnene Stütze in diesem Chaos ist. Ohne ihn hätte ich den Kampf gegen die Hysterie längst verloren.
L. ist extrem vorsichtig, wenn es daran geht, sich auszumalen, wie das alles werden könnte. Weil er von Anfang an gesagt hat, dass es gut sein kann, dass es überhaupt nicht klappt oder erst nach langer, langer Zeit. Er will nicht nur sich, sondern auch mir Tränen und Verzweiflung ersparen, indem er versucht, sich so lange wie möglich am Riemen zu reißen. Inzwischen hat er sogar schon ein paarmal gesagt, dass auch nach einem positiven Test noch kein Grund zum Durchdrehen bestehen würde, sondern dass wir fein stille die ersten Monate abwarten sollen. Aber dann!
Ich bin heilfroh, dass er so ist. Denn wenn ich jetzt jemanden bei mir hätte, der genauso ein Fusselhirn ist wie ich, dann hätten wir uns zwar anfangs noch versichert, wir würden extrem lässig und unaufgeregt bleiben. Aber dann würden wir einbrechen, jeden Tag ein bisschen. Es würde vielleicht damit anfangen, dass wir irgendwas im Fernsehen sehen und plötzlich einer von uns sagt: »Niedlicher Name, oder?« Einen Tag später wären wir in der Stadt und würden Kuhaugen machen vor der Scheibe eines Babyladens.
Dann würde einer von uns vielleicht das erste kleine Babyspielzeug in die Wohnung schleppen. Nur für den Fall! Und über kurz oder lang hätten wir die »Eltern« abonniert, dann die halbe Ausstattung angeschafft und uns am Ende Babysprache angewöhnt. Eigentlich bin ich nicht der Typ dafür, aber ich könnte auch nicht die Hand für mich ins Feuer legen!

Und dann käme der schwarze Tag, an dem uns klar würde, wie blöd, vergeblich und traurig das alles im Grunde war.
L. haut schon die Bremse rein, wenn ich einen Namen niedlich finde. Er weiß, dass ich so was ab und zu denke, dagegen kann ich nicht an. Und ich weiß, dass er so was ab und zu denkt und noch viel mehr, dagegen kann er auch nicht an. Aber wir sprechen nicht darüber, damit wir wenigstens eine kleine Chance haben, den Ball flach zu halten. (Und kommt mir jetzt nicht mit »Aber in einer GLÜCKLICHEN Beziehung redet man über ALLES!« Macht ihr das so in euren glücklichen Beziehungen, ich mach das in meiner eben anders.)

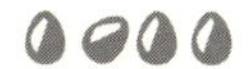

Es ist Sommer da draußen, und zwar in seiner besten Form, nämlich als Sommerabend. Überall in der Stadt sitzen Leute zusammen im Freien, sie liegen auf Decken im Park, oder sie stecken die Füße in den Sand irgendeines Stadtstrandes. Und ich sitze dazwischen und beneide sie. Nicht um die Chance, sich über Independent-Kino zu unterhalten, auch nicht darum, dass ihre Schuhe, Handtaschen und Gürtel aus dem gleichen Leder sind, nicht um ihr verchromtes Ferienhaus auf Sylt (hab ich das richtig verstanden?), von dem sie gerade so laut erzählen, und erst recht nicht darum, dass sie aussehen, als würde heute noch geknutscht. Das ist mir alles egal, vor allem die Knutscherei, ich hab schließlich L. Das können sie alles behalten. Worum ich sie beneide, ist die Chance, sich an einem lauen Sommerabend gepflegt die Kante zu geben. Es muss ja gar nicht viel sein! Nur eben mehr als nichts.
Böse Flora. Oberflächliche Flora. Falsche-Prioritäten-Flora.

Inzwischen sind es nur noch zweieinhalb Tage bis Freitagabend, noch drei Tage bis Samstagmorgen, und wenn ich bis dahin noch nicht blute, fange ich langsam wirklich auch offiziell und für L. hörbar an, zu hoffen. Noch sechs Tage bis Dienstag. Dienstag ist Testtag.
Es nützt ja nichts. Ich habe sogar gewartet, bis L. aus der Wohnung ist, als könnte er die rosarote Gedankenwolke sehen, die über meinem Kopf

hängt. Und jetzt sitze ich hier und gehe klammheimlich dem Verbrechen Nr. 1 von Kinderwunscheltern in der Warteschleife nach: Ich phantasiere den Prilblümchen eine herrliche Zukunft zusammen. Ich baue ein so riesiges Luftschloss, dass der Krach bis Meppen zu hören sein wird, wenn es in ein paar Tagen wieder einstürzt.

Ich denke an alles, was ich als Kind hatte und was die Blümchen eines Tages auch mal haben sollen. Gummistiefel. Kleine Töpfe, in denen wir zusammen Kresse säen. Bambi und Schneewittchen im Kino. Lagerfeuer und Kartoffeln, um sie darin zu backen. Ein Baumhaus. Im Garten zelten, mit Taschenlampe, Gruselgeschichte und Spirituskocher, über dem sie sich Baked Beans (in meiner Kindheit für mich das einzig wahre Cowboyessen) warm machen können. Ein Kuchen am Wochenende. Und sonntagmorgens dürfen sie sich ein Stück mit ins Bett nehmen und ein Glas kalte Milch dazu. Die schönsten Bücher der Welt: Die Brüder Löwenherz, Kalle Blomquist, Madita, Emil und die Detektive, Kleiner König Kalle Wirsch, den Hobbit und noch viel mehr. Ferien auf Saltkrokan, als Buch und als Ferien. Schreibsachen, Rucksack und Aufkleber mit Hello Kitty, Prinzessin Lilifee oder welche andere Figur es auch ist, die sie lieben und die ich blöd, abgeschmackt und kitschig finde. Einen Rasensprenger und ein Plantschbecken. Ein aufblasbares Tier, das größer ist als sie. Laternenumzüge. Playmobil, Lego, Bauklötze und Matchboxautos. Selbst gebaute Buden aus Wolldecken und Sofakissen. Ausstecherkekse, die wir zusammen backen und verzieren.

Großeltern, bei denen sie alles dürfen und sich nie waschen müssen. Badetage, bei denen sie das ganze Bad unter Wasser setzen – so was passiert eben, wenn man einen Walhai und ein Krokodil zusammen in eine Wanne steckt, oder?

Geburtstage mit Schnitzeljagd, und wenn ihr Vater sich beim Verstecken der Hinweise acht Zecken und ein Kilo Brennnesselgift einfängt. Ein Taschenmesser. Freunde, die direkt nebenan wohnen und bei denen sie immer klingeln können.

Befreundet sein mit Kindern, deren Eltern wir nicht leiden können.

Das wird mir gerade zu viel Gefühl. Ich habe Angst vorm Absturz. Darum zurück zu einem ganz technischen IVF-Thema:

Der Crinoneklops

Crinone ist das Gel, das ich mir nach der Punktion bis zum Tag des Tests jeden Morgen vaginal einführen muss.
Schwachbesaitete: nicht weiterlesen.
Eigentlich ist das ganz unkompliziert. Irgendwann nach dem Aufstehen nimmt man sich das Röhrchen, schüttelt das Gel möglichst kräftig nach unten, dreht das Ende ab wie bei einer Flasche »Dreh und trink«, legt sich auf den Rücken mit angezogenen Beinen, schiebt das Röhrchen ein Stück in sich hinein und drückt auf das Luftreservoir am Ende. Dadurch wird laut Beipackzettel genau die richtige Menge mit einem Geräusch wie ein Kinderfurz in dich reingedrückt und bleibt dort, auch wenn du sofort wieder aufstehst und z. B. Jitterbug tanzt (was du nicht darfst, denn Sport ist ja verboten bis zum Test).
Nun hat sich schon beim letzten Mal folgendes Phänomen beobachten lassen: Nach ein paar Tagen mit Crinone hatte ich eines Abends ein paar kleine, weiße Klumpen Gummi in der Unterhose. Eine Substanz, die in Farbe und Beschaffenheit an Fensterkitt erinnert oder an dieses Zeug, mit dem man Badewannen an den Fugen abdichtet. Ich dachte schon: ein Pilz? Wer, ich? Wo ich seit Wochen in keiner Sauna, keinem Sportclub und keinem Schwimmbad war? Aber so sah das nicht aus. Irgendwann kam ich auf Crinone (ja, ich weiß, aber bei mir dauern nun mal manche Dinge ein bisschen länger), und Nachforschungen ergaben: Wo die kleinen Klumpen herkamen, war noch mehr. Genauer gesagt, ein dicker Kittklumpen, so groß wie eine Aprikose. Sofort habe ich den Beipackzettel rausgekramt, auf dem von Kitt nicht die Rede war. Auch im Internet keine Erkenntnisse. Ich wusste nicht so richtig: Muss ich das drinlassen, muss das raus, hab ich das Crinone falsch gelagert? Zu kalt, zu warm? Laut Packungsaufdruck (kein Kühlschrank, aber auch nicht wärmer als 25°) nicht! Oder hat die Apotheke das falsch gelagert? Was passiert jetzt? Hat es nicht gewirkt? Kann es überhaupt wirken, wenn es seit Tagen an diesem Klumpen vorbeimuss? Ich hatte nur noch zwei Tage vor mir, dann kamen auch schon meine Tage (etwa wegen des Klopses?), und

vor lauter Aufregung wegen des schiefgegangenen Zyklus habe ich dann nicht mehr danach gefragt.
Aber diesmal hab ich daran gedacht und wurde aufgeklärt: Das soll so. Warum das nicht im Beipackzettel steht, weiß kein Mensch. Aber weder ich noch die Apotheke, noch Crinone haben was falsch gemacht. Der Klumpen kann drinbleiben, muss aber nicht, wenn »es zu schlimm wird« (hat mein Arzt gesagt. Mein Gott, wie groß kann so ein Klumpen denn werden?).

Am nächsten Tag widmen wir uns einer großen Herausforderung: Fröhlich sein ohne Alkohol. Nicht stillvergnügt für uns selbst, sondern in Gesellschaft.
Bei Douglas Adams heißt es, Fliegen geht so: hinfallen und vergessen, auf dem Boden aufzuprallen. Das Gleiche hab ich gestern mit alkoholfreiem Hefeweizen versucht. Das Glas nur noch im Augenwinkel sehen, sich mit jemandem unterhalten, laut lachen und dann ganz selbstvergessen zu dem frisch beperlten Glas greifen, ein tiefer Schluck ... lecker, so ein Bierchen ... und plötzlich merken: Huch, ich hab ja gerade ein halbes Glas alkoholfreies Hefe getrunken!
Diese Meisterleistung der höheren Meditationskunst ist wirklich schwer. Ich jedenfalls hab es nicht geschafft, und ich hab es weiß Gott versucht: Fünf von den großen gelben Biestern hab ich gestern getrunken. Fünf. Ich weiß, es ist ein gesundes Getränk voller B-Vitamine und Folsäure, ich weiß, dass es schwangeren Frauen sogar ans Herz gelegt wird, ab und zu so was zu trinken, und dass es als Zeichen von seelischer Gesundheit gilt, ohne Alkohol ganz genau so druff sein zu können wie mit. Ich will euch was sagen: Alkoholfreies Hefeweizen ist ganz sicher näher am Original als alkoholfreies Pils. Aber trotzdem noch weit weg. Und es gewinnt nicht, wenn um einen herum lauter fröhliche junge Menschen leckeren Prosecco aus eiskalt betauten Gläsern trinken, eine Fluppe nach der anderen rauchen und irgendwann anfangen zu kichern und den Spaß des Jahrhunderts haben. Haha, lustig, ich nehm auch noch einen Schluck von meinem leckeren ... nein.

Gelassen sein und Loslassen

Schwangere ruhen meist in sich. Oft zumindest oder dann, wenn genügend Glückshormone durch den Körper kreisen und Ängste, Bedenken sozusagen biochemisch ausradieren können. Für eine Weile wenigstens. Kinderwunschfrauen ruhen seltener in sich. Zumindest dann, wenn sie eine Kinderwunschbehandlung (durch-)machen und fremde Hormone durch den Körper kreisen.

Manchmal reiht sich ein erfolgloser Versuch an den anderen. Man könnte heulen und toben und weiß oft nicht weiter. Und bekommt dann den Ratschlag: »Du musst einfach loslassen.« Wobei loslassen auch schon mal bedeuten soll: »Verabschiede dich endlich von deinem Kinderwunsch, dann bist du nicht so verbissen, und es klappt schon!«

Aus Gesprächen mit anderen Kinderwunschfrauen weiß ich, dass nicht nur für mich dieses Loslassen DAS Reizwort schlechthin ist. Loslassen und aktiv sein schließen einander manchmal sehr aus – und eine Kinderwunschbehandlung hat viel mit Aktivität zu tun: Untersuchungen, Blutentnahmen, Ultraschall, Medikamenteneinnahme, dem Warten-Hoffen-Bangen-Bluten-Kreislauf, Entscheidungen treffen. Kinderwunschfrauen sitzen selten da, legen die Hände in den Schoß bzw. auf den Bauch, summen »Ommmmm« und lassen los. Wenn das so einfach wäre – loslassen und dann empfangen, ich glaube, alle IVF-ler könnten ihren Laden sofort dicht machen.

Trotzdem wurde in Studien untersucht, ob man leichter schwanger wird, nachdem man den Kinderwunsch »losgelassen« hat. Fehlanzeige. Deshalb: Schicken Sie Menschen, die Sie mit solchen Vorschlägen nerven, ruhig für eine Zeitlang in die Wüste – lassen Sie sie los.

Was helfen kann … oder zumindest könnte

Eine Kinderwunschbehandlung ist oft eine dynamische Angelegenheit, sozusagen »work in progress«. Mal will man nach dem dritten IUI-Versuch aufhören – und stürzt sich zwei Monate danach mit Elan in den ersten IVF-Versuch. Auch innerhalb einer Pa(a)rtnerschaft kann's Ge-

fälle geben: Nicht immer wollen beide weitermachen. Oder ein Paar glaubt, mit dem Kinderwunsch abgeschlossen zu haben und spürt nach einer Weile, dass wieder Kraft für einen neuen Versuch – vielleicht in einer neuen Klinik – da ist.
Es gibt sicherlich kein Patentrezept, wie man mit all den Fragen bei einer Kinderwunschbehandlung umgehen soll, wann man welche Grenze setzt (sofern es klare medizinische Befunde, Alter oder Kontostände nicht ohnehin tun), was man sich noch zutrauen sollte, wann es Zeit für den Abschied vom Kinderwunsch ist.
Mir selbst hat geholfen, dass ich mit meinem Mann immer im Gespräch darüber geblieben bin, was wir beide wollen, wo wir mit unserem Wunsch nach einem Kind stehen. Dass wir ein großartiges, erfülltes, glückliches Leben zu zweit haben – das zu dritt nicht zwingend besser wird.
Es gibt übrigens ziemlich klare Daten, die besagen, dass Mütter nicht glücklicher sind als Frauen ohne Kind. Ganz im Gegenteil: Frauen ohne Kinder sollen die bessere Glücksbilanz im Leben haben als Mamis.

Genau das haben mir zwei weise, sehr alte Frauen, die immer (und sehr gerne) viele Kinder um sich herum hatten, bestätigt. Meine geliebte Großmutter hat mir auch im hohen Alter immer wieder gesagt, dass man als Frau auch ohne Kind (und sogar ohne Mann…) sehr glücklich sein kann. Und meine Großtante Liesl, die inzwischen Mitte neunzig ist und nicht nur Kinder und Enkel, sondern auch ein Dutzend Urenkel großgezogen hat, gab mir folgenden Rat, als ich ihr erzählt habe, dass wir uns ein Kind wünschen: »Ihr seid verrückt, Kinder haben zu wollen! Genießt besser euer Leben! Leiht euch Kinder, wenn ihr Lust drauf habt, und seid froh, wenn ihr sie wieder abgeben könnt.«

In der Zielgeraden auf den Test,

oder: Das lange, lange Wochenende einer zunehmend hysterischen Kinderwunschpatientin

Freitag, 20.17 Uhr
Noch sind die zwei Prilblumen theoretisch drin. Aber heute ist ein entscheidender Tag. Morgen auch. Und überübermorgen, und erst recht überüberübermorgen.
Beim letzten IVF-Versuch war heute der Tag, an dem ich eigentlich wusste: Es ist vorbei. Ich saß am Vorabend auf einer Geburtstagsparty, hatte gerade mein zweites alkoholfreies Weizen in der Hand und unterhielt mich über die Vorzüge und Nachteile verschiedener Fluglinien (ein Gesprächsthema, bei dem man immer irre wichtig und weltbürgermäßig rüberkommen kann, wenn man nur weiß, wie – ich weiß es leider nicht), als ich merkte, da stimmt was nicht. In den nächsten 120 Minuten war ich ca. 10-mal auf Toilette, um den Status meiner Vermehrungspläne zu überwachen, und das war nicht gerade leicht, denn ich musste mich jedes Mal durch eine Küche voller Leute mit vollen Tellern und vollen Gläsern in der Hand quetschen und jemanden wegscheuchen, der mit dem Rücken an die Klotür gelehnt dasaß (natürlich auch mit vollem Glas und vollem Teller in der Hand). Und irgendwann wurde aus einem leichten rosa Schleier ein dunkelrosa Schleier, und aus leichtem Zwicken wurden Krämpfe, und ich hatte immer weniger zum Thema »Lufthansa vs. Delta vs. Continental vs. Emirates« zu sagen, und dann bin ich irgendwann nach Hause gegangen. Am nächsten Morgen war aus dunkelrosa knallneondunkelrot geworden. Und das war es dann.
Insofern ist also auch heute Abend eine wichtige Station. Und wenn ich morgen früh außer Crinone keine Erlebnisse außer der Reihe im unteren Bereich meines Körpers habe, dann bin ich schon ein kleines Stück weiter. Das Gleiche gilt für übermorgen. Und wenn ich Montagmorgen

aufwache und immer noch sauber bin, dann gehe ich schon etwas beschwingter zum Test. Bis dahin hat die Unfruchtbarkeit bei jedem Gang zur Toilette einen Matchball.

Freitag, 23:00 Uhr
Noch nichts. Bisher weder rot noch mauve, noch rosé, noch pink, noch sonst was. Damit bin ich schon eine ganze Menge Stunden über dem letzten Mal. Und dreimal so aufgeregt. Ein Glück habe ich für heute eine beeindruckende To-do-Liste vorzuweisen: Es sind Bananen-Schoko-Muffins zu backen, weil L. schon wieder Bananen gekauft und dann nicht aufgegessen hat und das die einzige Form ist, in der sie genießbar sind, außerdem ist ein Flohmarkt um die Ecke, auf dem ich nach Nachttischen Ausschau halten will, dann muss ich zum Baumarkt und Farbe für Fahrrad, mögliche Nachttische, einen Balkonstuhl und Tafelfarbe kaufen, mit der ich irgendwann mal irgendeine Fläche in der Küche streichen will. Und das Beste von allem: Ich kann mich den ganzen Tag über L. beömmeln, der heute und morgen ein Fatburn-Super-Hardcore-Wochenende nach Dr. Strunz veranstaltet. (Der, der auf seinen Büchern immer so ungehörig mit dem Finger auf seine Leser zeigt.) Das heißt, er darf täglich nur etwas Obst und ab und zu ein Gläschen von meinem Eiweißpulver zu sich nehmen, muss währenddessen aber ein ums andere Mal um den Park rennen und Muskelübungen machen. Und das, obwohl ich doch seiner Meinung nach nicht lachen darf!
Ich halte euch auf dem Laufenden.

Samstag, 7:00 Uhr
Da ist doch was in meiner Schlafanzughose. Ist da was? Da ist doch was. Ist da was? Kurzer Gang aufs Klo: Da ist nichts. Ich überlege, ob ich einfach bis Dienstag nicht mehr aufs Klo gehe, um nicht bis dahin 80-mal auf das Klopapier zu starren wie auf einen Brief mit einem Prüfungsergebnis – in der Angst, ich könnte etwas Pinkes, Zartrosafarbenes oder Rotes sehen.

Samstag, 8:00 Uhr
Mich hält nichts mehr im Bett. Irgendwie schaffe ich es trotzdem, so zu klingen, als wäre das alles zwar spannend, aber ü-ber-haupt kein Grund

zum Durchdrehen, und nicht das Nervenbündel raushängen zu lassen, das ich eigentlich bin. Als Ergebnis bin ich jetzt tatsächlich kein Nervenbündel mehr. Hatte dieser Dings (Marx? Skinner? Beck? Matt Groening?) recht, und das Bewusstsein folgt dem, was man tut?

Samstag, 10:45 Uhr

Während ich mich unter gar keinen Umständen über L. lustig machen darf, was diesen Strunzo-Plan betrifft, darf er sich scheinbar pausenlos über mich und meine acht Gänge zum Klo pro Stunde lustig machen. Das geh ich dem Internet petzen.

Samstag, 11:06 Uhr

Nach dem Duschen bin ich schon kurz davor, eine schwarze Unterhose anzuziehen. Dann gebe ich mir einen Ruck und beschließe, das hier auf die harte Tour zu machen: weiße Unterhose. Wenn es schiefgeht, will ich es sofort wissen.

Samstag, 11:53 Uhr

Nach vier Gängen aufs Klo in der letzten Stunde sieht es bisher so aus, als würde ich bisher nicht meine Tage bekommen. Aber wer weiß? Ich geh noch mal schnell gucken, Moment... nein.

Samstag 12:50 Uhr

Gang zu Drogerie und Supermarkt. Vorher überlege ich: mit Binde oder ohne? Für »mit« spricht: Falls was passiert, passiert es wenigstens nicht meiner Unterhose und meinem nagelneuen Sommerkleid. Gegen »mit« spricht: schlechtes Baby-Feng-Shui. Ich will mir hinterher nicht einreden, die Binde hätte die Periode herbeigerufen. Am Ende gewinnt Baby gegen Sommerkleid. Also ohne.

Samstag, 14:08 Uhr

L. hat sich gerade aus Früchten, Leinöl und noch irgendwas seine einzige Nahrungsquelle für dieses Wochenende zubereitet. Ich dagegen habe ein Kilo Spareribs gekauft. Denn entweder brauche ich in den nächsten Tagen Eiweiß (gut fürs Baby) oder Trost, weil es kein Baby gibt, für beides sind die Dinger gut.

Samstag, 14:48 Uhr

Gerade Telefonat mit Freundin Klärchen. Ich steigere mich in eine schreckliche Hasstirade über einen Freund von Freunden rein, der nun schon zwei Kinder mit Frauen hat, um die er sich überhaupt nicht kümmert oder vielmehr nur dann, wenn er gerade so drauf ist. Stattdessen sieht man ihn weiterhin jeden Abend dummes Zeug reden und lecker Bierchen in sich reinschütten, und er ist ja auch nicht der Typ fürs Zusammenziehen. Mitten in meinem Ausbruch merke ich, dass ich mich in so eine Art Müttersoli gefaucht habe, was ja wohl ziemlich voreilig ist. Ruhig, ganz ruhig. Unterhose: weiß.

Samstag, 17:01 Uhr

Zurück vom Schanzenfest. Der »Wir-Mütter-müssen-zusammenhalten«-Rappel scheint vorbei zu sein. Wer kommt bitte auf die Idee, ohne Not mit einem Zwillingskinderwagen über einen hoffnungslos überfüllten Flohmarkt zu schieben? Und dann, wenn ihm eine Bekannte entgegenkommt, die auch einen Zwillingskinderwagen hat, einfach mitten auf der Straße stehen zu bleiben, um ein Schwätzchen zu halten, und zwar so, dass die beiden Kinderwagen NEBENEINANDER stehen? Wie groß kann die Sehnsucht nach gebrauchten Mehrfachsteckdosen, alten Fitness-VHS-Cassetten und selbstgebasteltem Schmuck sein? Immer noch weiß.

Samstag, 18:28 Uhr

L. ist gerade aufgebrochen, um zum zweiten Mal an einem Tag laufen zu gehen. Obwohl er darauf besteht, dass bisher nicht mehr als zwei Kilo weg sind (nach einem einmonatigen Terrorregime aus Fitnessstudio und Trennkost), sieht jeder Depp, dass er jeden Tag dünner und fitter wird. Ich könnte ihn auffressen, wie er da steht in seinem schwarzen Hemd und der kurzen Laufhose. Und gleichzeitig macht mir das Kummer, dass er es diesmal scheinbar wirklich durchhalten will mit seinen Fitnessplänen und dass er in den nächsten Monaten immer schärfer aussehen wird, während ich vielleicht demnächst von Tag zu Tag dicker und dicker werde. Der heiße Typ und das Tönnchen. Ist Sport wieder erlaubt nach dem Test, auch wenn ich schwanger sein sollte? Demnächst kommt das neue Sportspiel für die Wii raus, wenigstens das darf ich doch hoffentlich?

Und hat meine Unterhose irgendetwas dazu zu sagen, wie mein Sportprogramm nächste Woche aussehen wird? Nein. Hat sie nicht. Und gibt es einen speziellen Bereich der Hölle für Frauen, die sich angesichts der Frage, ob sie demnächst ein Baby bekommen oder nicht, ernsthaft überlegen, ob sich das denn auch mit der Möglichkeit vereinbaren lässt, demnächst lustige kleine Männchen in ihrem Wohnzimmer Golf und Volleyball spielen zu lassen? Und die im Weinladen vor einer Flasche Cremant rosé stehen und sie gierig mustern und denken: »Hm, vielleicht ja morgen schon?« Und die ihr Vielleicht-Baby als Entschuldigung dafür gebrauchen, sich mit Spareribs vollzustopfen wie ein Wikinger? Und dann auch noch maulen, dass die Büx nicht mehr passt?

Samstag, 19:30 Uhr
Wir nähern uns der 24-Stunden-drüber-Marke. Prilblümchen! Mama ist schon jetzt sehr stolz auf euch! Wenn ich von nun an bei jedem Versuch 24 Stunden länger aushalte, dann brauche ich nur noch 280 Versuche, um die 40 Wochen voll zu machen!

Samstag, 21:07 Uhr
Gerade wird mir klar: Wie jetzt, es könnte tatsächlich sein, dass ich schwanger bin? Also, ich meine, jetzt im Ernst? ICH?

Sonntag, 4:00 Uhr
Nichts.

Sonntag, 4:20 Uhr
Nichts.

Sonntag, 5:00 Uhr
Nichts.

Sonntag, 5:58 Uhr
Nichts. Das heißt, nun bin ich schon 36 Stunden länger dabei als letztes Mal, und statt 280 weiteren Versuchen bräuchte ich bei dieser Rate nur noch so ca. 183 ... yippieh! PRILBLÜMCHEN, ICH GLAUBE AN EUCH! (Wenn ich es nur laut genug schreibe, wirkt es vielleicht.)

Sonntag, 8:51 Uhr
Nichts. Ich steh auf, hat ja keinen Zweck. Was rumort da so, ist das ein Embryo, die kommende Periode oder die Schweinerippchen?

Sonntag, 9:05 Uhr
Das Wilde an so einem Wochenende ist: Schon kurz nach dem Aufstehen muss man sich mit den ganz wichtigen Fragen beschäftigen. Um eine Zeit, zu der es mich sonst schon fast überfordert, den Wasserkocher in Gang zu setzen. Ist das Tag 1 vor der großen Enttäuschung oder der offizielle Tag 27 meiner Schwangerschaft? Bin ich so, wie ich hier gerade sitze und tippe, eine angehende Mutti oder eine Frau, die sich demnächst eine ganze Batterie von Hobbys zulegen muss? Stimmt es, dass man in den ersten Schwangerschaftswochen noch mal abnimmt? (Eigentlich dreht sich mein Leben sonst ziemlich wenig um mein Gewicht, Schuld sind nur dieser verflixte L., der nun schon wieder laufen geht, und mein Hochzeitskleid, das gerade irgendwo von fleißigen Händen zusammengenäht wird und mir Ende August mal besser passen sollte.) Wie würde mein Kind aussehen, wenn es ...
Stopp. Bis hierher und nicht weiter.
Sind das jetzt vielleicht die letzten Tage, in denen ich noch Discojeans, Bikinis und Minikleider tragen kann? Wer weiß, für immer? Hat sich die große Maschinerie schon in Gang gesetzt, die mich mit Schwangerschaftsstreifen überziehen, für Monsterhupen sorgen und mich für die nächsten fünf Jahre um den Schlaf bringen wird? Sollte ich das lieber genießen, hier zu sitzen und ein Tässchen Tee zu trinken, während nichts weiter zu hören ist als der Wind in den Bäumen vorm Balkon? Gleich lese ich ein bisschen in der »Zeit«, dann gehen L. und ich los und starren eine Wohnung von außen an, die er im Netz gefunden hat, nachher Flohmarkt ... ist sowas vielleicht demnächst vorbei?
Aaaaja. In dem Moment, wo die schwangerentypische Torschlusspanik einsetzt, wäre es vielleicht an der Zeit, die Bremse reinzuhauen. Denn bisher bin ich weder »schwanger« noch »nicht schwanger«, sondern »vielleicht schwanger«. Haben wir das jetzt? Gut. Dann ist jetzt hoffentlich für eine Stunde Ruhe in der Rappelkiste, in die sich mein Kopf gerade verwandelt.

Sonntag, 9:59 Uhr
Wer alle zwanzig Minuten aufs Klo muss, verbraucht eine Menge Klopapier. Deshalb hab ich gestern neues gekauft, es ist mit Kamillen bedruckt. Und gerade habe ich für einen winzigen Augenblick eine der Kamillenblüten, die in der Mitte orangefarben sind, für den Vorboten eines Blutflecks gehalten. Ich dachte, die Welt friert ein. Das wäre wohl die Antwort auf die Frage, ob ich nicht doch wenigstens ein BISSCHEN entspannter bin als die anderen IVF-Damen. Welcher Depp hat dieses Klopapier gekauft? Ich meine, BEDRUCKTES Klopapier? Wieso nicht gleich Klopapier mit einem fröhlichen roten Tupfenmuster?

Sonntag, 11:04 Uhr
Und muss sich dieses Crinone eigentlich ausgerechnet auf diese dämliche Art aus mir rausschleichen? Auf diese Art, bei der ich drei Stunden lang ständig denke, das war's? Und wieso wird Crinone eigentlich genau in DER Packungsgröße verkauft, in der einem bis zum Testtag immer genau EIN Röhrchen fehlt, sodass man eine zweite Packung kaufen muss, die aber bis zum nächsten Versuch nicht mehr haltbar ist?

Sonntag, 12:35 Uhr
Zurück vom Flohmarkt um die Ecke, bepackt mit sechs Dolly-Büchern (was auch immer mich da geritten hat – sie waren billig), einer Kinderbibel für L.s Patenkind (immerhin hübsche Bilder und goldene Lesezeichenbändchen), einer Ladung Keramikkrüge für Mehl, Salz und Zucker (Nestbautrieb) und zweimal Erich Kästner. Überall Gitterbettchen, Fisher Price, Playmobil und ausgemusterte Strampler. Und an einem Stand folgende Argumentation:
L., größter Eisesser der Welt, bewundert einen Stapel aus zehn hübschen Eisbechern und überlegt sich, vier davon zu kaufen.
Flohmarktstandfrau: Nehmt doch zehn, sonst sitzt ihr mit fünf Kindern um einen Tisch, und es gibt Streit.
Ich: Wir sitzen aber nicht mit fünf Kindern um einen Tisch.
Frau: Aber bald.

Was WOLLEN die eigentlich alle? Ist ja gut, ist ja gut, ich gerate ja schon in Panik und hab längst demütig eingesehen, dass ich auch nicht cooler bin als andere, aber kann die Welt jetzt bitte mal aufhören mit dem Quatsch?

Sonntag, 16:00 Uhr

Immer noch nichts. Die Wohnung, die wir uns angesehen haben, war Mist, viel zu laut, kein Balkon, hässliche Fenster, das Haus ziemlich heruntergekommen, und hier könnte man kein Kind vor die Tür lassen. Für den merkwürdigen Fall, dass man eines hätte. Oder fünf, wie die Wahrsagerin vom Flohmarkt prophezeit hat. Aber das Straßenfest war nett. Wenn man in einem Viertel wohnt, in dem sogar ein Straßenfest NICHT bis zur Weißglut nervt, weil alle irgendwie friedlich, frisch geduscht und ohne zu drängeln ihrer Wege gehen, die Flohmarkthändler nette Sachen und keinen Müll verkaufen, es nicht überall nach verbranntem Fleisch stinkt, bis die Augen tränen, keine Hundertschaften der Polizei in Bereitschaft stehen müssen und die Vattis nicht morgens um elf schon besoffen sind, und wenn außerdem niemand in Lederhosen auf einer Bühne steht und »Hang on sloopy« oder »Macarena« singt, dann sollte man da wohnen bleiben. Noch ein Argument mehr gegen die doofe Wohnung.
Außerdem versuche ich gerade, mich auf ein Mal Klo und Nachsehen pro Stunde runterzukochen. Es ist einfach zu heiß für einen ausgewachsenen Rappel, das muss sogar ich einsehen.

Sonntag, 20:38 Uhr

Nichts, nichts, nichts. Und ablenken klappt nicht mehr, irgendwie kriegt alles einen Babybezug, und wenn es nur die schwangeren Frauen sind, die scheinbar überall hervorploppen. Überall die Biester! Schade, dass ich mich nicht für World of Warcraft oder Stricken interessiere, damit könnte man vermutlich noch locker ein paar Stunden ohne jeden Hormonbezug totschlagen.
Davon abgesehen aber weiterhin nichts außer diesem komischen Zwicken, mal rechts und mal links. Keine Übelkeit, keine komischen Gefühlswallungen, kein Heulen, keine Geruchsempfindlichkeit. Alles wie immer. Dafür habe ich gerade festgestellt: zehn Tage ohne einen Tropfen Alkohol, und man sieht aus wie das Kind auf der Rotbäckchen-Flasche. So frisch und rotwangig und gesund! Scheußlich! (Seht ihr: Sogar mein Spiegelbild hat Kinderbezug. Ich dreh durch.)

Sonntag, 23:15 Uhr

Ich schiebe meinen Drei-alkoholfreie-Hefeweizen-Wanst in die Wohnung, nachdem ich mit Zoe die Schanzen-Saison eröffnet habe (ihr dürft euch das nicht als offiziellen Termin denken. Wir haben keine Kostümchen getragen, und es wurde kein rotes Band durchschnitten, und Bläser gab es auch keine. Das Ganze war mehr eine private Eröffnung), und krähe L. an: »Immer noch nichts! Immer noch nichts!« Er grunzt nur irgendwas.

Ich: »Was ist denn los, nun doch kein Babywunsch mehr?«

Er: »Doch, aber ich will nicht, dass du hinterher enttäuscht bist.«

Ich: »Bin ich doch nicht, haben wir gerade noch mal besprochen, höchstens ein bisschen. Wenn es nicht geklappt hat, dann passe ich demnächst in mein Hochzeitskleid, darf auf meiner Hochzeit trinken und habe einen lustigen Sommer. Nüch?«

Er: »Ich kenn dich. Das sagst du dir jetzt alles, aber dann ...«

Er traut mir einfach nicht. Ich mir aber!

Die bisher positivste Phase meines Lebens:

die ersten Wochen der Schwangerschaft

Morgen um die Zeit weiß ich es. Heute aber noch nicht. Das ist nun wirklich ein simpler Zusammenhang, jedes Kind müsste das verstehen. Ich versteh es trotzdem nicht. Ich kann überhaupt nicht begreifen, dass wir vielleicht neulich mit einer kleinen Wurst im Bauch im Theater waren (ablenken funktioniert übrigens doch: In dem Stück ging es unter anderem um Schwangerschaft, und bin ich zusammengezuckt? Nahein!) und Bus gefahren sind.
Außerdem war ich auf der Suche nach Brautschuhen, die nicht hinten offen, vorne spitz und viel zu flach sind (wieder erfolglos, ich versteh nicht, wieso die alle gleich aussehen und alle so, als wären sie für Bräute gemacht, die mit weniger als einer Dose Elnett im Haar nicht auf die Straße gehen), und dann noch in meiner Stammapotheke mit der zauberhaften Apothekerin, um mir für das letzte Röhrchen morgen noch einen Sechserpack Crinone zu besorgen.
Folgendes Gespräch:
Sie: »Das kostet ja jetzt keine Zuzahlung mehr.«
Ich: »Ach? Das ist aber neu, oder? Na ja, kommt für mich vermutlich ein bisschen spät, aber die anderen haben Glü… .«
Sie: »Ach nee. Das ist nur bei Schwangerschaft. Sind Sie schwanger?«
Ich: »Das weiß ich nicht. Das weiß ich erst morgen.«
Sie: »Denn WENN Sie schwanger wären, wäre das jetzt kostenlos.«
Ich: »Aber ich weiß es nicht. Ich hoffe es nur.«
Sie: »Wann ist denn der Test? Können Sie dann nicht hinterher noch mal vorbeikommen?«
Ich: »Um zehn, aber das Ergebnis kriege ich erst später.«
Sie: »Wir verkaufen auch Schwangerschaftstests.«

Ich (winde mich wie ein Aal): »Äh … aber das geht leider nicht, ich brauch einen anderen Test, ich meine …«
Sie: »Ach so. Ja. Gut. Und was meinen Sie, was da rauskommt?«
Ich: »Wissen Sie was, ich zahl das jetzt einfach.«
Ich bin nämlich doch ein bisschen abergläubisch. Wer hätte das gedacht? Morgen. Ich fasse das wirklich nicht. Angenommen, ich wäre jetzt nicht mit L. zusammen, sondern mit irgendeinem Nerd mit Computerberuf, dann könnte ich jetzt an seine DVD-Sammlung gehen, mir die »Herr der Ringe«- Trilogie raussuchen und einfach alle drei Teile ansehen, und dann wäre es schon so weit, zum Test zu fahren. Oder wenn ich mich jetzt in einen Zug setzen und meinetwegen nach Amsterdam fahren würde, dort kurz Luft holen und wieder in einen Zug zurück steigen würde. Dann wäre es auch Zeit. Oder ich könnte …
Bekloppt. Ich werde es nicht schaffen, egal, wie ausgefuchst ich mir das hintrickse, mir tatsächlich vorstellen zu können, dass in 12 Stunden (und dann noch mal so ca. vier hintendran) alles komplett anders sein wird als jetzt. Egal, ob es klappt oder nicht.

Und dann sind die 12 Stunden tatsächlich vorbei. Ich sitze am Schreibtisch, in der Ellenbeuge eine kleine Kruste vom Einstich. Jetzt ist es Punkt eins. Ab drei kommt der Anruf. Wieso erst ab drei, letztes Mal doch schon um zwei? Ich könnte durchdrehen. Aber ich lass es lieber. Stattdessen habe ich den HSV-Schnuller mal auf Verdacht besorgt, notfalls kriegt ihn L.s kleiner Neffe, ich habe nämlich nicht vor, jedes Mal in Tränen auszubrechen, wenn ich an meine Wäscheschublade gehe, in der er jetzt liegt. Außerdem war ich bei Thalia und habe mir Babybücher angeguckt, aber NICHT gekauft! Auch wenn ich im Stechschritt den Laden verlassen musste, um mich davon abzuhalten. Aber den widerlichen alkoholfreien Sekt habe ich besorgt und kalt gestellt. Wenn ich nicht schwanger bin, kippe ich ihn feierlich ins Klo und mache mich auf den Weg zum Weinhändler meines Vertrauens. Denn dann wird L. mich heute Abend zu Sushi und Weißwein ausführen, auch wenn er das jetzt noch nicht weiß.

Zurück zu Hause, habe ich dem nervösen Nerd in mir Luft gemacht, indem ich erst mal mit Dr. Kawashima auf der DS trainiert habe. Schließlich habe ich nicht nur eine Gebärmutter, sondern auch ein Gehirn. Wenn ich meinen Teller nicht leer gegessen habe, will Dr. Kawashima, dass ich ein Akrostichon bilde, also aus den Buchstaben eines Wortes einen Satz bastele, der dazu passt. Heute war das Wort MAMA. Was denkt der sich eigentlich?

Außerdem bin ich jetzt schon ganz heulig wegen der unzähligen Daumendrück-Kommentare und -SMSen von diversen Blogleserinnen und meinen Freundinnen. Wieder mal denke ich: Es kann ja sein, dass es für manche Frauen einfacher ist, wenn niemand Bescheid weiß. Für mich ist es so auf jeden Fall besser. Wenn es schiefgeht, nehme ich lieber in Kauf, ein paarmal zu oft darüber sprechen zu müssen, als das ganz alleine in einem abgedunkelten Zimmer durchzumachen. (Ich habe Bekannte, die haben sogar in den ersten Monaten nichts erzählt und dann erst ein Jahr später in einem Nebensatz erwähnt, sie hätten ja dann auch eine Fehlgeburt gehabt. Wie machen die das? Ich würde das nicht schaffen. Absolute Verschwiegenheit und geheimnisvolle Undurchdringlichkeit sind nicht meine Stärken.)

Als ich in der Klinik war, stand da ein Paar, das sich erst mal nur die Prospekte mitnehmen wollte. Ich dachte nur: »Ihr zwei habt noch so viel vor euch.« Ich habe noch nie etwas mitgemacht, bei dem man sich so schnell wie ein Vollprofi fühlt wie IVF. Es ist wie in diesen Geschichten, in denen man eine Nacht irgendwo verbringt, und wenn man den Ort wieder verlässt, sind sieben Jahre vergangen. Wohingegen mein Schreibtisch gerade ein Ort ist, an dem man stundenlang sitzt, und hinterher sind sechs Minuten vergangen.

13:06 Uhr.

13:12 Uhr.

13:13 Uhr.

Ich nage zum Zeitvertreib um ein Haar die Tapete von der Wand, zerlege beinahe die Einrichtung und beiße fast in meinen Rechner.

13:45.

Noch eine Stunde und 15 Min ... GAAAAH! Telefon.

Mein Arzt ist dran und klingt schon beim ersten Wort so, als könnte er nur mühsam ein Kichern unterdrücken. »Also, ich habe gute Nach-

richten: Sie sind schwanger, der Wert war sehr deutlich positiv, und alles sieht hervorragend aus.« Und dann sagt er noch irgendwas davon, dass ich Donnerstag wieder zur Blutabnahme kommen soll und in drei Wochen dann zum Ultraschall. Es kann aber auch gut sein, dass er irgendwas über die Wirtschaftskrise, Rosenzucht oder die Flugverbindung nach Rom sagt, so genau weiß ich das leider nicht mehr. Denn in diesem Moment bin ich kurz vorm Durchdrehen und will nur noch, dass dieses Gespräch beendet ist, sodass ich mich ungestört und in Frieden laut kreischend auf dem Fußboden wälzen kann. (In meinen In-vitro-Papieren heißt es, Patientinnen mit psychischen Problemen könnten von der Behandlung ausgeschlossen werden. Und wir wollen ja nicht … oder?)
Nach zehn Minuten Kreischen und Wälzen komme ich kurz zu mir, um zu meinem Weinmann um die Ecke zu laufen und für alles Geld, das ich noch im Portemonnaie habe, eine Flasche Champagner rosé für L. zu kaufen, es reicht schließlich, wenn einer von uns beiden die Light-Live-Plörre trinken muss. Dann noch ein bisschen wälzen und kreischen und mit dem HSV-Schnuller in der Hosentasche lauern, bis L. endlich nach Hause kommt. Als er dann kommt, verstecke ich mich auf dem Balkon. Lange muss er nicht suchen, weil ich so wahnsinnig laut kichern muss. Da findet er mich dann mit dem Schnuller und einer Kiefersperre vor ekstatischem Grinsen.
Und das wird ein sehr, sehr großer Spaß. Ich hatte manchmal schon Angst, dass L. sich gar nicht so richtig freut und auch nach einem positiven Test immer noch denken wird: Ohje, ohje, aber wenn es schiefgeht und wir doch kein Baby kriegen, aber diese Angst ist – wie sich jetzt zeigt – sehr, sehr bescheuert und unbegründet.
Und dann haben wir nur noch so wenig Zeit, weil L. schon vor Wochen Theaterkarten für den Abend besorgt hat und die Vorstellung schon um sieben anfängt, weil auch zwei Kinder (Kinder. Wie in »schwanger«) mit auf der Bühne stehen, und dabei wollte ich doch noch dasitzen und mich freuen und alkoholfreien Sekt trinken und mit allen stundenlang telefonieren und bloggen und noch tausend Sachen mehr. Aber das geht dann eben nicht. Und deshalb telefonieren wir nur kurz mit den drei angehenden Großeltern, die sich freuen wie Bolle, und ich spreche mit den Mädchen, und dann hält L. mich davon ab, mit noch mehr Mädchen zu telefonieren, bevor es auch schon Zeit zum Aufbruch ist. In der Stadt kaufe

ich noch schnell zwei Babybücher, bevor die Vorstellung beginnt. Muss das hier so dunkel sein, wie soll ich denn bei dem Licht lesen, was die Wurst jetzt schon kann und wie groß sie ist?

Ich kann euch sagen: Es stimmt, was die Leute sagen: Schwangerschaft IST anstrengend.
Und ich glaube gleichzeitig, ich werde es nicht kapieren, bis sie mich in den Kreißsaal schieben, dass ich nun wirklich schwanger bin.

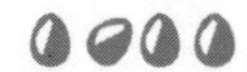

Zwei Tage später.
Nicht nur meine Eltern, L., meine Geschwister, meine Freunde und der Blog sind so unfassbar nett zu mir, nein, auch mein Hormonspiegel benimmt sich: Wie befohlen, haben sich seit vorgestern alle Werte verdoppelt. Mein Körper macht genau das, was er soll, wie verrückt ist das denn?
Unfassbar alles. Ich hatte inzwischen die ersten Erlebnisse, bei denen ich drei Meter neben mir stand, mir zugesehen habe beim Schwangersein und es nicht fassen konnte: Zum Beispiel war ich gestern die Nervensäge im Restaurant, die vier Minuten gebraucht hat, um bei der Bestellung ein Essen ohne Parmesan zu finden. (Wer hätte gedacht, dass reichlich Käse jemals GEGEN ein Essen spricht?) Oder die, die zum Bus GEGANGEN statt GERANNT ist. Wie ein Geher bei der Olympiade, dieser Watschelgang, denn noch bin ich zum Rennen noch nicht wieder zugelassen. Was aber natürlich der Busfahrer nicht wissen konnte, der brav auf mich gewartet hat.
Vorgestern habe ich in der Buchhandlung in Babybüchern geblättert und mir dabei so eine Art Grußblick mit einer Frau im neunten Monat zugeworfen (machen das Schwangere? Grüßen die sich, wie Motorradfahrer? Und wenn ja, wie? Gibt es eine spezielle Handbewegung, oder reichen Grinsen und Rotwerden?) Und heute durfte ich in der Apotheke erklären, in der wievielten Woche ich bin, um der Apothekerin klarzumachen, dass ich wirklich DIESE Folsäure brauche und nicht die andere.

Muss man sich mal vorstellen. Die Schwangere ist in der ersten Woche. Demnächst ist sie sogar im ersten Monat. Und ich bin dabei und guck ihr dabei zu.
Ich habe fast ein schlechtes Gewissen, dass es bei mir geklappt hat. Als hätte ich irgendwo in einer langen, langen Warteschlange gestanden und mich schon fast mit den Leuten um mich herum angefreundet, und dann kommt der Türsteher, gibt mir die hohe Fünf und nimmt mich mit, an der ganzen langen Schlange vorbei, und ich schäme mich.
Bin ich eigentlich bescheuert?
Ach herrlich: Es gibt doch nichts Besseres als eine Schwangerschaft, um zur Abwechslung mal ein richtig schönes Chaos im Kopf zu produzieren.
Um mich von dem Kopfkino abzulenken, blättere ich lieber ein bisschen in meinen neuen Babybüchern.
Dumme Idee. Ganz dumme Idee.
Das Prilblümchen ist im Moment einen Millimeter groß bzw. zwei bzw. so groß wie ein Streichholzkopf bzw. so groß wie ein Reiskorn.
Während der Schwangerschaft ist Räucherfisch ein perfekter Eiweißlieferant bzw. eine tödliche Gefahr, weil oft nicht gar genug. Ausweg: am besten die Fische selbst im heimischen Räucherofen räuchern!
Kräutertees sind jetzt ein guter Durstlöscher; aber Achtung vor Minztee und Himbeerblättern: Da droht die Fehlgeburt!
Die Sauna ist gut für das Wohlbefinden, da muss jede Frau selbst sehen, wie sie sich wohlfühlt, bzw. kann die Sauna durch zu hohe Körpertemperatur dem Baby echt übel schaden.
Der Schleimpfropf, der verhindern soll, dass sich Sachen in die Gebärmutter verirren, die da jetzt nicht hingehören, löst sich sechs Wochen vor der Geburt oder zwei bis drei Tage vorher.
Der erste Ultraschall steht gestern, in einer Woche, in dreien oder am Mitte des dritten Monats an.
Ab und zu ein Glas Wein tut gut und kann niemandem schaden, wenn man mal davon absieht, dass das Kind schon durch einen Schluck Hirnschäden davontragen kann, aber wer weiß das schon so genau? Liebe zukünftige Mutter, wenn es dir DAS Wert ist, dann natürlich: Prost.
Warum, warum, warum hab ich mir inzwischen DREI Babybücher gekauft und war außerdem auch noch im Internet unterwegs? Dabei kennen wir doch das Internet und wissen, was für eine wirrköpfige Klatsch-

tante es ist! Wie vergesse ich jetzt diesen Quatsch am besten ganz schnell wieder? Saufen scheidet ja nun leider aus.
Ich glaube, ich mache jetzt was, was ich schon lange wollte, aber noch nie getan habe: Ich hol mir einen Schwangerschaftstest und freue mich wie ein Schneekönig, dass er positiv ist. Zum ersten Mal in meinem Leben will ich auch zwei Linien sehen. Das ist mir locker die acht Euro wert.

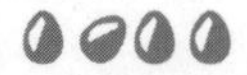

Sonntagmorgen, ein paar Tage später. Mitten in der Nacht liege ich da, und es geht mir richtig mies, bis zu dem Moment, in dem mir klar wird: Das ist nicht mies, sondern das erste Symptom.
Das erste Symptom, das erste Symptom! Ich kann nämlich nicht mehr schlafen. Soll das so? Laut meinen schlauen Büchern soll man angeblich müde sein. Bin ich nicht oder nicht mehr als sonst. Aber kaum liege ich nachts im Bett und das Licht geht aus, fühle ich mich, als würde jemand auf mir sitzen. Genauer gesagt, auf Brust und Bauch. Dazu schwitze ich und hab einen Geruch nach nasser Wolle in der Nase. Und so beklommen kann ich nicht einschlafen. Irgendwann tue ich das dann doch und wache morgens völlig gerädert auf. Zum Glück wird der Effekt abgemildert dadurch, dass ich seit Wochen keinen Tropfen getrunken habe, denn auch nach nur einem oder zwei Gläsern Wein habe ich mich morgens immer ein bisschen unseriös und zerstört gefühlt. Den Job des Alkohols erledigen jetzt die Hormone und das unsichtbare Schaf, das abends auf mir Platz nimmt.
Was ist sonst noch zu berichten aus der unbekannten Welt der Menschen, die machen können, dass zwei Striche kommen?
Seit zwei Tagen klitzekleine schwarze Krümelchen in der Unterhose. Erst dachte ich, mich trifft der Schlag, bis mir einfiel, was das ist: letzte Reste der Einstiche von der Punktion.
Dann habe ich ein Kilo abgenommen. Und gestern musste L. unbedingt den Müll wegbringen, weil ich dachte, ich lebe auf einem Komposthaufen, obwohl die Mülltüte gerade erst zwei Stunden im Dienst war.
Leute, die im Bus für mich aufgestanden sind: 0
Brechattacken: 0
Hormonpickel: 0

Zugenommene Körbchengrößen: 0
Mütterliche Gefühle beim Anblick fremder Kinder: 0
Tränen beim Anblick von klitzekleinen Möbeln, Kleidern etc.: 0
Gurken mit Eis und Nutella: 0
Bloggertypisch verwende ich zurzeit mindestens 30 Prozent meiner wachen Gedanken darauf, herauszufinden, wie es mir gerade geht. Weitere 20 Prozent kommen hinzu, weil das alles so neu und aufregend ist: S!C!H!W!A!N!G!E!R!
Tagsüber läuft schwanger sein bisher folgendermaßen: Ich wache auf, überlege kurz, ob mir schlecht ist oder nicht (nö), gehe ins Bad und sitze zum ersten von ca. 30 Malen heute auf der Toilette, wobei ich inzwischen nur noch jedes zweite Mal nachsehe, ob ich blute. (Wenn ich nur noch jedes dritte Mal gucke, kauf ich mir ein Eis zur Belohnung, mindestens!) Dann schlucke ich Folsäure und Schilddrüsentablette, gehe in die Küche und mache einen Strich auf meine Tafel: wieder einen Tag länger schwanger. Inzwischen stehen da schon einige Striche. Und dann fängt mein Tag an, der im Großen und Ganzen so ist wie vorher auch. Ich regele meinen Jobkram, gucke nach Emails, schreibe einen neuen Blogeintrag und treibe alles Mögliche, alles wie immer.
Bis auf die Zupfmassage nach der Dusche. Eines der Mädchen hat mir dieses Bellybutton-Streifenfrei-Öl geschenkt, und jeden Tag knete ich meinen nassen Bauch, bis die paar Tröpfchen Öl verschwunden sind. Das soll zehn Minuten dauern, aber zehn Minuten schaff ich noch nicht. Zumal es schwierig ist zu zupfen, wenn man so glitschig ist, weil man immer abrutscht. Also morgens fünf und abends fünf. Dann stehe ich so da im Bad, in dem ich mich sonst immer nur mit affenartiger Geschwindigkeit bewegt habe. Inzwischen dauert alles ein bisschen länger, und ich fühle mich schon fast meditativ, während ich glitsche und knete. Nach zwei Bauchspiegelungen in den letzten Jahren ist mein Bauch übrigens so oder so keine Augenweide, Massageöl hin oder her: Es gibt bestimmt Prilblumen, die hübscher wohnen.
Dann fällt natürlich jeden Abend das vertraute »Plopp« weg, mit dem L. sonst gerne einen Wein für uns aufgerissen hat. Ab und zu gibt es ein alkoholfreies Hefe, aber weil mich das innerhalb von fünf Minuten zur Hüpfburg macht, spar ich mir das auf für Abende, an denen es gar nicht anders geht.

Dann kommt jeden Mittwoch eine Mail mit meinem Schwangerschaftskalender von Eltern.de, in dem heute z. B. unter anderem das hier stand:

> *Jetzt entwickelt sich Ihr Baby unglaublich schnell, legt täglich einen Millimeter zu. Es bilden sich die Knospen, aus denen Arme und Beine sprießen werden. Das Köpfchen bekommt langsam menschliche Züge; Augen, Nase, Lippen und Zunge bilden sich. Sogar die Milchzahnknospen im Kiefer sind schon da! Und: Ihr Kleines ist ständig in Bewegung und zappelt in seinem warmen Swimmingpool.*

Die verarschen mich doch, oder? Milchzähne? Kleines, willst du den Sportteil?
Dann sind da noch die Brustübungen. Handflächen zusammenpressen, bis 30 zählen, Arme kreisen, Arme langsam hoch und runter. Man tut ja, was man kann.
Dann sind da die Momente im Supermarkt und beim Gemüsetürken, in denen ich mich konzentrieren muss, damit ich nicht zu Hause meinen Korb auspacke und dastehe mit Leberwurst, Rohmilchkäse und einer Schachtel American-Spirit-Zigaretten.
Und die (zum Glück kurzen) Momente, in denen ich die widerliche Eiweißpulverbrabbelplörre runterwürge. (L. findet das übrigens lecker. Wer IST dieser Mann?)
Erstaunlich viel Zeit des Tages vergeht, ohne dass ich daran denke. Bis auf diese Momente, meistens mitten in der allernormalsten Normalität, in denen mir plötzlich wieder einfällt, dass ich schwanger bin. Das sind tolle Momente.
Und dann wird es Abend, und ich bin spätestens um zehn im Pyjama. Aber Schlaf? Nein. Die nächsten Stunden (so ca. 6) vergehen damit, dass ich im Bett liege, nach Luft schnappe (das Schaf liegt meistens auch auf dem Hals), schwitze, alles juckt, und ich wälze mich hin und her, versuche, das Schaf abzuwerfen und könnte durchdrehen.
Und dann passiert das Wunder: So gegen vier schlafe ich ein. Und um acht bin ich wieder wach. Und zwar hellwach. Ist mir schlecht? Nö.
Also raus in die Welt, die plötzlich so bunt und freundlich ist. Und ich stelle wieder mal fest: Hier sind überall Kinder. Aus jeder Ritze kommen sie gekrochen.

Laute Kinder. Kinder, die sich mit drei die Nägel lackieren. Kinder mit Engelsflügeln auf dem Rücken. Kinder, die schon Fahrradfahren dürfen, obwohl sie es noch nicht können. Kinder, die im Bus sitzen, in ihrem »Was-macht-der-Bauer-jetzt?«-Bilderbuch lesen und dabei die anderen, lauten Kindern so genervt mustern, als würden sie hier versuchen, die Börsenberichte zu studieren. Kinder mit Eis überall. Kinder mit Schuhen, die aussehen wie Mäuse. Kinder, die halb im Traum ein Michael-Jackson- Lied auf Phantasie-Englisch singen. Kinder, die mit einem Hund unterwegs sind, der fast doppelt so groß ist wie sie. Kinder mit Zahnspangen und Apfeldöschen um den Hals. Kinder, die sich im Kindergarten ein Fernglas aus einem Stück Wolle und zwei alten Klorollen gebastelt haben. Kinder mit einem zugeklebten Brillenglas, Kinder mit Zöpfen, Kinder mit Gummistiefeln, Kinder, die anfangen zu heulen, weil der Hund da vorne graue Haare hat und bald stirbt. Wie meine wohl werden?

Gestern Mittagessen mit zwei alten Kollegen. (»Alt«. Als wäre das alles drei Jahre her und nicht sieben Wochen.) Und ich wäre fast geplatzt, um es zu erzählen, vor allem als irgendwann der Anruf aus der Klinik kam, dass die Blutprobe von gestern früh wieder ganz toll war, die Hormone sich prächtig entwickeln und wir am Mittwoch den ersten Ultraschall machen können. Ich würde es so gerne jedem erzählen. Inzwischen suche ich schon fast einen Vorwand, wie neulich im Schuhgeschäft in »Haben Sie die Schuhe auch in schwarz? Apropos SCHWArz, ich bin übrigens SCHWAnger.« Der Ausnahmezustand in mir will sich unbedingt Bahn brechen nach außen. Aber ich darf, darf, darf hier nicht! Ich muss die ganze Mittagspause lang die Zähne zusammenbeißen und fein die Klappe halten. Die Jobjungs sind die Einzigen, denen ich es auf gar keinen Fall erzählen darf, Freundschaft hin oder her. Denn vielleicht geht alles noch schief, und mit meiner Selbstständigkeit klappt es nicht so richtig, und ich will wieder in einen festen Job, und dann hat sich herumgesprochen, dass ich schwanger war – was bedeutet, ich könnte es wieder sein und vor allem wieder sein wollen. Nein, nein, nein. Und wenn es klappt, erfahren sie es alle sowieso, sobald ich den Bauch nicht mehr auf die vielen Cheeseburger schieben kann.

Jedenfalls sitze ich vor meinem gesunden, vitaminreichen Thai-Salat ohne Rohmilchkäse und Meeresfrüchte und habe eine Menge zu bedenken, während die zwei von Präsentationen, Kunden, Hektik und noch viel mehr erzählen. Ich denke einerseits: »Ich will auch mal wieder, verdammt!«, aber andererseits weiß ich genau, dass mich vermutlich niemand jemals wieder richtig ranlassen wird. Zumindest in meinem alten Job. Aber niemals wird mir das irgendjemand genau so ins Gesicht sagen. Oder bin ich jetzt paranoid? Genau, bist du, würden sie sagen. Tja. Und nun muss ich mir überlegen, wie das alles weitergehen soll. Wie bei Millionen anderen schwangeren Frauen auch. Gut, oder? Wie ich es mir dachte. Auf einmal ist es völlig normal, schwanger zu sein.

Der Test: Wann? Was? Wie?

Unterhalten sich zwei Blondinen.[2]
Sagt die eine: »Ich habe gestern einen Schwangerschaftstest gemacht!«
Sagt die andere: »Oh, und ... waren die Fragen schwer?«

So ähnlich fühlen sich jene Kinderwunschfrauen, die einen Schwangerschaftstest machen. Besonders bei negativem Testergebnis. Man hält den Test zigmal gegen das Licht, befürchtet eine akute Farbenblindheit oder Produktionsfehler. Auch die Verdunstung der zweiten Linie, die den Schwangerschaftstest positiv macht, wird gerne als eine Möglichkeit angenommen. Manche Frauen machen einfach einen weiteren Test, weil es ja auch falsch-negative Ergebnisse geben soll. Fakt ist: Der Test und sein Ergebnis sind bei Kinderwunsch oder einer Kinderwunschbehandlung eine schwierige Angelegenheit.

Wann testet man also am besten?

- Nach einer Insemination kann man meist selbst einen Schwangerschaftstest durchführen – und zwar 14 Tage danach. Bezüglich der Qualität dieser Tests gilt dasselbe wie für Ovulationstests: nicht am falschen Ende sparen. Sie können einen Test auch in Ihrem Kinderwunschzentrum durchführen lassen.
- Zwölf Tage nach einem Embryotransfer kann eine beginnende Schwangerschaft nachgewiesen werden – und zwar üblicherweise mit einer Blutuntersuchung. Ein Urintest ist bei dieser Therapie nicht sicher: Er kann nämlich nicht zwischen dem gespritzten Schwangerschaftshormonen und eigenen Schwangerschaftshormonen unterscheiden.

---

[2] Ich bin straßenköterblond und darf deshalb Blondinenwitze erzählen.

Positiver Test? Freudentaumel

Endlich schwanger: Sie haben's geschafft! Der Test hat einen Doppelstrich, vermeldet ein digitales »schwanger«, oder die freundliche Laborassistentin wurde zur Glücksfee am Telefon. Zunächst wird dies ganz unromantisch die »biochemische Schwangerschaft« genannt, weil sie in diesem Stadium nur anhand von Blutuntersuchungen nachgewiesen werden kann. Ist der Winzling dann im Ultraschall zu erkennen, spricht man von einer »klinischen Schwangerschaft«. Bis zur 12. Schwangerschaftswoche ist die Gefahr einer Fehlgeburt leider am größten: Häufige und regelmäßige Kontrollen helfen dann, eine mögliche Gefahr rechtzeitig zu erkennen und entsprechend zu reagieren.

Negativer Test: ruhig Blut

Nach einem negativen Test kommt es – sozusagen in der Regel – zu einer solchen. Manchmal ist diese Blutung etwas stärker, wenn die Gebärmutterschleimhaut durch die Hormonbehandlung »hoch aufgebaut« und damit besonders dick war. Und der nachfolgende Zyklus kann ein wenig länger dauern. Selbst wenn es nach einem negativen Test wenig wahrscheinlich ist: Wenn Sie unsicher sind, ob es sich bei Ihrer Blutung vielleicht doch um eine Fehlgeburt handeln könnte, lassen Sie sich besser untersuchen.

Von zwei auf vielleicht null in einer Sekunde

Es ist Freitag, es ist Sommer, und seit gestern Abend sind die Berliner Mädchen zu Besuch. Becci und ich haben einen großartigen Tag. Ich habe keinen Auftrag, sie hat Ferien, und wir starten mit Milchkaffee und portugiesischen Schweinereien bei Transmontana auf dem Schulterblatt. Als wir beim besten Willen kein Puddingtörtchen und keine Krabbenkrokette mehr in unsere zarten Körper quetschen können, bummeln wir über die Weidenallee, fassen ein paar niedliche Kleidchen an, und ich kaufe mir endlich die Pumphose, die ich schon ewig wollte. Erst als ich sie bezahlt habe, sehe ich, dass das eine Schwangerschaftshose zu sein scheint. Oder warum sollte man sonst sein Label »mommylicious« nennen? Bei bloom, dem Hamburger Laden, in dem mir regelmäßig die Tränen kommen, weil das alles so schön ist, probiere ich ein Kleid an, das zwar perfekt passt. Aber, und jetzt muss es raus: »Ich bin schwanger, das geht nicht lange gut«, erkläre ich der Verkäuferin, die das vermutlich nicht die Bohne interessiert. Trotzdem weiß sie, was sie zu tun hat, und nickt verschwörerisch und eingeweiht. Becci grinst so doll, dass es knirscht. Und ich bin kurz davor, mich kichernd auf dem Boden zu wälzen, so ein Spaß ist das alles.

Zwei Minuten später ist der Spaß vorbei, als ich von einer Sekunde auf die andere körperlich so unfassbar fertig bin, als hätte ich gerade einen halben Wald gerodet. Mein Unterleib zieht, und ich habe das deutliche Gefühl, da ist etwas in meiner Unterhose, was da nicht hingehört. »Ich weiß auch nicht, ich glaube, ich muss ins Bett«, sage ich noch zu Becci, da bin ich auch schon auf dem Weg nach Hause. Ich schaffe es kaum, die Wohnungstür hinter mir zuzumachen, und schleppe mich mit wackligen Knien auf die Toilette, um nachzusehen. Mir schwant das Schlimmste.

Nichts.

Eine schneeweiße Unterhose.

Aber Müdigkeit und Schmerzen sind noch da.

Die nächsten Stunden liege ich im Bett. Bei den Mädchen helle Aufregung: Und wenn wir heute Abend was ganz Ruhiges machen? Am Ende sitzen wir auf Klärchens Couch, bestellen uns eine Pizza, ratschen und sind um halb zwölf in den Betten.

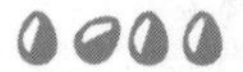

Ich schlafe wie ein Stein und träume die merkwürdigsten Sachen. Und um halb acht wache ich auf wie mit kaltem Wasser begossen und weiß schlagartig: Da stimmt was nicht. Zwei Sekunden später bin ich in Klärchens Bad und sehe, da stimmt tatsächlich was nicht. Ich habe Blut in der Unterhose, dickes, braunes, schmieriges Blut. Ich schreibe den Mädchen einen Zettel, ziehe mich leise an und schleiche mich aus der Wohnung. Um die Ecke ist ein Krankenhaus. Samstagmorgens wartet man da und wartet und wartet, die Putzfrau ist schon dreimal an mir vorbeigefeudelt, und vorhin kam eine hochschwangere Frau mit ihrem Mann im Eilschritt vorbeigewatschelt. Viel Glück, meine Liebe. Dann kommt irgendwann endlich eine Ärztin, und ich darf auf den Stuhl steigen. Sie holt noch einen Kollegen dazu, gemeinsam starren sie auf das graue Ultraschallgekrissel. Wieso sagen die nichts? Und wieso stehen die so, dass ich nichts sehen kann? Falls es was zu sehen gibt?
Die beiden wissen auch nicht, was da los ist. Sie wissen nur: Da sind zwei Fruchthüllen. Zwei. Ich will schon vor Freude in die Hände klatschen, als mir wieder einfällt, wo ich gerade bin und warum. Das Blut ist »altes Blut«, ein gutes Zeichen (wenn auch ein ekliger Ausdruck). Ob das alte Blut etwas mit der Schwangerschaft zu tun hat? Ob das von alleine wieder weggeht? Ob der ganze Traum schon wieder ein blutiges Ende hat? Keine Ahnung. Ich soll nach Hause gehen und das Bett hüten, und Montag soll ich in meine Klinik fahren und einen neuen Ultraschall machen lassen. Vielen Dank, auf Wiedersehen.
Zu Hause liege ich im Bett, umringt von L. und den Mädchen, und weiß nicht, ob ich mich freuen soll, dass es zwei sind, oder ob ich traurig sein soll, dass es bald vielleicht gar keines mehr ist.
Prilblümchen, Prilblümchen, habe ich auf euch den Eindruck gemacht, ich würde mich langweilen?

Der Rest des Wochenendes vergeht mit der Sorte Bettruhe, von der ich mit zwölf geträumt habe. Wie blaumachen, nur ohne die Angst, dass Mutti was merkt: Ich muss noch nicht mal krank tun (also hüsteln oder krächzen oder das Fieberthermometer an die Glühbirne halten), und es hat den entscheidenden Vorteil, dass es inzwischen Laptops gibt, die mit ins Bett dürfen und auf denen man Blogs lesen und schreiben, DVDs gucken und noch tausend andere Sachen machen darf. Wenn mir das zu langweilig wird, muss ich nur mit dem kleinen Finger winken, und man reicht mir Käsetoasts, Süppchen und Blumensträuße. Weitere Vorteile: Ich bin nicht ansteckend, ich darf alles essen, mir ist nicht schlecht, niemand schiebt mir einen Holzspatel bis hinter die Würgegrenze in den Hals, und niemand zwingt mich, zermatschte Bananen zu essen. Neben mir steht auch kein Eimer, ich muss keinen Schal tragen, und zum ersten Mal in meinem Leben habe ich etwas gemeinsam mit Sophia Loren! Die musste nämlich laut L. ihre ganze Schwangerschaft hindurch liegen. Und mit Sofia Loren kann man gar nicht genug Gemeinsamkeiten haben.
Es hat aber auch einen entscheidenden Nachteil: Hier geht es um mehr als darum, einer Mathearbeit aus dem Weg zu gehen. Und nun hab ich die beiden sogar auch noch auf dem Ultraschallschirm im Krankenhaus gesehen, schöner Mist. (Sie sahen übrigens ungefähr so aus wie ungeknackte Mandeln.) Und eigentlich kann ich so verflixt wenig tun. Ich kann nur langsam machen, mich bedienen lassen, liegen und Daumen drücken. Und das Beste hoffen für den Ultraschall am nächsten Tag. Ach, ihr zwei gesichtslosen Nubbelchen, ich zähle auf euch. Ich liege, so doll ich kann und so gründlich, wie es die Schwerkraft hergibt, und ihr müsst euch festklammern, so fest ihr könnt. Versprecht ihr mir das?
Von meinem Eis für nur-noch-jedes-dritte-Mal-nachsehen-ob-ich-blute, bin ich jedenfalls so weit entfernt wie noch nie. Und das Nachsehen lohnt sich: ich blute. Zum Glück ist es im Moment nur bräunliches und damit »altes Blut« (einer der ekligsten Ausdrücke, die ich je gehört habe), was wohl ein gutes Zeichen ist. Nun muss ich hoffen, dass es nicht frischer, röter und mehr wird.
Es wird überhaupt viel gehofft hier in letzter Zeit.

Am nächsten Tag tut die Klinik, was die Klinik gern tut: Sie vertröstet mich um zwei Tage. Aber diesmal verstehe ich das gut und bin rundum

einverstanden. Der Arzt lässt ausrichten, ein Ultraschall heute würde zu viel Unruhe in meiner Gebärmutter stiften, stattdessen soll ich noch zwei Tage Ruhe halten und auf Mittwoch warten, wenn sowieso ein Ultraschall ansteht.
Das hat jedenfalls die Sprechstundenhilfe gesagt, nachdem sie mit ihm gesprochen hatte, und zwar mit einer Stimme, wie sie Mütter haben, wenn ihre Kinder sich fürchten, dass ihnen beim Niesen die Nase abfällt. Beruhigend, geduldig, freundlich, aber auch mit einer leichten Note von »du goldiger blöder Schisshase, du«. Also fein still liegen bleiben und sonst nur das Nötigste tun, nicht aufregen und auf Mittwoch freuen, wenn ich die beiden zum dritten Mal seit der Übertragung zu Gesicht bekomme. Und tatsächlich besteht nicht der geringste Anlass, sich zu fürchten, denn auf meinem Nachttisch steht als Glücksbringer eine dicke schwangere Mamsell, die Becci für mich in ihrem anthroposophischen Krankenhaus plastiziert hat.
Jetzt habe ich die Wahl: Überprüfe ich auf meinem Krankenlager noch mal, ob ich den »Paten« wirklich auswendig mitsprechen kann? Rücke ich dem fiesen Stapel alter »Zeit«-Ausgaben auf den Leib, bevor das Papier zu Staub zerfällt? Verpasse ich mir die aufwendigste Pediküre meines Lebens? Traue ich mich endlich herauszufinden, wie es mit den Gilmore Girls nach dem großen Krach weitergeht? (Bin ich eigentlich die Einzige mit einem Festmeter DVDs, die ich mal unbedingt haben wollte, und die jetzt immer noch eingeschweißt im Regal stehen?) Oder ich krempele unnötigerweise meine Arbeits-Homepage um. Am Ende mache ich ein bisschen was von alldem. Ich hole mir zwar keinen Muskelkater, aber abgesehen davon ist die Welt innerhalb der engen Grenzen, die meine Matratze ihr derzeit setzt, voller Möglichkeiten, mich davon abzuhalten, es zu sehr rundgehen zu lassen in der Gehirndisco. Und das ist wichtig, ich soll ja »ruhig bleiben«.

Ganz kann ich allerdings auch nicht dagegen an. Seit inzwischen vier Tagen liege ich hier brav wie befohlen. Ich bin nur aufgestanden, um zu duschen, mir einen Tee zu holen oder mal etwas Tiefgekühltes aus der Folie zu fummeln und in den Ofen zu schieben. Ich habe so viel gelegen, dass

ich inzwischen das Gefühl habe, das Bett verschluckt mich und überzieht mich mit karogemusterter Baumwolle; wie das werden soll, wenn ich länger liegen muss wie meine Leidensgenossin Sophia, obwohl ich mich nicht das kleinste bisschen krank fühle, weiß ich nicht. Dann hoffe ich auf Literaturtipps. Vielleicht ein Fernstudium?
Übrigens hat die Liegerei keinen Einfluss auf das Bluten. Jeden Morgen hoffe ich, mit weißer Wäsche aufzuwachen, und jeden Morgen ist sie blutig. Das Hirnchen rattert.
Und hier sind sie: die

Vier Theorien, meine Unterhose betreffend

1. Ich verliere die Würmchen, und alles Liegen kann nichts daran ändern. Wenn das so sein sollte, dann wünsche ich mir jetzt etwas, das bitte keine höhere Macht, die sich zuständig fühlt, in den falschen Hals bekommen soll. Natürlich wäre es am Allerschönsten, wenn alles in Ordnung ist mit den beiden. Aber falls – nur falls – irgendetwas nicht stimmt, etwas, das mein Bauch nicht alleine wieder hinkriegt und das sich auch mit Medikamenten nicht regeln lässt – dann wünsche ich mir, dass es schnell geht und bald vorbei ist. Denn mit jedem Tag wachsen sie stärker an mir fest, und es wird schwerer, sich von ihnen zu verabschieden.
2. Das sind Reste von der Einnistung, die aus irgendeinem Grund noch ein paar Tage in der Gebärmutter herumtrödeln wollten und jetzt nach draußen kommen. Wenn es DAS ist und mit den Würmchen alles o.k., wäre es dann nicht besser, möglichst viel herumzulaufen, um den alten Mist schneller loszuwerden und die gute Stube wieder ordentlich zu haben für die Würmchen?
3. Mein Zystenrest löst sich auf. Der Zystenrest war übrig geblieben bei meiner letzten Bauchspiegelung. Und angeblich vertragen sich Zysten ja nicht mit Schwangerschaft. Deshalb muss das Ding jetzt gehen. Für diese Theorie spricht: In den letzten Tagen hatte ich manchmal eine Mini-Portion Zystenschmerz. Ein Bruchteil dessen, was mir damals im Flugzeug passiert ist, aber trotzdem eindeutig kein Regelschmerz, sondern der Schmerz, wenn eine Zyste platzt, nur viel schwächer. Dafür spricht auch, dass es altes Blut ist, und die Zysten sind ja genau damit gefüllt. Dafür spricht außerdem, dass das meine Lieblingserklä-

rung ist, ich WILL einfach, dass sie wahr ist. Dagegen spricht, dass ich zwar kein Ass in Anatomie bin, aber trotzdem Zweifel daran habe, dass das Blut sich ausgerechnet diesen Ausgang suchen würde. Soweit ich weiß, wird es in der Bauchhöhle abgebaut.

4. Das Blut ist nur aus Gründen der Dramatik da. Denn sonst hätte ich von meiner Schwangerschaft wirklich nichts zu berichten. Mir ist nicht schlecht (was bestimmt gut für den einen oder anderen Brüller wäre), und ich habe keine irren Stimmungsschwankungen, von denen ich mich dann zum Glück wieder erholen kann. Das Blut ist also die Schwangerschaftsentsprechung von der Stelle in Filmen, an denen man kurz denkt, der tolle neue Freund hat was mit einer anderen, aber in Wahrheit denken die zwei sich nur eine Geburtstagsüberraschung für die Heldin aus. Eine kleine Trübung, damit die Sonne hinterher nur umso heller scheint.

Zum Glück bin nicht ich diejenige, die morgen diesen Ultraschall deuten muss. Da fällt mir wieder die Bloggerin mit dem eigenen Herzton-Abhör-Gerät zu Hause ein, die vermutlich inzwischen dreimal täglich damit auf ihrem Bauch herumsucht, die Ärmste. Ich glaube, Kid Rock ist der, der eine eigene Starbucks-Filiale zu Hause hat. Ob es wohl auch irgendwo eine gibt, die ein eigenes Ultraschallgerät im Schlafzimmer hat? Und die alle paar Stunden das Ding in sich reinsteckt, mit gerunzelter Stirn auf den Monitor starrt und versucht herauszufinden, ob alles in Ordnung ist oder nicht? Falls es sie gibt, wünsche ich ihr viel Glück und einen Mann, der sie eines Tages ganz behutsam, aber bestimmt an der Hand nimmt, mit ihr in den Park geht und ihr ein Eis kauft, während zu Hause die Jungs vom Ultraschall-Abholdienst anrücken.
Und ihr, liebe Würmchen, an euch auch noch eine Bitte: Zwar trägt Mutti jetzt wieder eine Binde. Aber versteht das ja nicht als Aufforderung, als Sprungtuch oder sonst was!

Am nächsten Morgen ist nicht nur Ultraschalltag, sondern auch der Tag, an dem L. und ich bei meinen Eltern angekündigt sind. Bei meinen Eltern, die ca. 600 Kilometer südlich von Hamburg leben. Ich gehe duschen, packe den letzten Kram (gaaanz, gaaanz langsam), schleiche neben dem schwerbepackten L. die Treppe runter und fahre mit ihm in die Klinik.

Ich weiß: In wenigen Minuten werden wir einen Herzschlag sehen. Oder zwei. Oder keinen. Ich habe so dunkel in Erinnerung, dass wir noch eine Gnadenfrist haben, falls da nichts ist: In ein paar Tagen kann man noch mal gucken, vielleicht sind die Würmchen Spätzünder. Arme Würmchen, heute müsst ihr's bringen. Aus solidarischer Prüfungsangst habe ich die halbe Nacht kein Auge zugetan und bin ganz durchsichtig vor Müdigkeit.

So oder so werden wir nach dem Termin in L.s denkbar familienuntaugliches Auto steigen und aufs Land fahren. Dort werden wir – mit oder ohne Herzschlag – drei Tage zwischen Wäldern, Schnitzeln und CDU-Wählern verbringen. Ob es zum Schnitzel wohl ein Malzbier gibt? Bestimmt, und zwar serviert von einer Kellnerin mit richtigen Kellnerinnenschuhen, die ihre Berufsehre verliert, wenn sie nicht von jedem in der Flasche servierten Getränk einen Schluck ins mitservierte Glas gießt. Gut. Weiter an Malzbier denken, an nichts als Malzbier, während L. einen Parkplatz sucht.

Und während der Fahrstuhl kommt. Und uns nach oben bringt. Dahin, wo der Stuhl wartet.

Nur noch eine Fruchtblase, und die mit undefinierbarem Inhalt und ohne Herzton.

Mein Arzt macht ein trauriges Gesicht und bestellt mich für Dienstag in sechs Tagen noch mal, weil scheinbar eine kleine Chance besteht, dass bis dahin doch noch vielleicht, eventuell, in manchen Fällen, mit Glück was passieren könnte.

Das war er also, der Moment, auf den ich seit inzwischen fünf Tagen warte. Schon vorbei? Ja, vielleicht schon vorbei.

Ich will das Würmchen noch nicht aufgeben, aber ich fürchte, das war's. Von der ersten Autobahnraststätte aus rufe ich meine Eltern an, dann habe ich wenigstens das schon mal hinter mir. Als wir ankommen, betretene Gesichter. Meine Mutter drückt mich fest, ich stehe da wie ein Stock. Offiziell war es das noch nicht – auch wenn ich eigentlich kein Fünkchen Hoffnung mehr habe, gilt weiterhin der Schwangerschaftsplan. Im Kühlschrank liegen drei alkoholfreie Biere für mich, und von dem luftgetrockneten Schinken, den meine Mutter extra für mich gekauft hat, werde ich auch nichts essen. Im Dorfgasthaus morgen gibt es für mich kein rosa gebratenes Steak, sondern ein Schnitzel. Im Moment fühlt sich alles an wie ein einziges großes »Trotzdem«. Wie Geigespielen an Deck der sinkenden Titanic. Nur ohne nasse Füße. Und wenn ich darüber nachdenke, auch ohne dass ich am Ende ertrinke oder von einem umkippenden Schornstein zerquetscht werde. Also genau genommen nicht besonders doll wie Geigespielen an Deck der Titanic.

Ein bisschen viel Aufregung gerade für mein Fusselhirn, merkt ihr's?

Egal, wie verzweifelt ich bin, mein Vater sieht das anders: Er sagt, er habe nach meinem Anruf gestern früh plötzlich eine Eidechse im Haus gesehen, und Echsen, das wisse man ja, sind ein Fruchtbarkeitssymbol. (Damit ihr versteht, was das heißt: Mein Vater ist Naturwissenschaftler. Er hält so ziemlich alles für Unsinn, das sich nicht unter einem Mikroskop beobachten lässt. Ich hätte gar nicht gedacht, dass er überhaupt körperlich fähig ist, ein Wort wie »Fruchtbarkeitssymbol« auszusprechen. Auch seinem Fusselhirn scheint das alles zuzusetzen.) Aber ich weiß nicht. Es ist ja nicht nur der Herzschlag, sondern auch dass im Moment Fruchtblase und Embryo ein einziger grauer Klumpen sind. Da sollte eigentlich außen die Blase sein und innen drin, heller und klar zu sehen, das Würmchen – zwar natürlich noch nicht mit Armen und Beinen, aber man hätte schon klar sehen müssen, wo oben und unten ist. Und noch nichts davon war da. Inzwischen habe ich den wöchentlichen Schwangerschafts-Newsletter von eltern.de mal lieber abbestellt, bevor ich nächsten Mittwoch (dann kommt er immer) vor meinem Rechner sitze und noch das Heulen anfange, weil mir ein Internet-Tool erzählt, mein Baby sei nun so groß wie eine Kirsche.

Ich versuche, mich zu konzentrieren.

Darauf, dass ja immer noch bis Dienstag früh ein kleines Wunder passieren kann.

Darauf, dass L. immer schon gesagt hat, es klappt erst beim vierten Mal.

Darauf, dass noch fünf Prilblümchen im Tiefkühlfach liegen, die sicher auch mal ran wollen.

Darauf, dass ich noch nicht zu alt bin.

Darauf, dass es ein gutes Zeichen ist, dass ich überhaupt schwanger geworden bin.

Darauf, dass wir Ende August heiraten und es doch schön ist, wenn ich mit den Mädchen pinke Brause trinken kann statt Fenchel-Anis-Kümmel-Tee.
Darauf, dass ich das alles nicht allein erlebe, sondern mit L. und den anderen Hasen.
Darauf, dass es umso schöner wird, wenn es irgendwann wirklich klappt.
(Eine Menge positive Selbstbeschwörung ist hier gerade im Gange, falls es jemandem entgangen ist. Glaubt es oder nicht, aber es funktioniert.)
Und bis dahin: Würmchen, konzentrier du dich auch bitte ein bisschen, ja? Nicht so schlampig und verschwommen da rumhängen, sondern jetzt mal an die Arbeit! Mutti zählt auf dich! (Wenigstens versucht sie es.)
Ich habe letzten Samstag, als es anfing zu bluten, langsam damit angefangen, mich von meiner Schwangerschaft zu verabschieden. Jetzt kann sie auch gehen. Wenn sie für die nächsten acht Monate bleibt, bin ich natürlich die glücklichste Flora der Welt. Aber wenn sie sowieso geht, dann soll sie jetzt gehen und nicht noch endlos hier rumhängen und auf alkoholfreies Hefeweizen spekulieren.

Egal, wie zäh und langsam die Zeit vergeht, sie vergeht auf Dienstag und den Termin zu. Und trotz allem gab es Momente in den letzten Tagen, in denen ich überhaupt nicht daran gedacht habe. Zum Beispiel der, in dem wir mit dem Pflegehund von L.s Mutter spazieren waren und der Hund immer wieder aus dem Gebüsch auf uns zugerannt kam, dass die Erde donnerte, als würde eine Herde Büffel auf uns zustürmen. Oder der Moment, in dem ich mit dem dicken Zeh genau vor den Pflasterstein gelaufen bin. Oder der Moment, als ich festgestellt habe, dass es auf dem Frühstücksbuffet auf dem Gutshof, wo wir heiraten werden, auch winzige selbstgebackene Kuchen gibt. Oder der Moment, als ich zum ersten Mal wieder im Kino meiner Kindheit war und es noch genauso roch wie früher und der alte Kinobesitzer Herr Fritz sich wie damals von jedem einzelnen Gast an der Tür verabschiedete: »Gute Nacht, schlaft schön.«
Es gab auch Momente, da kam es mir vor, als wollte die Welt mich mit der Nase mitten reinstoßen in den ganzen Mist. Der Moment, in dem wir in

der Heide ankamen und L.s Mutter mich mit den Worten begrüßte »Ach, meine Süße, sieht man denn schon einen Bauch?« Oder der Moment, als wir unseren »Wir-sind-ein-braves-zukünftiges-Brautpaar«-Besuch in der Kirche gemacht haben und sich herausstellte, dass in diesem Gottesdienst drei Kinder getauft werden und alle Lieder nur davon handelten, was für ein Schatz Kinder sind und wie dankbar wir dafür sein können, wenn sie uns anvertraut werden.
Ich glaube, L. hat für diese Runde aufgegeben, und das ist vermutlich besser so. (Am Freitag hat er eine Flasche Wein für sich und seine Mutter aufgemacht und mir auch ein Schnapsglas voll eingegossen. Das erscheint euch vielleicht als nicht besonders desperadomäßiges Verhalten, aber glaubt mir, das ist es. Ich hab es nicht getrunken, auf die paar Tage kommt es jetzt auch nicht mehr an.) Und dazwischen immer wieder Bluten, Nichtbluten, Schmerzen, keine Schmerzen, und das alles in jeder denkbaren Kombination (Nichtbluten, aber Schmerzen. Bluten, aber keine Schmerzen usw.)
In ein paar Stunden bin ich schlauer. Und vielleicht offiziell nicht mehr schwanger. Auch wenn ich in den letzten Tagen auf alles geachtet habe, was aus mir rauskam und notfalls als winziger Fötus durchgegangen wäre. Ich würde behaupten, da war nichts, aber wir wissen es nicht genau. Und schon wieder merke ich, dass ich ruck, zuck etwas ziemlich Widerliches hier hingeschrieben habe, ohne auf die zarten Gefühle und Mägen meiner Leser zu achten.
Ich würde gerne aus den letzten Stunden, in denen ich noch offiziell schwanger bin, etwas Besonderes machen. Aber ich weiß nicht, wie und womit. Ich bin plötzlich entsetzlich müde und will nur noch schlafen, dabei würde ich gerne an einen besonderen Platz gehen oder etwas Besonderes tun. Ich würde gerne später erzählen können, was ich gemacht habe, und falls es wider jede Wahrscheinlichkeit morgen nicht vorbei sein sollte, dann würde ich gerne eines Tages dem Würmchen davon erzählen, wie Mutti einmal dachte, sie würde es verlieren, und dann zum Abschied noch etwas wirklich Schönes machte, nämlich *****, und dann am nächsten Tag erfuhr, dass ein Abschied gar nicht nötig gewesen wäre. Aber im Moment kann ich mir kaum vorstellen, meine Schuhe anzuziehen, geschweige denn, das Haus zu verlassen.

Mein Leben mit Würmchen:

Und immer noch schwanger

Ich bin schwanger. Ich bin schwanger. Ich bin schwanger. Oh, da kommt der Bus. Ich bin schwanger. »Ich hätte gerne ein Kurzstreckenticket. Schwanger. Äh, Danke, meine ich.«
Ich bin jetzt in der elften Woche. Seit sieben Wochen weiß ich, dass ich schwanger bin. Ungefähr drei Wochen davon habe ich damit verbracht, von einem Schrecken in den nächsten zu geraten. Bis wir vor drei Wochen beim Arzt waren und das Wunder geschehen ist: Wir haben einen Herzschlag gesehen. Ich konnte es nicht fassen, L. konnte es nicht fassen, die Mädchen konnten es nicht fassen, und dem Gesichtsausdruck nach zu urteilen, hat der Arzt es auch nicht fassen können. Aber wir hatten einen Herzschlag und ein Würmchen auf dem Monitor, bei dem klar war, wo oben und unten ist und das vom Scheitel bis zum Steiß 6,5 mm groß war. Alles war genau so, wie es zu diesem Zeitpunkt sein sollte.
Unser Arzt hat uns erklärt, das Blut, das seit Wochen meine Unterhosen verschmiert und meinen Verstand vernebelt, habe mit dem Baby nichts zu tun, die Regelschmerzen auch nicht, ich solle noch eine Woche liegen, aber auch das hab ich mit Kusshand getan und dabei zumindest versucht, nicht zu meckern und zu nölen, ich würde mich langweilen.
Dazu war ich auch viel zu glücklich, dass es endlich mal wieder Grund zur Langeweile gab.

Ein bisschen habe ich mich auch geschämt nach der Untersuchung und mich gefühlt, als wäre ich eines dieser grässlichen Mädchen, die nach Klassenarbeiten immer gejammert haben, sie hätten bestimmt eine Fünf, und dann war es doch wieder eine 2+, und wenn man genau hingesehen hat, dann hat man bemerkt, dass sie auch noch sauer waren, weil es keine 1 war. Genau so. Aber immerhin war es auch für den Arzt eine Überraschung, das war deutlich zu merken. Und für uns war es ein

echtes Wunder. So ein unwahrscheinliches Wunder, dass ich die andere Möglichkeit immer noch genau vor Augen habe, an der wir so dermaßen knapp vorbeigeschrammt sind: die Möglichkeit, dass der ganze schöne Babytraum schon wieder ausgeträumt gewesen wäre.
Von diesem Arzttermin haben wir außer der »Du-kommst-aus-dem-Fehlgeburten-Albtraum-frei«-Karte einen Zettel mitgenommen, auf dem lauter geheimnisvolle Abkürzungen stehen, die irgendwas mit meinen Hormonwerten zu tun haben. Und langsam wächst das Gefühl, ich wäre die unprofessionellste Schwangere der Welt. Alle scheinen diese Kürzel perfekt draufzuhaben und sich auch wirklich dafür zu interessieren, was sie bedeuten, wie die Richtwerte sind und wo innerhalb der Normalverteilung ihr Wert liegt – während es mir immer gereicht hat, zu wissen, dass meine Hormonwerte o.k. sind, können andere ihre Werte bis auf die Kommastelle runterrasseln. Mit diesem Zettel in der Tasche gehe ich in ein paar Tagen zu meinem nächsten Termin, und zwar bei einer ganz normalen Frauenärztin, wo ganz normale Frauen mit ihren ganz normalen Schwangerschaften hingehen dürfen.
Momente, in denen ich seit dem Termin das Ultraschallbild hingerissen angestarrt habe: 2.145
Striche auf der Tafel in der Küche, für jeden Schwangerschaftstag einen: 76
Zugenommene BH-Größen: immer noch 0
Zugenommene Kilos: 0, und das bleibt besser so, es wäre vermutlich billiger, mir fix ein Kilo abzusaugen oder wegzuhypnotisieren, als das Brautkleid noch mal zu ändern, das ich in knapp zehn Tagen tragen werde.
Gefühlt zugenommene Kilos: 10
Schwangerschaftssymptome: Schmerzen in den Mutterbändern – wer das nicht kennt, hat nichts verpasst.
Wahnsinnig sanfter, mütterlicher, weicher und weiblicher Ausdruck in meinem Gesicht: 0
Tränen beim Anblick fremder Kinder: 0
Tränen beim Anblick klitzekleiner Schuhe, Hosen, Fahrräder etc.: 0
Tränen ohne jeden Grund: gestern beinahe, als L. ein paar Scherze über meine momentane Jobflaute machte, die eigentlich wirklich lustig waren. Sonst hätte ich auch bestimmt gelacht, mach ich dann einfach nächstes Mal …
Irre Kicheranfälle ohne jeden Grund: 784

Mustergültiges Schwangerschaftsverhalten (MSV): nur in flachen Schuhen unterwegs; jeden Morgen Zupfmassage, obwohl das so langweilig ist, dass ich beinahe mit dem Kopf aufs Waschbecken knalle; gestern fünf verschiedene Obstsorten aus dem Bioladen vor mir aufgebaut und der Reihe nach gegessen, mich dabei gefühlt wie die kleine Raupe Nimmersatt.
Unerfüllbare Sehnsucht nach: Mayo, Tiroler Speck, verdammt noch mal endlich Sport.

Jeder schwangere Tag beginnt damit, dass ich mir den schwangeren Bauch, in dem sich irgendwo ein wachsendes Zellhäufchen befindet, mit neuem Enthusiasmus mit dem Streifenfrei-Öl von Bellybutton (einem Produkt für Schwangere, also für mich, denn ich bin ja schwanger) einreibe und zupfe. So beuge ich den Schwangerschaftsstreifen vor, die mir als Schwangeren ja ansonsten drohen während dieser Schwangerschaft. Ich strahle auf der Straße jede andere Schwangere an. Das habe ich früher auch schon getan, fürs gute Karma, aber jetzt fühlt es sich anders an – als hätte ich eine Berechtigungskarte dafür in der Tasche.
Nach außen hin halte ich mich zurück. Wenn die Mädchen am Telefon zu sehr quieken, gurren und schwärmen, dann sage ich: »Ja ja, mal langsam«. Vor L. beiße ich mir sowieso auf die Zunge. Seine größte Sorge ist es, dass ich das Kind verliere und dann nie wieder darüber hinwegkomme. Die letzten Wochen haben ihn nicht unberührt gelassen, trotzdem ist er darauf nicht allein gekommen: Einer seiner besten Freunde arbeitet auf der Frühchenstation im Altonaer Krankenhaus und hat gesagt, am Ende des dritten Monats sinkt die Wahrscheinlichkeit, dass was schiefgeht, zwar gewaltig – aber entspannen kann man sich eigentlich erst nach dem fünften Monat. Bis dahin soll ich den Ball flach halten. Und das tue ich auch, wenigstens nach außen.
Nach den Angstwochen, in denen ich jeden Tag Blut in der Hose hatte und tagelang liegen musste, weiß ich, dass jeder Gang zur Toilette die Wende bringen kann. Du gehst pfeifend hin und kommst heulend wieder raus. Und solltest du das auch nur bei einem einzigen Toilettengang mal zufällig vergessen haben, reißt dich das dunkelorange gemusterte Toilettenpapier (welcher Idiot hat das gekauft? Ach so, ich!) sofort mit einem fast hörbaren Schlag aus deiner verträumten Sicherheit.

Aber seitdem wir den Herzschlag auf dem Schirm hatten und wissen, dass wir zum letzten Mal in der Klinik waren und demnächst der erste ganz normale Termin bei meiner ganz normalen Frauenärztin ansteht, kann ich kaum was dagegen tun: Ich fühle mich als Schwangere. Und wieso denn nicht? Habe ich da nicht angerufen, einen Ultraschalltermin ausgemacht und zur Sprechstundenhilfe gesagt, ich sei schwanger? Werde ich da nicht mit einem Mutterpass wieder rauskommen? Verkneife ich mir nicht seit Wochen Rohmilchkäse und Mayonnaise, auch wenn es noch so schwerfällt? Zupfe ich mir nicht jeden Morgen zehn verdammte Minuten lang den Bauch mit diesem Öl? Ich wollte vernünftig sein, aber langsam bröckelt die Verteidigungsanlage gegen das Babyglück. Klammheimlich tue ich im Kopf all das, was ich mir im echten Leben, da draußen, unter den wachsamen Augen von L. verkneife. Ich richte das Zimmer ein. Ich grübele über Namen nach. Ich kaufe Weihnachtsgeschenke. Ich freue mich darauf, den beiden nachzuwinken, wenn sie zusammen zum Fußball gehen. Ich backe Geburtstagskuchen. Ich wische Rotznasen ab und lese Kalle Blomquist vor. So liege ich morgens mit meinem Kräutertee im Bett und grinse dämlich vor mich hin. L. kommt rein, sieht mich grinsen und hält mir wieder mal einen Vortrag, der darauf hinausläuft, ich solle mich nicht zu früh freuen. Er hat ja recht. Aber ich habe auch recht. Ich weiß, wovon ich spreche.
Die Mutter meines Vaters war der ängstlichste Mensch der Welt. Jede noch so harmlose Situation konnte in ihrem dicken, wirren Kopf sofort in eine Katastrophe umschlagen. Bei jedem Abschied brach sie in Tränen aus – aus Angst vor Autounfällen. Ich weiß nicht, wie oft sie mir eingeschärft hat, ich dürfe nicht mit Fremden ins Auto steigen, auch dann nicht, wenn sie Schokolade hätten. Ihre panische, hohe, von Tränen halb erstickte Stimme ist mir auch heute noch im Ohr: »Mei guud Mädche, mei Sonnenscheinche, geh mir mit niemandem fott!«, »Ist gut, Oma.« Wenn es Hühnchen gab (und sie machte das beste Hühnchen der Welt), schaute sie mit weit aufgerissenen Augen panisch um sich, weil sie Angst hatte, eines von uns Kindern würde den spitzen Knochen am Hähnchenschenkel verschlucken und daran ersticken. Sie kam sogar ins Schwitzen, wenn ich in ihrem Rührfix Sahne für den Oma-Tortenboden mit Dosenobst schlagen durfte, lief händeringend um mich herum und japste: »Aber kei Butter machen! Kei Butter machen!« Mit Statistiken zur Häufigkeit tödlicher

Unfälle beim Herstellen von Tortenböden wäre sie garantiert nicht zu beruhigen gewesen. Egal, wie gemütlich und nett man es gerade hatte, ihr Kopf war immer ausgerichtet auf die Katastrophe, die in der nahen Zukunft lauern könnte (und die nie kam. Weder die Butter noch der Knochen, noch der Schokoladenmann, noch der Autounfall.)
Diese Oma vertrat die Theorie, im Winter dürfe man auch im Haus nicht zu warm angezogen sein, denn wenn man später nach draußen ginge, dann würde man nach der Wärme drinnen noch mehr frieren und sich eine Lungenentzündung holen. Eine Lungenentzündung. Darunter tat sie es nicht. Darum saßen wir oft schlotternd in ihrem Wohnzimmer und froren uns unsere knochigen Kinderpopos ab, damit wir uns nachher auf dem kurzen Spaziergang nicht den Tod holten (und wenn sie »den Tod« sagte, meinte sie »den Tod«). Ihr Leben war Angst, und jede Freude war von der Angst verdorben, das dicke Ende komme gleich nach.
Den dicken, wirren Kopf habe ich von ihr geerbt. Damit kann ich leben. Mit solcher Angst dagegen nicht. Deshalb wehre ich mich mit allem, was ich habe, wenn meine innere Stimme einen nordhessischen Akzent bekommt und auf einmal so tränenerstickt klingt.
Jeden Morgen, wenn ich immer noch nicht blute, freue ich mich darum jetzt ungefähr fünf Minuten lang vorsätzlich und ungeachtet der eventuell drohenden Katastrophen so doll, dass es wehtut. Und inzwischen bin ich mir sicher, dass das der vernünftigere Weg ist, als die ewige innere Handbremse. Wenn man über die Gefahr nachdenkt, nach Riesenfreude ganz, ganz tief zu fallen, wann ist diese Gefahr vorbei? Nach drei Monaten? Nach einer Fruchtwasseruntersuchung? Aber auch nach fünf Monaten kann noch was schiefgehen! Und wie! Also nach der Geburt, wenn das Kind gesund und niedlich und vor allem DA ist? Aber was ist mit plötzlichem Kindstod? Oder was mit schlimmen Kinderkrankheiten, Autounfällen, Schlittschuhfahren auf unsicherem Gewässer, Hühnerknochen, dem schwarzen Mann? Darf ich mich entspannen und freuen in dem Moment, in dem die Wurst volljährig wird und aus dem Gröbsten raus ist? Wieso soll ich stundenlang schlotternd vor Kälte auf dem Sofa sitzen, um keinen Schnupfen zu bekommen?
So geht das nicht. So kann ich nicht leben, und ich glaube auch nicht, dass das funktioniert. Wenn ich das Baby verlieren sollte, bin ich traurig. Und vorher ängstlich gewesen zu sein oder mir die Vorfreude zu verknei-

fen würde daran überhaupt nichts ändern. Bestimmt hilft es, wenn ich im schlimmsten Fall nicht kistenweise Babykram in den Keller räumen und die Häschentapete im Arbeitszimmer wieder überkleben muss. Aber es hilft nicht, vorher wochenlang sorgenvoll aus dem Fenster in den Regen zu starren. Das kann ich hinterher immer noch. Zu einer Zeit, von der ich später denken werde (das weiß ich schon genau): Da hättest du eigentlich zum Platzen glücklich sein müssen. Nach den ganzen Wochen und Monaten mit IVF, in denen du dich am Riemen gerissen hast, hast du jetzt etwas, von dem du manchmal schon geglaubt hast, dass es nie passiert.

Ich bin schwanger. Hatte ich das schon erwähnt?

Hiermit beschließe ich, ab sofort ganz normal schwanger zu sein. Wie alle anderen.

Also sehe ich mir die anderen Schwangeren mal genauer an. Und stelle fest:

Da sind Frauen, die stundenlang bei Petit Bateau bummeln gehen, wenn in wenigen Metern Entfernung auch princesse tamtam, Mac, die größte Buchhandlung der Stadt und der Applestore sind.

Frauen, die nicht so aussehen, als würden sie daran denken, jemals wieder zu arbeiten und sich dabei eventuell mit jemandem anzulegen, der keine Angst hat, dass sie ihm Fernsehverbot erteilen.

Frauen, deren Kind gerade auf seinem Laufrad mit 20 Sachen in eine zu Tode erschrockene ältere Dame reingerast ist und die diese Dame noch nicht mal fragen, ob sie sich wehgetan hat, geschweige denn sich entschuldigen, sondern nur zu ihrem Kind irgendwas sagen wie: „Nana, Leon, schön geradeaus."

Frauen, deren Gesicht auf einmal nur noch imstande ist, „unbeschreiblich weiblich" auszusehen.

Frauen, die aus zwei Kinderwagen ruck, zuck eine undurchdringliche Straßensperre errichten.

Frauen, die nach einer Stunde Zugfahrt plötzlich eine einzelne Fritte aus ihrer Handtasche holen und essen.

Frauen, die das Geschrei eines Babys als Klingelton haben.

Frauen, die eine Verkäuferin in der Spielzeugabteilung von Karstadt fragen, ob sie finden, zu einem Fische-Kind passe besser das Piratenschiff oder die Ritterburg.
Alles angehende Mütter, die ich in den letzten Tagen gesehen habe. Und bei jeder von ihnen habe ich mich gefragt: Werde ich jetzt auch so? Bin ich schon nicht mehr Herr im Haus, sondern die Hormone sind längst am Ruder, und ich kann gar nichts mehr dagegen tun, so eine zu werden? Und habe ich eigentlich den Knall des Jahrtausends: Vor ein paar Tagen habe ich mich noch wie ein Koalabär an den Traum vom Baby geklammert, trotz Blut und undefinierbarem Ultraschall, und jetzt hadere ich schon wieder damit, dass viele schwangere Frauen doof oder auf die falsche Art seltsam sind und ich nicht so sein will?
Ich beruhige mich damit, dass Mütter schließlich kein Club sind. Die haben nichts gemeinsam, außer dass sie alle ein Kind haben. Ansonsten sind Frauen mit Kindern vermutlich perfekt normalverteilt in jeder Beziehung. Sodass es unter Müttern neben den klugen, lustigen, reizenden und guten Frauen auch Nervensägen, Zicken, Langweilerinnen, Proletten und unerträgliche Dumpfbratzen gibt. (»WAS? Im Ernst? Und als Nächstes erzählst du uns, dass nicht alles Gold ist, was glänzt, und dass man den Tag nicht vor dem Abend loben soll?«)
Dann habe ich noch zu berichten, dass ich sehr glücklich bin, die Woche Bettruhe hinter mir zu haben. Und dass ich es inzwischen meiner Lieblingstante erzählt habe, der meine diskrete Mutter es wohlweislich NOCH NICHT gesagt hatte, was vermutlich zu einem kleinen Familienkrach führen wird, der mir aber vollkommen wumpe sein wird. Wenn es zum Clash kommt, mache ich einfach dieses unbeschreiblich weibliche Gesicht, das wir Schwangeren draufhaben.

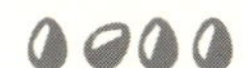

Drei Tage später.
Kaum hat man mal ein bisschen Spaß, schon kommt ZACK die Schwangerschaft dazwischen. Gestern habe ich im Waldschwimmbad noch friedlich meine Bahnen im Zockeltempo gezogen, dazu in die Bäume rund ums Becken geschaut und mich von Schmetterlingen überholen lassen. Ich war so langsam, das nicht viel gefehlt hätte, und ich wäre unterge-

gangen. Es war fast wie eine Meditation. Und hinterher habe ich mich so wohlgefühlt und dachte, wie schön, das mache ich jetzt jeden Tag, und dann bin ich am Ende nach dieser Schwangerschaft knackiger und erholter als vorher. (Und ich war nie gut im Schwimmen. Laufen ja, Schwimmen nein. Ihr könnt euch nicht vorstellen, wie stolz ich gestern auf mich war. Und so schön müde.)
Und nun habe ich heute früh schon wieder Blut in der Hose. Altes Blut. Da ist es wieder, das eklige Wort. Langsam bin ich genervt. Heute war außerdem der Tag, an dem ich es endlich hinkriegen muss, unter all diesen Scheußlichkeiten meine Brautschuhe zu finden. Kein anderer Tag diese Woche kommt infrage. Und nächste Woche schon gar nicht. Und nun verbietet sich schon wieder jede Rennerei von Laden zu Laden. Oh Mann. Vielleicht ist da draußen ja eine Schwangere, der jetzt seit sechs Wochen jeden Tag schlecht ist. Ich habe einen Vorschlag: Wollen wir tauschen? Nur für heute? Ich schwanke mit grünem Gesicht 12 Stunden lang durch die Straßen und erbreche mich diskret in die Schirmständer von Schuhgeschäften, und du machst dir einen ruhigen, aber von Übelkeit vollkommen unbeschwerten Tag? Schnupperst nach Herzenslust an Fischbrötchen und deinem alten Lieblingsshampoo, sprühst dich mit Parfum ein und bummelst im Schneckentempo an der Fleischtheke vorbei? Und morgen ist wieder alles wie vorher?
Ich will nicht in diesen grässlichen Satindingern heiraten. Es ist ein bisschen wie DDR, als hätte der Staat angeordnet, dass dieses Jahr zwei Brautschuhmodelle für die Genossinnen zur Verfügung gestellt werden: Modell Jacqueline und Modell Priscilla. Wieso soll ich ausgerechnet zur Hochzeit die miesesten Schuhe meines Lebens tragen? Und dann kommt noch dazu, dass diese Damen in den Brautmodeläden eine unfassbare Art haben, deinen Geschmack beiseitezuschieben. Das läuft dann so:
Ich: »Guten Tag. Ich bin auf der Suche nach Brautschuhen. Am liebsten vorne nicht spitz, und perfekt wäre ein Absatz von acht bis zehn Zentimetern.«
Dame: »Ja, da gucken wir mal.«
Ich (angesichts von sieben Paaren vollkommen gleicher Satindinger mit langen Spitzen und Drei-Zentimeter-Absatz): »Ach … nein, da ist wohl leider nicht das Richtige dabei. Vielen Dank, auf Wieder …«
Dame (mit Nachdruck): »Da haben wir z. B. einen.«

Ich: »Hm, ja, herrlich, aber der Absatz ist zu niedrig, und er hat eine Spitze.«
Dame (angefasst): »Ja, natürlich hat der eine Spitze, sonst kann man ja die schönen Schuhe gar nicht sehen unter dem Kleid.«
Ich (denke: Das wäre in diesem Fall aber besser so. Sage aber feigerweise): »Das leuchtet ein, aber ich mag keine Spitze. Vielen Dank, auf Wieder …«
Dame: »Da werden Sie keine Schuhe finden.«
Ich: »Na ja, ich habe auch noch nicht lange gesucht, ich hoffe doch, dass ich noch …«
Dame: »Da werden Sie barfuß heiraten.«
Ich: »Moment mal, es muss doch Schuhe ohne Spitze geben? Irgendwo?«
Dame: »Barfuß.«
Ich (entferne mich rückwärts und lasse sie nicht aus den Augen): »Rund! Mit Absatz!«
Dame (starrt mich an wie Kah, die Schlange): »Ssssie werden sssssehen.«
Eine grau melierte Verkäuferin aus einem altehrwürdigen Hamburger Geschäft hat mich verflucht. Ich bin vermutlich verloren.
(Im Zweifel mache ich das übrigens. Barfuß heiraten, meine ich. Meine Füße wird man nicht sehen, am Ende ist es sogar gesund, das Gasthaus, in dem wir heiraten, gleicht mit Kopfsteinpflaster und Wiesen und Kieswegen sowieso einem Barfußpark, herrlich! Alles ist besser, als 90 Euro für ein paar beschissene Billo-Satindinger auszugeben.)
Inzwischen arbeite ich angesichts der neuen Blutflecken weiter an meinem mSV (mustergültigen Schwangerschaftsverhalten). Neben ständigem Kampf gegen meine Natur (langsam die Treppe runterlaufen. Im Zweifel immer die flacheren Schuhe nehmen. Nicht hüpfen, nicht hopsen, keine ruckartigen Bewegungen, im Grunde noch nicht mal ruckartige Gedanken) trinke ich auf der Sektprobe zu meinem eigenen Hochzeitsvorabend nur Mineralwasser und weigere mich, auch nur einen Tropfen zu probieren. Ich verkneife mir täglich mehr, als ich mir erlaube, und lege selbst einen Weg von einem Kilometer per öffentlichem Personen-Nahverkehr zurück. Darum brauche ich für eine Strecke, die ich in zwanzig Minuten zu Fuß geschafft hätte, jetzt dreimal so lang.
Obwohl auch der letzte Bluttest in der Klinik wieder vollkommen in Ordnung war, wie alle anderen vor ihm, muss ich nun doch noch mal hin. Inzwischen hatte ich so ca. fünf letzte Bluttests in der Fruchtbar-

keitsklinik. Ich fühle mich auf übelste Art an die Bundesjugendspiele erinnert: Damals haben sie uns jedes Mal erzählt, das wäre nun aber garantiert das letzte Mal, dass wir teilnehmen müssten, nächstes Jahr wären wir alt genug, um uns diese würdelose Veranstaltung zu ersparen. Harrr.

Es ist ja eigentlich nicht weiter schlimm, denn vor Spritzen habe ich dank IVF inzwischen überhaupt keine Angst mehr, meinetwegen können sie mich aussaugen bis auf den letzten Tropfen. Aber jedes Mal muss ich mir einen Wecker stellen, mit dem Bus rein- und rausfahren, weil Radfahren verboten ist (und der Bus ist der einzige Ort, an dem mir im Moment jedes Mal schlecht wird), und ich freue mich jedes Mal, dass nun die »eigentlich-kann-ich-keine-Kinder-kriegen«-Phase dieser Schwangerschaft vorbei ist und ich endlich normal sein darf mit einem normalen Frauenarzt und normalen Terminen. Jedes Mal gucke ich mich noch mal um und denke: »Hier kommst du so schnell nicht wieder hin«, bin noch einmal nach Kräften dankbar und gehe dann da pfeifend raus, und dann klingelt vier Stunden später das Telefon, die Bundesjugendspiele sind dran und wollen, dass ich noch mal antrete, ohne dass mir jemand erklärt, warum.

Und an der Hochzeitsvorbereitungsfront ist eine kleine Sensation zu vermelden: Ich habe Schuhe gekauft. Zwei Paar. Nachdem ich einen ganzen Tag durch Lüneburg gerannt bin, wo man mir empfohlen hat, es doch mal in Hamburg zu versuchen, und die Laune dementsprechend sank, sind wir auf dem Weg zum Auto noch in einen Prollo-Billo-Schuhladen geraten, in dem es plötzlich und wie zum Hohn ca. zehn Paar cremefarbene Pumps ohne Spitze und Bommel zur Auswahl gab. Keines davon hat mehr als 20 Euro gekostet, und keines davon wäre dumm aufgefallen an den Füßen einer Frau mit tätowierten Augenbrauen, aber so ist das eben mit Pumps. Die zwei Paare sind beide keine 1, aber eine 2 allemal, und wenn man bedenkt, dass ich in den letzten Tagen für die eine oder andere 3+ oder sogar 3- aus reiner Verzweiflung und Wut fast 200 Euro ausgegeben hätte, bin ich die glücklichste Schuhfetischistin der Welt. Dazu kommt noch, dass jedes Paar weißer Schuhe nach einer Hochzeit, die sich auch auf Kopfsteinpflaster und Wiese abspielt, hinüber wäre. Und 20-Euro-Schuhe wirft man doch am nächsten Tag mit einem entspannteren Gesichtsausdruck weg als 200-Euro-Schuhe.

Daraus ergeben sich zwei Empfehlungen:

1. Wenn eine von euch demnächst mal aus irgendeinem Anlass dringend ein Paar wirklich hoher Schuhe sucht, die nur einen Abend überstehen müssen, dann kann ich »Schuh-Geiz« in Lüneburg empfehlen. Distinguiert und geschmackvoll, wie ich euch natürlich alle einschätze, wird sich euer Innerstes dagegen sträuben, in so einen Laden zu gehen, aber ihr werdet es vermutlich nicht bereuen.
2. Hier kommt eine Eins-a-Geschäftsidee: Macht einen Brautschuhversand auf, in dem es Schuhe gibt, die einfach nur ein bisschen anders aussehen als die Schuhe, die es sonst in ALLEN Brautläden im GANZEN Land gibt. Ihr tut ein gutes Werk, es macht nicht viel Arbeit, und ihr werdet steinreich. Glaubt mir, wenn es derzeit eine Marktlücke gibt, dann diese. Jedes Jahr heiraten Zehntausende von Frauen, darunter sind mindestens tausend, die wie ich keine spitzen »Satängschuhe« mögen, und es werden noch mehr, wenn sich erst herumspricht, dass man inzwischen die Wahl hat. Und wenn ihr schon dabei seid, dann könnt ihr auch noch solchen Firlefanz versenden wie hübsche Einladungskarten oder Tischkärtchen und einen Service anbieten, der Liederzettel für die Kirche druckt.

Sosehr ich mich auch wegen des Ultraschalls in ein paar Tagen aufrege und so unruhig mich das auch macht, dass ich so gut wie nichts von meiner Schwangerschaft mitkriege und dass es immer noch ab und zu blutet – langsam breitet sich in den anderen Lebensbereichen eine große, schöne Gelassenheit aus. Dass ich nichts trinken darf, hat mich sowieso bisher viel weniger gestört, als ich dachte. Aber langsam lässt mich auch die Existenzangst wegen der Jobflaute aus ihren Klauen. Was soll's? In meiner alten Firma läuft es gerade überhaupt nicht rund, wie ich höre. Wenn ich da immer noch jeden Tag hinmüsste, würde ich Pickel kriegen vor Nervosität und Widerwillen gegen die ständigen Durchhalteansprachen der Geschäftsführung, und ich würde täglich eine Stunde damit verschwenden, Phantasiestreitgespräche mit Chefs und Kunden zu führen, die nie wirklich stattfinden. Und wäre ich in einer anderen Firma, dann hätte ich im Moment ständig ein schlechtes Gewissen, weil ich so schnell schwanger geworden bin, und ich hätte es bisher vermutlich noch nicht mal erzählt, aus Angst, dass ich das Baby verliere und dann für

nichts und wieder nichts von Anfang an den Ruf hätte, hier ein ganz linkes, doppeltes Spiel zu spielen und in Wirklichkeit am Job kein Interesse zu haben, sondern hier nur die Zeit bis zur Familiengründung abzureißen. So sind die nämlich drauf, die Bosse in meinem Beruf. Alle!
Das wird schon alles, und wenn nicht, dann werde ich extrem viel Zeit für Yoga haben.
Womit nicht gesagt ist, dass ich morgen nicht schon wieder von einer Minute auf die andere in eine mittlere Krise rutsche.

Und dann ist er da, der Abend vor dem Ultraschall. Ich liege im Bett, neben mir schläft L., gerade zurück von seinem Junggesellenabschied, tief und fest. Er sieht so entspannt aus, so vollkommen von jeder Sorge unbelastet. Kaum zu fassen, dass er so ruhig ist, nur wenige Zentimeter von meinem Kopf entfernt, in dem es so rundgeht, dass allein das Gewummer zwischen meinen Nervenenden ihn wach halten müsste wie eine Großraumdisco nebenan.

Nachtgedanken einer In-vitro-Patientin

wenige Stunden vor dem Ultraschall

Was, wenn mit den Keimzellen etwas nicht stimmte, und durch die Hormone ist mein Körper gezwungen worden, sie trotzdem wachsen zu lassen, und nun bekomme ich ein fürchterlich krankes Kind, das sein ganzes kurzes Leben lang leiden muss?
Was, wenn das mit dem Herzschlag neulich zwar ein Wunder war, aber nur ein vorübergehendes, und beim Ultraschall morgen früh wird klar, dass eigentlich nie eine Hoffnung auf ein Baby bestand?
Was, wenn meine gerade aus Mallorca wieder eingeflogenen Hochzeitsgäste mir und dem Kind die Schweinegrippe verpassen? Und ich muss entscheiden, ob ich lieber Hirnschäden durch Fieber oder durch Medikamente riskiere? Was, wenn wir feststellen, dass wir zwar als Paar ganz toll sind, aber als Eltern eine glatte 5?
Was, wenn ich ein Kind kriege, das vollkommen gesund ist, ein Prachtstück, aber irgendwie … irgendwie kann ich es nicht leiden? Weil es abgesehen von einem beeindruckenden IQ und auch sonst astreinen Fähigkeiten einfach nur eine blöde Kuh ist? Und dann habe ich die kleine Nervensäge die nächsten 20 Jahre um mich?
Was, wenn mich das alles so schlaucht, dass ich gar nichts anderes mehr kann, als das Baby zu ernähren und zu wickeln, und nach einem Jahr gucke ich mich um und habe keine Freunde mehr, sondern nur noch ein paar Muttis, die genauso lethargisch rumschluffen und die mich zu Tode langweilen? Und ich habe meinen letzten Abend in einer Kiezbar verbracht? Ohne es zu wissen und es richtig würdigen zu können? Und die Zukunft hält höchstens noch ein Theaterabo für mich bereit? Zu dem ich aber noch nicht mal komme, weil der Babysitter nie Zeit hat? Und wenn doch, dann sitzt direkt vor mir ein Kopfwackler?
Was, wenn ich nie wieder einen Fuß auf den Boden kriege in meinem Job?

Was, wenn ich nie wieder mit L. in New York sitzen, ein Steak essen und mich mit ihm zuschütten kann? Was, wenn mein altes Leben jetzt weg ist und das neue mir nicht gefällt?
Was, wenn es mir so geht wie meiner Oma, die in der Schwangerschaft schwer depressiv wurde und davon nie wieder runterkam, ihr ganzes Leben lang nicht?
Was, wenn diese 20-Euro-Billo-Pumps die letzten Schuhe mit Absätzen waren, die ich in meinem ganzen Leben gekauft habe, weil ich in sechs Wochen zur Tonne werde und mir danach vermutlich die Kraft fehlen wird, auch nur Schnürschuhe zu schließen, sodass mir eine Zukunft in Fellstiefeln, Klettverschlussfußbettalbträumen und Birkenstocks bevorsteht?
Was, wenn L. beim Joggen überfahren wird und ich dann wie diese Frau aus der Zeitung bis aufs Messer mit der Klinik kämpfe, damit sie die befruchteten Prilblümchen nicht wegwerfen? (Das ist so ein ganz eigenes Kapitel. Ich war nie schlimm ängstlich, aber jetzt könnte ich mich regelmäßig in die grässlichsten Phantasien reinsteigern, was alles passieren kann. Autounfälle, besoffene Fahrer, Herzinfarkte, Kneipenprügeleien, ausgebrochene Löwen, Meteoriteneinschläge, das ist alles schon passiert, niemand kann also garantieren, dass es nicht auch L. passiert. Und dann denke ich an meine Oma und wie furchtbar das war, dass sie immer Angst vorm Schlimmsten hatte und heulend am Fenster klebte, wenn wir weggefahren sind, und dann kriege ich noch mehr Angst, weil ich befürchte, dass die Hormone mir den gleichen miesen Streich spielen wie ihr. Harrrg.)
Liebes Würmchen, morgen werde ich noch mal zittern. Und wenn ich danach das nächste Mal auf einem Stuhl liege und jemand mit einem Plastikgerät auf oder in mir rumprockelt, dann werde ich jenseits der 12-Wochen-Grenze sein. Wenn du morgen gesund aussiehst, dann sieht deine Mutter das als Lizenz zur Vorfreude. Ab morgen werde ich hemmungslos Babybücher lesen, Sachen mit Quiekstimme sagen und damit anfangen, im Kopf dein Zimmer einzurichten. Ich werde im Kopf am Fuß der Wasserrutsche auf dich warten und Häschenbordüren an die Wände kleben. Wer ab morgen noch Ärger macht, ist also ein Spielverderber, o.k.?
Verdammt, wieder mal wäre ich gerne lässiger. Lässigkeit wäre eine feine Sache.

Abschied von dem Würmchen

Für dieses Würmchen wird es leider kein Zimmer mit Häschenbordüre geben und erst recht keine Rutsche und kein Schwimmbad. Es ist seit Wochen nicht gewachsen und zeigt nicht das leiseste, kleinste, piepsigste Lebenszeichen. Genau genommen ist es nur noch ein kleines, undefinierbares Klümpchen. Nur scheint das mein Körper bisher noch nicht kapiert zu haben, er bemuttert es weiter nach Kräften. Morgen früh muss ich deshalb zur Ausschabung.

Cheerio, Würmchen.

Wenn ich jetzt so an die letzten sieben Wochen denke, die Zeit seit dem Schwangerschaftstest, dann kann ich gar nicht mehr so genau sagen, wie es mir ging. Ich war froh, dass du da warst, aber gleichzeitig hatte ich fürchterliche Angst, mich zu früh zu freuen und hinterher umso trauriger zu sein. Zwischendurch wurde mir dann klar, dass das nichts nützt und dass es absolut keinen Weg gibt, sich auf so ein Abenteuer einzulassen und nicht traurig zu sein, wenn es nicht klappt. (Vielleicht gibt es ja irgendwo ein Shaolin-Kloster, in dem man lernt, wie das geht, aber selbst wenn das so wäre, dann vermute ich, in ein Shaolin-Kloster könnte ich weder L. noch die Mädchen mitnehmen, auch nicht meine Lieblingslippenstifte, meine Musik, meinen Rechner und mein Internet, und ein Ort, an dem das nicht geht, ist kein Ort, der für mich gut ist.) In den letzten Wochen ist viel schiefgegangen. Ich habe in dieser Zeit abends mehr Unterhosen mit Blutflecken als ohne in den Wäschekorb geworfen. Und obwohl da der Wunder-Ultraschall war, der mit dem Herzschlag, war da doch der vorher und der davor, und ich weiß noch genau, wie besorgt und nüchtern die Ärzte dabei ausgesehen haben. Da waren die vielen, vielen Schwangerschaftszeichen, die ausgeblieben sind, obwohl doch die Hormone immer voll da waren. Eigentlich kann ich also nicht sagen, ich wäre nicht gewarnt gewesen, als heute die Ärztin das Ding in mich reingesteckt hat, auf dem Schirm nur so etwas wie eine Haselnuss in einer großen dunklen Höhle erschien und sie sagte: »Das sieht nicht gut aus. Das sieht gar nicht gut aus.« Die Haselnuss warst du.

Das kleine Ultraschallfoto von dir vom Wundertermin hat viel zu schnell seine schöne Bedeutung verloren. Am Anfang musste ich es noch ständig angucken, weil du das warst, zum ersten Mal kein Prilblümchen mehr! Aber schon nach ein paar Tagen habe ich es nur noch angestarrt wie eine Beschwörung, dass du doch bitte noch da sein sollst, als könnte ich das selbst nicht so richtig glauben. Ich hätte es nur so gerne geglaubt. Vielleicht war es ja auch ein Zeichen, dass meine Phantasie nie so mit mir durchgegangen ist, wenn es um dich ging, wie sie sonst bei jedem kleinen Fitzelchen mit mir durchgeht. Zeig mir ein Gummiband oder ein angebissenes Würstchencroissant, und ich mache im Kopf einen Film draus und die Fortsetzung gleich dazu, aber zeig mir ein Ultraschallbild meines Kindes, und ich habe keine Ahnung, was dahinter für Geschichten stecken könnten. Natürlich glaube ich zu wissen, was Kinder bedeuten, schließlich war ich selbst mal eines und davor genauso ein Würmchen wie du, wenn auch etwas, wie soll ich sagen, lebendiger. Aber so richtig, richtig vorstellen, mit allen Gerüchen und Farben und verschiedenen Schichten, konnte ich mir nie, wie das mit uns werden soll. Und zu doll wollte ich das auch nicht, weil da ja immer noch die Angst war, dass vielleicht am Ende nicht nur ein kleiner weißer Fleck auf dem Ultraschall weg ist, sondern eine ganze Geschichte mit Geburtstagen und Weihnachten und Gute-Nacht-Geschichten und Klebenbleiben in der Schule und Zahnspangen und Tinti, dem Badespaß.
(Verdammt. Briefe an ungeborene Kinder, die auch noch zu allem Überfluss niemals geboren werden, sind so eine scheußliche, kitschige Nebenwirkung dieser ganzen Sache. Ich wäre so gerne so ein lässiger Hund, der gegen solchen Zauber immun ist.)
Jetzt bist du schon seit Wochen tot, aber erst morgen wirst du wirklich weg sein. Und es tut mir leid, dir das sagen zu müssen, ich will nicht, dass du das falsch verstehst und traurig bist, aber nun wird es auch Zeit, dass du gehst. Niemand bahrt einen Toten drei Wochen lang zu Hause auf. Und niemand hat gerne drei Wochen lang ein totes Kind im Bauch. Wer hätte das gedacht? Nun wird Flora doch noch zu einer Abtreibung kommen. Würmchen, es war nicht immer leicht mit dir und nicht immer fröhlich. Aber schön war es doch.
Mach es gut, kleine Granate. Ich bin froh, dass du da warst. Dieses Glas wirklich ausgezeichneten Plus-Prosecco trinke ich auf dich.

Nach der Aktion »nasenspraysichere Wohnung« musste heute einiges rückgängig gemacht werden, um die Wohnung von den tückischsten Fallen für meine Gesundheit und meine Seelenruhe zu befreien. Als Erstes habe ich die drei Schwangerschaftsbücher an einen Ort im Arbeitszimmer getragen, der sonst Steuerratgebern und meinen peinlichsten Fotoalben vorbehalten ist. Dann habe ich die Striche auf der Tafel in der Küche weggewischt. 78 Striche. Dann musste das Ultraschallfoto vom Nachttisch verschwinden, das Bellybutton-Streifenfrei-Öl aus dem Bad und das Vorlesebuch unter dem Bett, aus dem ich dem Würmchen in meinen Matschhirn-Momenten vorgelesen habe. Und zuletzt die schwangere Mamsell, die Becci für mich bei den Anthroposophen getöpfert hatte. Niemand bricht gerne beim Anblick seines Nachttisches in Tränen aus, ich bin da keine Ausnahme. Aber jetzt müsste diese Gefahr gebannt sein.

Ach, das war schon seltsam, als unfruchtbare, aber schwangere Frau nun plötzlich eine Abtreibung zu erleben. Komisch war auch, dass ausgerechnet heute im Wartezimmer ein klitzekleines Mädchen war, das mich eine halbe Stunde lang angeflirtet und bespaßt hat, von seinen unfassbar assigen Eltern völlig unbeachtet. Und komisch war es, nach der OP gefragt zu werden, ob ich denn zufrieden sei und mich wieder hier operieren lassen würde? Klar doch, jederzeit, für die nächste Fehlgeburt seid ihr fest gebucht!

Jetzt habe ich es erst mal hinter mir und liege mit entwurmtem Grummelbauch im Bett und freu mich auf meinen Mädchenbesuch nachher. Das Trostkommando sammelt sich gerade und macht sich gleich auf den Weg. Der Blog quillt über von Kommentaren, einer immer freundlicher und lieber als der andere. Ich bin allen Abkürzungsdamen sehr dankbar, die das hier mit mir zusammen durchstehen. Wieder mal ist es toll zu sehen, dass ich nicht allein bin und bestimmt nicht die einzige Frau auf der Welt, die nicht ohne Probleme und ganz nebenbei einfach plopp-plopp-plopp ein Kind nach dem anderen bekommt. Unfruchtbarkeit ist eine Riesenbitch, aber zum Glück müssen wir nicht allein damit fertig werden.
Apropos plopp-plopp-plopp, was ist das mit dieser Zwölflingsmutter?

Der Morgen danach. Ich rekapituliere noch mal, was da vorgestern eigentlich passiert ist. Und stelle fest: Eine Ausschabung tut weh. Damit meine ich nicht nur weh im Sinne von Traurigkeit und Wut, sondern weh im Sinne von aua. Nicht die Operation selbst, aber spätestens am Tag danach fängt es an, gewaltig zu zwiebeln. Vielleicht liegt es auch daran, dass ich gestern nicht wie angewiesen liegen bleiben konnte, sondern mich wenigstens um ein, zwei Sachen kümmern musste. Man geht zum Beispiel nicht ohne Höschen in die Kirche, das muss doch jede Gynäkologin einsehen können? Also musste ich mir eines kaufen für die Hochzeit. Und wo ich schon mal da war, auch noch Make-up und Rouge und Strümpfe. Aber schon diese paar Schrittchen im Schneckentempo im Alsterhaus, wo mich Klärchen netterweise hingekarrt hat, waren scheinbar zu viel, obwohl ich mich ungefähr so viel bewegt habe wie dreimal in die Küche und zurück. Heute habe ich den größten Teil des Tages auf dem Sofa mit Blick auf Kühe und eine frisch gedüngte Wiese verbracht.
Erstaunlich, was man alles im Liegen tun kann: z. B. Kekse mit Zuckerschrift verhunzen, eine ganze Armee von hilfsbereiten Leuten herumscheuchen und sich im Internet über die Ungerechtigkeit des Lebens beschweren.
Ach, das wird schon alles. Ganz bestimmt sogar. Im Moment ist das Gute an den Schmerzen, dass ich mich so auf den Moment freue, wenn sie aufhören. Schön, wenn der Krampf nachlässt. Wir berappeln uns nach Kräften. Es ist alles eine Riesengemeinheit. Auch wenn ich nicht weiß, wem ich dafür ans Schienbein treten soll. Aber mir wird auch wieder mal klar, was für ein Glück ich bei all dem Mist habe. Das hätte die typische Abgang-im-fünften-Monat-Schwangerschaft werden können. Es hätte noch wochenlang geblutet, nicht geblutet, geblutet, nicht geblutet, zwei schlechte Ultraschalls wären einem doch wieder hoffnungsvollen Ultraschall vorangegangen und immer so weiter. Ich hätte das Kind am Tag nach der Hochzeit verlieren können, wenn alle schon wieder weg gewesen wären und ich nicht eine Riesentrostgemeinde um mich herum hätte, und dann hätte ich für nichts und wieder nichts den ganzen Abend an meiner Apfelschorle genuckelt und würde mir am Ende sogar Vorwürfe machen, mit meinem Hochzeitstanz hätte ich das Würmchen getötet. Wir hätten es in dem Moment verlieren können, wenn wir gerade ganz entspannt gewesen wären, dass wir es bekommen und in Sicherheit sind. Ich könnte einen Mann ha-

ben, der selbst so verzweifelt, dass ich mich noch viel mieser fühle. Obwohl offensichtlich etwas Gravierendes mit dem Kind nicht in Ordnung war, hätte es weiterwachsen können, und wir hätten in ein paar Wochen vor der Entscheidung stehen können, ob wir dieses todkranke Kind trotzdem bekommen wollen. Wir hätten … ach was, die Schreckensszenarien sind bis ins Unendliche steigerbar.
Aber sie lenken mich so schön vom Glücksszenario ab: dass wir vielleicht ein gesundes, prächtiges Kind bekommen hätten. Das müssen wir nun eben ein bisschen verschieben.

Zurück vom vermutlich schönsten Wochenende meines Lebens, habe ich bestimmt hundert Gründe, vor Dankbarkeit fast zu platzen:
Dafür, dass ich scheinbar von den nettesten, besten und liebsten Menschen der Welt förmlich umzingelt bin.
Dafür, dass meine Freunde wissen, dass sie mich manchmal zu meinem Glück zwingen müssen.
Dafür, dass ich L. habe, der für sich genommen schon mindestens hundert Gründe für Dankbarkeit liefert.
Dafür, dass mir trotz Tanzmarathon bisher nicht die Eingeweide aus meinem lädierten Unterleib gefallen sind, obwohl es sich gestern Abend so angefühlt hat.
Dafür, dass meine Füße bestimmt bis heute Abend wieder ihre normale Größe und Form angenommen haben.
Dafür, dass meine Familie mich auch dann noch liebt, wenn ich mich vor ihren Augen in eine Art Castingshowteilnehmer auf Speed verwandele.
Dafür, dass es solche Abende gibt, an denen man literweise blubbernde Getränke trinken kann, und trotzdem wird alles immer schöner und nicht immer schlimmer.
Dafür, dass Adrenalin mich an die Hand genommen hat und mich durch zwei Tage Schlafentzug, Mörderstress, Kater und Herzklopfen bis kurz vorm Infarkt sicher bis nach Hause gebracht hat.
Dafür, dass uns das Beste noch bevorsteht: Flitterwochen in Italien, nach Hause kommen und einfach nur in Frieden verheiratet sein und dann irgendwann wieder schwanger werden und ein Kind bekommen.

Dafür, dass das inzwischen schon drei Monate anhaltende Sexverbot morgen beendet ist. Genauer gesagt, ging ein Verbot immer nahtlos in das nächste über: Erst hatte L. Sexverbot vor der Punktion, dann ich danach bis zum Test, dann sollten wir »nur für alle Fälle und zur Sicherheit« noch warten, und dann ging es auch schon los mit dem alten Blut, dann war die Fehlgeburt und die Ausschabung, und nun bin ich gespannt, ob meinen Ärzten noch ein Grund einfällt, um das Verbot weiter zu verlängern. Hm? Na, kommen Sie, konzentrieren Sie sich, da geht doch noch was?
Dafür, dass ich zur nächsten Hochzeit nur noch was Hübsches zum Anziehen brauche und dick und bräsig zugucken darf, wie andere vor Aufregung fast durchdrehen.
Dafür, dass niemand auf der ganzen Feier auf die Idee gekommen ist, mich wegen der Fehlgeburt zu bemitleiden.
Dafür, dass ich immer noch mit kleinen Kindern spielen kann, ohne mich ungerecht behandelt zu fühlen. Das ist bestimmt nicht mein Verdienst, sondern einfach nur großes Glück.
Dafür, dass mir zwar in den letzten zwei Tagen vor der OP plötzlich und wie zum Hohn doch noch ein Babybauch gewachsen ist, aber dass ich trotzdem in mein Kleid gepasst habe.
Dafür, dass ich mit 36 feststelle, dass ich noch nie solche Freunde hatte wie jetzt.

Zurück in der Stadt. Ich dachte zwar, Normalität sei gut für mich. Nun wird mir leider klar, dass das nicht unbedingt so ist. Vielleicht ist es ja ein kleines Loch, in das ich nach der Hochzeit gerade falle. Vielleicht liegt es auch daran, dass ich heute auf meinem kurzen Schongang durch die Stadt in eine Art Truman-Show für Fruchtbare geraten bin. Aus allen Ecken kamen Mütter, Hochschwangere quetschten sich an Zwillingskinderwagen vorbei. Und als ich diesmal an Petit Bateau vorbeiging, ist mir eingefallen, wie ich mich noch vor wenigen Wochen über die Frauen beömmelt habe, die da Stunden zubringen können: Was sind das denn für welche? Das, meine Liebe, sind welche, die Kinder kriegen und deshalb sehr aufgeregt und glücklich sind und das meiste aus dieser Vorfreude rausholen wollen, indem sie hundert kleine T-Shirts berühren. So welche sind das.

Der Ausnahmezustand ist vorbei. Heute ist der erste Tag seit dem verhängnisvollen Ultraschall letzten Montag, an dem ich nicht unter Schock stehe und nicht bis über beide Ohren in Hochzeitsvorbereitungen stecke. Wir treten ein in Phase zwei, in der ich ohne Adrenalin mit der Fehlgeburt fertig werden soll. Was dadurch nicht einfacher wird, dass ich jetzt so etwas wie Regelschmerzen und Regelblutung habe und das so gerne los gewesen wäre, bevor wir in den Urlaub aufbrechen. Auf der Suche nach guten Ratschlägen habe ich wieder mal die Dummheit begangen, im Netz zu suchen, nur um auf die widersprüchlichsten Informationen zu stoßen. Am Ende habe ich unter einem Berg von Papieren den Zettel gefunden, den sie mir in der Klinik mitgegeben haben, und da steht genau das, woran ich mich erinnere: dass Blutungen normal und in Ordnung sind, solange sie nicht stärker sind als eine Regelblutung (sind sie nicht), und Schmerzen auch, solange ich sie mit handelsüblichen Schmerzmitteln in den Griff kriege (tue ich).
Wieder einmal frage ich mich allerdings, ob in diesen Foren eigentlich wirklich so gut wie alle Schreiber völlig besengt sind. Da gibt es welche, bei denen man auch beim besten Willen nicht herausfinden kann, was sie eigentlich sagen wollen, dann wieder die, die einfach nur das Gleiche noch mal schreiben, das vor ihnen schon zehn andere geschrieben haben, dann gibt es die, die eine wichtige!!!!!!! Frage haben, woraufhin sie zwar einen Wortschwall posten, der aber keine einzige erkennbare Frage enthält, und dazwischen viele, viele Sorgen und Nöte und Katastrophen, die beim Lesen bei mir eine ungute Mischung aus Panik, Beklemmung und Widerwillen auslösen. Oje. Wann lerne ich es endlich, dass die Antwort auf medizinische Fragen nicht im Internet zu finden ist? Nie?

Zwei Wochen später, zurück aus den Flitterwochen. Ob wir viel an das Baby gedacht haben, wollen alle wissen.
Schon, aber weniger, als ich befürchtet hatte. Ich habe viel an meinen blöden Bauch gedacht, der sich immer wieder mit komischem Zwicken und auch ein bisschen Blut in den Vordergrund gedrängelt hat. Ich weiß auch nicht, wieso, aber ich vergesse zwischen zwei Operationen immer wieder, wie lange das bei mir dauert, bis wirklich alles verheilt ist.

Unmittelbar davor denke ich dann, ich bin ein Stehaufmännchen und mich haut nichts um, und dann gerate ich langsam in Panik, wenn eine Woche nach der OP (oder zwei oder drei) immer noch nicht alles wieder gut ist. Dienstag habe ich endlich meine Kontrolle und hoffe inständig, dass die Ärztin nichts zu meckern hat und mir freie Bahn gibt für alles, was ich will und schon seit vielen Wochen nicht mehr durfte. Jedenfalls: das Baby war zwar nicht durchgängig dabei, aber der Bauch schon. Der Bauch ist mit mir auf wackligen Knien durch Rom gelaufen, hatte sich in Perugia schon wieder ein bisschen gefangen, hatte in Siena einen kleinen Rückfall und war in Venedig schon kaum noch ein Thema. Außer wenn er doch ein Thema war.

Das Baby – was soll ich sagen? Ich habe einsehen müssen, dass ich manche Dinge unter Kontrolle habe und andere nicht. Ich konnte nicht viel dagegen tun, dass ich in den letzten zwei Wochen ein bisschen passiver und dünnhäutiger war als sonst. Das war eben so, und auch L. musste das erst verstehen. Plötzlich nehme ich Sachen krumm, über die ich sonst gelacht hätte, und statt fleißig mitzuplanen, was wir unternehmen, gucke ich Löcher in die Luft und laufe L. hinterher, wird schon gut sein. So kenne ich mich sonst nicht, aber so bleibe ich ja auch hoffentlich nicht. Davon abgesehen, war Italien zu schön, um zu traurig zu sein. Ich glaube nicht, dass damit die traurige Geschichte um das Würmchen schon ausgestanden und verdaut ist. Aber es ging besser, als ich dachte, und wir haben den Teufel getan und uns in den schönen Momenten gegenseitig daran erinnert, was für arme Socken wir sind. Ich habe übrigens weiter das Glück, von blöden »Warum ich?«-Gedanken verschont zu bleiben, Kinder haben mir nichts ausgemacht und Schwangere auch nicht. Es gab ein paar Tiefpunkte, aber die waren nur das: Punkte. Wie eine kalte Stelle im warmen Mittelmeer. Und ich glaube immer noch ganz fest, dass wir das schaffen, solange wir nicht aufgeben. Das war erst der zweite Versuch. Dass ich überhaupt beim zweiten Versuch schwanger geworden bin, hätte ich nie erwartet, und ich bin mir sicher, dass es ein gutes Zeichen war. Jetzt kommen der dritte, vierte und fünfte Versuch.

Und dann ist da noch der kleine Trost, dass das Würmchen noch nicht mehr war als eine Phantasie. Natürlich haben wir einen Herzschlag gesehen, aber das war immer noch nicht richtig wahr. Und damit hatten wir noch gar kein richtiges Kind zu betrauern, sondern eine Schwangerschaft.

Manchmal, an den kalten Stellen, habe ich nicht daran gedacht, wie fabelhaft L. sich mit so einem Babytragedings machen würde, sondern ich hab daran gedacht, wie schön es gewesen wäre, unser erstes geplantes Weihnachten zu zweit mit einer Babykugel zu erleben. Draußen Schnee, drinnen der Weihnachtsbaumgeruch, und Flora kriegt die Strickjacke nicht mehr zu und sieht aus wie der Nikolaus. Oder ich habe daran gedacht, wie es mitten in der Nacht losgeht und wir in die Klinik rasen. Oder daran, wie der Ultraschall immer mehr aussieht wie ein Mensch und immer weniger wie ein Würmchen. Aber danach ist noch alles vor meinem Auge verschwommen und war noch nicht richtig greifbar.
Jetzt also der nächste Versuch. Und neben der großen Hoffnung, dass wir diesmal die Drei-Monats-Grenze mit einem Lächeln passieren, habe ich die zweite große Hoffnung, dass mir diese Fehlgeburt nicht das Vertrauen genommen hat, dass es klappt. Dass ich keine Klatsche mitbekommen habe und auch in Zukunft noch nicht bei jedem Luftbläschen oder Zwicken denke, das war's. Dass ich mich entspannen kann und es genieße und mir nicht jedes Fünkchen Vorfreude verbiete aus Sorge, es könnte wieder für die Katz gewesen sein.
Und dabei habe ich ganz vergessen zu berichten, dass es vom Würmchenbefund nichts zu berichten gibt. Nichts an Würmchen war so auffällig, dass es in irgendeiner Weise eine Erklärung für das wäre, was da passiert ist. Wobei ich nicht weiß (und in dem Moment, also mit meinen Beinen in diesen Stuhldingern und meinem Po auf einer Papierserviette, nie geistesgegenwärtig genug bin, um die richtigen Fragen zu stellen), wonach genau sie gesucht haben. Ich kann mir nicht vorstellen, dass man bei jeder Fehlgeburt ein Screening auf sämtliche gängigen genetischen Defekte macht. Die Erklärung lautet also wieder mal: Pech gehabt.
Aber weil ich mir noch keine Meinung dazu gebildet hatte, ob mir eine Erklärung lieber wäre als keine Erklärung, hat mich das auch nicht sonderlich aus der Bahn geworfen. Im Gegenteil, ich bilde mir sogar ein, keine Erklärung ist ein besseres Zeichen als eine Erklärung.

Langsam, ganz langsam kehrt die Normalität zurück. Irgendwann vergehen die ersten 60 Minuten, ohne dass ich an die Fehlgeburt gedacht habe. Dann die ersten 180. Ich laufe um den Park, weil ich das jetzt mit ärztlicher Erlaubnis endlich wieder darf. Ich kaufe wieder Rohmilchkäse. Ich verabrede mich, schreibe Einkaufszettel, bin vom Wetter genervt und will mir einen neuen Rechner kaufen. Mein Kopf tut wieder das, was er früher auch schon getan hat: Statt an einem großen Drama reibt er sich jetzt wieder an nichts und wieder nichts auf. Nur mein Bauch ist zu dumm. Auch vier Wochen nach der Ausschabung und über sechs Wochen nachdem das Würmchen gestorben ist, rafft er immer noch nicht, dass er nicht mehr schwanger zu sein hat.

Gerade kam jedenfalls der Anruf aus der Klinik, mein HCG sei immer noch deutlich nachweisbar.

Der Kopf hat es doch auch geschafft, dummer alter Bauch, wieso denn bloß du schon wieder nicht? Ich weiß, wir hatten es nicht immer leicht miteinander, aber muss das sein?

Bauch, nun hör mir mal gut zu: Vielleicht ist dir aufgefallen, dass die letzten vier Wochen weniger von Zupfmassagen mit Bellybutton-Streifenfrei-Öl, Fenchel-Anis-Kümmel-Tee und Eiweißpulver geprägt waren als die Monate davor. (Gut, dem Tee und dem Pulver weint hier niemand eine Träne nach.) Dafür gab es reichlich Sushi, Wein, Rohmilchkäse, hausgemachte Mayo, rohes Fleisch und ja, auch mal die eine oder andere Fluppe zwischendurch. Was sagt dir das, Bauch? Konzentrier dich! Geh ganz tief in dich rein, und hör meinetwegen auf dein blödes Bauchgefühl. Und dann sprich mir nach: Wir – sind – nicht – mehr – schwanger. Sehr gut. Und nun wollen wir hoffen, dass du es bis zur Blutentnahme nächsten Freitag verstanden hast.

Vor sechs Wochen hatte ich den Termin bei der Ärztin, bei dem sie festgestellt hat, dass da von Würmchen keine Rede mehr sein kann. Und wenn ich damals einen Tipp hätte abgeben sollen, wie schnell ich das aus dem System habe, dann weiß ich gar nicht, was ich geantwortet hätte. Heute stelle ich fest, dass das schon alles so unfassbar weit weg ist, dass ich kaum noch weiß, wie sich das angefühlt hat – schwanger sein. Verrückt. Mit einem verschwommenen Ultraschall auf dem Nachttisch, mit Zupfmassagen und ohne rohen Fisch. Ich fühle mich so unglaublich normal, dass ich mir kaum vorstellen kann, dass es demnächst wieder losgehen soll. Genauer gesagt, bin ich jetzt vom nächsten Versuch genauso weit entfernt wie von der Fehlgeburt.

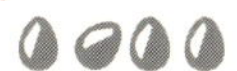

Zwei Wochen später sitze ich am Balkontisch, rauche die erste Zigarette seit zehn Tagen, trinke das zweite Glas Wein des Abends, gucke dem Mond beim Vollwerden zu und philosophiere vor mich hin.

Diese Fehlgeburt ist wieder mal ein Beweis für meine eigentlich-popeigentlich-Theorie. Die Theorie besagt, dass es Ereignisse im Leben gibt, die so sehr als Katastrophe, Trauma oder Riesenglück vorbelastet sind, dass man oft gar nicht mehr genau weiß, wie man sich anders fühlen soll. Man hat diese Dinge schon so oft im Kino gesehen, oder sie sind Freunden passiert, oder man hat in Büchern davon gelesen, und sie sind zu Stereotypen geworden. Genau wie unsere Reaktion darauf. Du bekommst eine Liebeserklärung – zack, Freude! Jemand stirbt – zack, Trauer! Du wirst betrogen – zack, totaler und nicht mehr gutzumachender Vertrauensverlust! Du wirst sitzen gelassen – zack, Tränen! Du verlierst ein Kind – zack, metertiefes Loch, aus dem du so schnell nicht mehr rauskommst, langes Kauern auf dem Fensterbrett und in den Regen starren, Hände werden in den Ärmeln von Strickjacken vergraben.

Und wenn es nicht so ist, dann denkt man manchmal: eigentlich müsste ich mich jetzt freuen/traurig sein/sauer werden. Meine Theorie besagt: Meistens ist man besser dran, wenn man sich sagt: Eigentlich, popeigentlich. Oder mit anderen Worten: pfeif auf eigentlich. Man fühlt sich so, wie man sich fühlt. Damit will ich auf gar keinen Fall andeuten, dass Menschen, die genau das fühlen, was man erwartet, in irgendeiner Weise angepasster sind oder einem Klischee aufsitzen. Die Regel, dass man fühlt, was man fühlt, gilt für sie genauso. Überhaupt, hier geht es gar nicht um »Menschen, die ...« sondern um »Situationen, in denen ...«, ich hab auch schon oft genug geschäumt, wenn ich schäumen sollte, und geheult, wenn ich heulen sollte. Man darf nur nie den Fehler machen, einfach blind der Gefühlsetikette zu entsprechen.

Ich wurde schon ein paarmal betrogen im Leben. Das war meistens schlimm, sehr sogar. Manchmal war es auch egal, und weil ich jedes Mal die Gleiche war, war offensichtlich etwas zwischen mir und den jeweiligen Jungs anders. Den Unterschied mitzukriegen war aber wichtig, und wenn es auch in einem Fall nur dazu führte, dass ich gemerkt habe: Mir ist nicht nur egal, mit wem der ins Bett geht, der ganze Typ ist mir inzwischen viel zu egal.

Ich hatte auch schon mal dieses Erlebnis, von dem angeblich ja wir alle träumen: Jemand ist furchtbar zu dir, dann machst du Schluss, und er kommt angekrochen. Er kommt sogar monatelang, jahrelang angekrochen. Er, der vorher das eine oder andere Mal laut seine Bedenken geäußert hatte, du wärst vermutlich unter seinem Niveau, ist plötzlich ein Wrack. Aber das war kein Traum, das war ziemlich furchtbar. Und da war es auch egal, dass man sich von so was eigentlich aus den Schuhen hauen lässt. Eigentlich-popeigentlich.

Jetzt hatte ich eine Fehlgeburt. Das war schlimm und in jeder Hinsicht traurig, schade und wirklich ziemliches Pech. Ich wollte so gerne, dass aus Prilblümchen nicht nur Würmchen wird, sondern irgendwann etwas mit einem Namen, Wackelzähnen und Krusten am Knie. Aber erstens zeigt sich, sobald man erzählt, dass man es verloren hat, dass es dem Rest der Welt auch so geht. Meine Mutter hatte eine, meine Oma hatte eine (wieso erfahre ich das JETZT?), drei meiner Freundinnen hatten eine, und viele der Leserinnen im Blog hatten sogar mehrere. Und sie haben es alle überlebt und sind immer noch hier. Und zweitens (und noch viel wichtiger) zeigt sich, es geht mir nur so schlecht oder so gut, wie es mir geht. Das klingt wie eine schreckliche Plattheit, aber es tut gut, sich nicht von so einem miesen Ereignis wie einer Fehlgeburt wochenlang diktieren zu lassen, wie man sich zu fühlen hat. Manchmal sitzt man da, starrt auf eine dieser fast schon albern schönen italienischen Kulissen oder auch meinetwegen nur in die Bäume im Hamburger Hinterhof, trinkt ein Glas Wein und ist sehr glücklich. Oder jemand lässt einen fahren, und man muss lachen. Oder man ist froh, wieder dem Bus hinterhersprinten zu dürfen. Oder man erwischt ihn und findet sich plötzlich neben einem wirklich hässlichen, lauten und blöden Kind wieder, und dem streckt man die Zunge raus und freut sich, nicht mit ihm verwandt zu sein.

Ich war inzwischen schon bestimmt hundertmal sehr glücklich, und zwar nicht trotz Fehlgeburt, sondern völlig unabhängig von der Fehlgeburt. Und ich bin froh, dass sich dieser Zustand im Moment viel weniger wie ein

Nachher anfühlt, mehr als wie ein Vorher. Demnächst starten wir wieder einen Versuch, mich künstlich zu befruchten. Mit tiefgefrorenen Eizellen. Schrill, diese Welt! Jemand, der wie ich so sehr auf Weltraumfilme steht und auf alles, was nerdig riecht, ist von so was natürlich ziemlich angefixt. (Es ist ein bisschen wie diese Anzeigen, die früher immer in Fix & Foxi und Mickeymaus waren: diese Algenmännchen, auf die man nur einen Schluck Wasser gießt, und kurze Zeit später haben sie einen Staat gegründet, tragen Lendenschurze und lutschen Lollis.)
Inzwischen habe ich auf eigene Faust noch ein bisschen Ursachenforschung betrieben. Simone hatte mich auf die Idee gebracht, mal meine Blutgerinnung überprüfen zu lassen: erst die wochenlange Bluterei, dann die blauen Flecken, die ich schon vom kleinsten Stupser bekomme und mich wie ein Prügelopfer aussehen lassen, die Operationen, die bei mir immer viel längere Erholungsphasen nach sich ziehen als beim Durchschnitt, und dann die Fehlgeburt – die Idee klang logisch. Aber die Tests, die mein Hausarzt mit mir gemacht hat, haben zu keinem wie auch immer ungewöhnlichen Ergebnis geführt. Ich weiß also immer noch nicht, warum uns das passiert ist.
Gestern bin ich zufällig in einen TV-Beitrag geraten über ein Paar, das nach dem ersten Versuch eine frühe Fehlgeburt hatte. Die beiden haben offensichtlich gelitten wie die Hunde, und zwar nicht nur wochenlang, sondern monatelang. Wieder Mal dachte ich, es gibt eine Menge, wofür man dankbar sein kann. Ich hoffe nur, niemand versteht das falsch, wenn ich so oft betone, wie gut es uns inzwischen wieder geht. Ich glaube auf gar keinen Fall, dass wir in irgendeiner Weise tapferer, ausgeglichener oder sonst was sind als andere Leute. Wir haben einfach diesmal Glück im Unglück gehabt. Mich haben auch schon Ereignisse vollkommen aus der Bahn geworfen, die für andere mit zwei Heultelefonaten und einer wütenden SMS erledigt gewesen wären, und zwar viel länger, als ich jemals befürchtet hätte. Wieder Mal dachte ich mir: Es erwischt einen so, wie es einen erwischt. Und wenn es ganz schlimm kommt, dann ist das Letzte, was man brauchen kann, jemand anderes, der dir erzählt, wie supi-dupi er das an deiner Stelle wegstecken würde.
Und darum soll nun auch Schluss sein damit, dass ich mich hier so dicktue, dass es doch eigentlich schon wieder geht.

Du weißt, dass IVF dein Hirn erweicht hat, wenn du …

1. wieder zurückfällst in die Gewohnheit vieler Fünfjähriger, nach jedem Mal Abputzen das Klopapier zu inspizieren, und zwar reflexartig, auch wenn es gerade gar nichts gibt, worauf du lauern könntest.
2. wildfremden Müttern ins Gesicht starrst, um herauszufinden, ob sie sich in irgendetwas von dir unterscheiden (außer dem zweijährigen Etwas in dem Wagen, klar), und wenn ja, was dieses besondere Etwas ist.
3. es schaffst, fünfmal so viel Schwangerschaftswissen (Was darf ich nicht essen? Welche Kinderwagen sollte man kaufen? Welche Kita ist die beste im Viertel? Welche Kliniken in dieser Stadt haben eine Badewanne im Kreißsaal?) anzuhäufen wie jede Schwangere, und das evtl., ohne jemals schwanger gewesen zu sein.
4. dir innerhalb von zehn Minuten ganz sicher bist, dass du schwanger bist. Nicht schwanger. Schwanger. Nicht schwanger. Nie schwanger sein wirst. Schwanger. Nicht schwanger. Schwanger mit Vierlingen. Nicht schwanger. Siehst du, hab ich doch gleich gesagt: schww … nicht schwanger.
5. dir abends auf einer Party eine Spritze in den Bauch rammst, unter dem Applaus all deiner besten Freunde, und zulässt, dass jemand einen Film davon dreht.
6. Pläne machst, wann du am besten Baby Nr. 3 kriegst, bevor Baby Nr. 1 auch nur im Entferntesten in Sicht ist, und gleichzeitig von dir behauptest, du wärst im Notfall auch ohne glücklich.
7. nachts um drei nach Hause kommst und deinen Mann, die große, leuchtende Stütze in diesem bekloppten Prozess, deinen guten Engel, in grässliche Gespräche verwickelst, ob er nicht manchmal denkt, er wäre besser dran mit einer, die einfach schwanger wird? Ganz ehrlich? Ganz, ganz ehrlich?
8. plötzlich irgendwelche sicher schauderhaften C-Promis hasst, die dir nie ein Haar gekrümmt haben, nur weil sie nach vier Wochen Bezie-

hung schwanger sind, obwohl du bisher sehr stolz darauf warst, sie einfach vollkommen zu ignorieren.

9. an einem WMF-Laden vorbeiläufst und aus dem Augenwinkel plötzlich denkst, warte mal, der Besteckladen heißt jetzt IVF? Wer denkt sich so was aus?

Hm. Bei näherer Überlegung war mein Hirn vielleicht auch schon vor IVF nicht von der allersolidesten und rostfreien Qualität.

Was, wenn die Eier ungelegt bleiben?

Eines Tages kommt vermutlich auch für mich dieser Zeitpunkt. Der Zeitpunkt, an dem ich eine Entscheidung treffen muss: Versuche ich das hier weiter, oder gebe ich auf und konzentriere mich in Zukunft mehr auf das, was ich habe, als auf das, was ich nicht haben kann? Das macht mir manchmal ein bisschen Angst. Ich hab von so vielen gelesen, die so lange so tapfer durchgehalten haben und die irgendwann trotzdem mürbe geworden sind. Und ich hoffe, der Punkt kommt bei mir sehr spät.

Außerdem hoffe ich, dass ich nie vergesse, was ich habe, und nie das Gefühl bekomme, ich würde es vernachlässigen. Wenn ich irgendwann mal keinen Urlaub mehr plane und die Zeit zwischen zwei Versuchen nur noch tote Zeit ist, wenn ich mich nur noch lebendig fühle in den 14 Tagen zwischen Übertragung und Test, dann ist es vermutlich so weit. Also hoffentlich nie. Ich weiß schon, dass wir auch ohne Kind großes Glück gehabt haben. Aber weil ich ein Fall bin, bei dem die medizinischen Ursachen ganz klar zu sehen sind, weiß ich auch, dass für uns das hier der einzige Weg ist. IVF aufzugeben würde bedeuten, tatsächlich kein Kind zu bekommen. Für uns würde es das nicht geben, sich eines Tages zu wundern, wo denn nur die Periode bleibt, und dann plötzlich das Wunder: Wir sind schwanger! Und dabei können wir doch gar nicht schwanger werden!

Wundert euch nicht, Herbst macht mich melancholisch. Vermutlich deshalb, weil es meine Lieblingsjahreszeit ist und mich allein schon der Geruch völlig durch den Tüdel bringt. Und ich hab schon wieder Lust zu rauchen, verflixt. Ich möchte in einer Tweedjacke im Park sitzen, Rotwein trinken, ein Buch lesen und rauchen. Und dann möchte ich nach Hause kommen, und auf dem Küchentisch soll eine große Schale mit Birnen stehen.

Außerdem hatte ich heute das erste Gespräch mit meinem Arzt seit der Fehlgeburt. Das letzte Mal, als wir uns gesehen haben, hatte ich einen Ultraschall mit einem prachtvollen, sichtbaren, völlig normalen Herzschlag. Heute sah er zerknirscht aus und hatte so viel Zeit wie nie vorher.

Auf dem Ultraschall war nichts zu sehen, was erklärt hätte, warum ich seit der Ausschabung nie wirklich aufgehört habe zu bluten. Aber er hat mir erklärt, dass es eben Frauen gibt, bei denen alles ein bisschen länger in Aufruhr ist. Die Schmerzen können zwar von den Myomen her kommen, müssen sie aber nicht, und sehr wahrscheinlich ist es nicht. Zur Sicherheit hat er noch mal Blut abnehmen lassen, nur um zu sehen, ob die Hormonwerte auch wieder eindeutig unschwanger sind.
Was die Myome betrifft, hat er ähnlich wie meine Ärztin gesehen, dass sie per Bauchspiegelung vermutlich nicht zu erwischen sind, sodass ein richtiger Bauchschnitt nötig wäre, um da ranzukommen. Und das bringt mit sich, dass wir danach noch mehrere Monate, im schlimmsten Fall sogar ein Jahr warten müssten, bis wir weitermachen könnten, und wenn ich dann schwanger würde, hätte ich ein erhöhtes Risiko, dass ich mir eine schöne Sollbruchstelle an der Gebärmutter eingehandelt habe, die mir später in der Schwangerschaft Probleme bereiten könnte. Das klang nicht sehr verlockend, und nachdem ich in den letzten drei Jahren insgesamt drei dicke und drei kleine Unterleibsoperationen hatte, war ich auch nicht scharf darauf, mich erneut mit Schläuchen im Bauch in einem Krankenhaus wiederzufinden.
Die andere Möglichkeit ist, dass wir im November einen Auftau-Zyklus wagen und dabei versuchen, möglichst entspannt zu bleiben. Das heißt, L. und ich machen uns von Anfang an klar, dass das eine Art Versuchsballon dafür wird, wie hinderlich genau die Myome sind. Und dass ein Auftauzyklus von Anfang an geringere Erfolgschancen hat. Und wenn sich dann herausstellt, dass die Myome alles wegbeißen, dann müssen wir eben da doch noch mal ran.
Dann gab es noch eine unerwartete gute Nachricht: Ich dachte immer, die Krankenkasse beteiligt sich nur an drei Versuchen und dann erst wieder, wenn man tatsächlich ein Kind zur Welt gebracht hat und Runde zwei startet. Heute habe ich erfahren, dass uns schon der Herzschlag dafür qualifiziert hat, dass ab jetzt wieder drei Versuche mitfinanziert werden. Das ist doch nett! Danke, liebes Würmchen. Das hast du gut gemacht.

Am nächsten Morgen bin ich wieder bester Dinge und kann gar nicht sagen, wieso. Vielleicht liegt es daran, dass ich wieder einen gelben Zettel habe und ein nagelneues Medikamentendöschen mit Estrifam. Vielleicht liegt es auch daran, dass es wieder einen Plan gibt. Der sieht so aus:

1. Bis Ende Oktober nehme ich jetzt die Pille durch. Dann höre ich irgendwann auf und kriege meine Tage.
2. Wenn ich meine Tage habe, melde ich mich in der Klinik und fange an, Estrifam einzunehmen, eine morgens, zwei abends.
3. Nach ein paar Tagen gehe ich wieder in die Klinik, bekomme ein neues Rezept und einen Ultraschall, und wir machen einen Übertragungstermin.
4. Es gibt in letzter Sekunde noch einen Ultraschall, und dann setzen wir Mitte November zwei Prilblümchen aus dem Eis ein.

Ich kann gar nicht sagen, wie sehr ich mich freue, wieder auf Schiene zu sein. Auch wenn der Zug leider erst in fünf Wochen losfährt, habe ich es mir schon mal gemütlich gemacht in meinem Abteil. Und ich weiß nicht genau, wieso, aber es beruhigt mich tatsächlich, dass das ein Auftauzyklus ist und wir deshalb von Anfang an den Ball flacher halten können.
Ich hab meinem Arzt auch gesagt, dass ich mich im Moment noch so frisch und unausgelaugt fühle, dass wir nach diesem Versuch gerne die anderen Prilblümchen in der Tiefkühltruhe lassen können. Ich kann nicht sagen, dass die letzten Monate seit März völlig spurlos an mir vorübergegangen wären (auch wenn man die Bluterei und die Schmerzen wegdenken würde, was nicht einfach ist). Aber trotzdem hab ich das Gefühl, zumindest die Hormone sind wieder draußen und hatten mich auch nie ganz so eisern im Griff wie manche andere. Er ist dafür.

Warmlaufen für das Tiefkühlbaby

Noch sechs Wochen bis zur Rückübertragung. Nach dem vorletzten Versuch hatte ich mir eine Liste gemacht mit Sachen, die ich unbedingt geschafft haben wollte bis zum nächsten Versuch. Lauter Dinge mit Essens- oder Sportbezug oder auch vollkommen sinnloser Blödsinn, an dem mir sonst gar nicht so viel gelegen hätte, aber der mir fehlen könnte, wenn der Arzt ihn plötzlich verbietet, weil was unterwegs sein könnte.
Diesmal fällt mir so eine Liste ein bisschen schwerer. Ich weiß nicht so genau, warum. Vielleicht liegt es ja daran, dass diesmal die Erfolgswahrscheinlichkeit von vornherein so viel niedriger ist mit den Myomen an Bord und einem Wurm aus dem Froster. Vielleicht liegt es auch daran, dass mir diesmal viel weniger Hormonstress bevorsteht, ich werde einfach nur den richtigen Zeitpunkt abwarten, dann die eine Pille gegen die andere vertauschen und 14 Tage später in der Klinik die Beine breit machen.
Das hört sich fast an wie etwas, was man nebenbei macht – ohne viel Tamtam und ohne großen Abschied von all den Dingen, die mir außer Kindern sonst noch so wichtig sind.
Vielleicht liegt es auch daran, dass wir uns nun Zyklus Nr. 3 nähern, und ich werde vermutlich ja nicht bis zum 12. Zyklus immer noch jedes Mal feierlich meine letzte Achterbahnfahrt feiern. Da kommen sonst Assoziationen zu Howard Carpendales 80 Abschiedstourneen auf. Oder es liegt daran, dass ich gerade einiges andere auf der Uhr habe. Ein neuer Job muss her, und zwar am liebsten vor einem neuen Prilblümchen.
Aber FALLS, also falls ich eine Liste machen sollte, dann stünden darauf für die nächsten sechs Wochen z. B. folgende Dinge:
Sauna, Sauna, Sauna (sobald die Bluterei aufhört) – mehrere ganze lange Tage, am liebsten Wochentage, wenn nichts los ist, in meiner Lieblingssauna, mit frisch duftendem Bademantel und Lieblingsbüchern in drei Decken eingemummelt auf dem Balkon, und wenn ich dann noch einen Wunsch äußern dürfte, dann darf dazu gerne der erste Schnee des Jahres fallen.

Ein Wochenende mit den Mädchen in einem Haus mit Kamin, draußen Schietwetter, und ich darf sie alle bis zum Kragen vollstopfen mit meinem selbst gekochten Essen.
Wahlweise das gleiche Wochenende mit L., aber der sträubt sich gerne gegen das Essen, ich müsste mir also etwas anderes einfallen lassen, was ihm mehr Freude macht. Warte mal … nee, ich komm nicht darauf.
Ein Gewaltmarsch mit meinem ältesten Freund durch den Herbstwald in einem süddeutschen Mittelgebirge. Und Abends in einem Gasthaus sitzen und Rehgulasch oder sowas essen.
Noch einmal in meine Discojeans passen und sie angemessen ausführen. (Gut, das verträgt sich vielleicht nicht mit dem Rehgulasch- Plan.)
Ihr seht also, das klingt nicht nach einer »Wenn-du-noch-vier-Monate-zu-leben-hättest«-Ausflipp-Liste. Alles ziemlich gesetzte, sogar vernünftige Wünsche, bis auf die Discojeans. (Ihr kennt sie nicht. Wäre ich ein Mann, würde sie ungeahnten Schaden anrichten, sodass danach eine teure Kinderwunschbehandlung nötig wäre – nicht auszudenken!) Was diesmal allerdings deutlich ausgeprägter ist als letztes Mal, ist der Nestbautrieb. Ich hab im Moment einen unfassbaren Drang, mein Leben in Ordnung zu bringen, meinen hormonverkrusteten Körper irgendwie grundzureinigen, die Bude hübsch zu machen, meine Pullover auf Kante zu legen, den Kräutergarten in Schuss zu bringen, gute von schlechten CDs zu trennen, Fotos einzukleben und Vanillezucker anzusetzen.

Kindchen oder Kippchen, oder:

Der Lebenswandel und die Fruchtbarkeit

Von Zigaretten war hier schon ein paarmal die Rede, und zwar von Zigaretten, von denen ich allen Ernstes zugegeben habe, ich hätte sie persönlich geraucht. Auch über Essen habe ich schon viel geschrieben, und wenn man durchzählen würde, könnte es gut sein, dass in diesem Buch die Wörter »Prosecco«, »Wein«, »Brause« oder auch »Bierchen« öfter vorkommen als das Wort »Gebärmutterschleimhaut«, zumindest in dem Teil, den ich geschrieben habe.

Falls nun der Eindruck entsteht, hier würde sich eine kettenrauchende Alkoholikerin wundern, warum es nicht klappen will mit dem Kind, kann ich nur sagen: Der Eindruck trügt. Ich weiß nicht mit letzter Sicherheit, warum ich im Blog so ziemlich jede Zigarette erwähne, die ich während der Zykluspausen geraucht habe – mal abends auf dem Balkon, mal mit Freundinnen oder auf einer Party. Genauso wie jedes Glas Wein. Ich habe aber eine Theorie, warum ich das tue. Diese Theorie hat mit Trotz zu tun und damit, dass es mir immer wichtig war, mich gegen den Krakengriff der Unfruchtbarkeit zu verteidigen. Ich sträube mich nach Kräften dagegen, mein Leben jetzt plötzlich irgendwelchen halb ausgegorenen, freudlosen Vorschriften zu überlassen. In der Küche koche ich lieber nach Rezepten von Menschen, die was vom Essen verstehen, als nach Rezepten von Spezialisten, die was von Ernährung verstehen (Letzteres scheint Ersteres meistens auszuschließen). Das ist in anderen Lebensbereichen genauso.

Dass wir nicht so ohne Weiteres ein Kind bekommen können, ist schlimm genug. Aber leider ist es außerdem eine beliebte Angriffsfläche für eine Unzahl von Ratschlägen und Tipps. Keiner davon ist dazu angetan, mein Leben schöner zu machen. Jeder ist eine kleine Einschränkung: Iss dies nicht, trink das nicht, mach einen Bogen um XY, und nun strukturiere bitte dein Gedanken- und Gefühlsleben folgendermaßen um: … Alles da-

von ist gut gemeint. Vieles davon ist irgendwo aufgeschnappt und abgeschrieben. Und längst nicht alles davon ist tatsächlich bewiesen. (Schon gut, ich weiß, dass das bei Zigaretten anders ist. Aber wenn es hochkommt, dann rauche ich im Jahr zehn Schachteln und während der heißen Phase keinen einzigen Zug. Kann das so schlimm sein? Und wie viel schlimmer wäre es, wenn ich in dem Gefühl leben würde, mein komplettes Leben würde jetzt ferngesteuert vom Kinderwunsch sein?)
Natürlich will ich ein Kind bekommen, aber ich tue schon eine Menge, damit der Traum eines Tages wahr wird. Ich will nicht zusätzlich alle zehn Tage nach einem anderen Strohhalm greifen: Fruchtbarkeitsyoga, Feng-Shui, Makrobiotik, Tees, Massagen oder – laut einer sehr erfolgreichen amerikanischen Autorin – Verzicht auf Alufolie und Leitungswasser.
Ich könnte das Thema also einfach ignorieren.
Aber es lässt mir keine Ruhe – vielleicht ja auch deshalb, weil es sich immer wieder aufdrängt. In Unterhaltungen, in Kommentaren im Blog, in Zeitschriften und Büchern, immer wieder taucht diese wabernde Wolke von Fruchtbarkeitsmythen auf.
Hiermit starte ich ein kleines Experiment, und ihr alle seid Zeuge: Ich setze hier und jetzt ein Fruchtbarkeitsgerücht in die Welt. Und ich bin sehr gespannt, wann es mir zum ersten Mal aus anderer Quelle wieder unterkommt. Aaaachtung, hier ist es: Pflaumen in hoher Dosis können sich positiv auf die Fruchtbarkeit auswirken. Der Trick ist, zwei Wochen lang jeden Tag mit einem halben Kilo Pflaumen zu beginnen, dafür das Frühstück ausfallen zu lassen und nach dem Ablauf der zwei Wochen vor und nach jeder Mahlzeit eine Pflaume zu essen. Je unreifer, desto besser. Klingt komisch, aber wirkt! Die Gründe, warum das so toll funktioniert, sind nicht genau bekannt, aber man vermutet, dass die Säure und die Gerbstoffe in den Pflaumen sich positiv auf die Entwicklung der Gebärmutterschleimhaut (da ist es! Das Wort! Wir holen auf gegen die verbotenen Getränke!) auswirken und für einen ph-Wert im Unterleib sorgen, der perfekt für die Reifung möglichst vieler Eizellen ist. Glaubt ihr nicht? Aber was ist mit der Cousine einer alten Bekannten, die es auch nicht glauben wollte und jetzt einen prächtigen Sohn hat?
Manchmal kommt in mir doch die Tochter eines Naturwissenschaftlers durch. Und die will Beweise, methodisch saubere Studien mit einer dicken fetten Versuchspersonenzahl und eindeutigen Ergebnissen.

Irgendwann letzten Herbst hatte ich mal einen ganzen Stapel Fruchtbarkeitsbücher ausgeliehen und durchgeackert. Was mich geritten hat, weiß ich auch nicht mehr. In sehr, sehr vielen davon stand, oft würde das »Loslassen« des Kinderwunsches (sprich: der Abbruch der Behandlungen) dazu führen, dass Paare doch noch schwanger würden. Das flutschte so durch beim Lesen, genauso wie es vermutlich beim Schreiben so durchgeflutscht ist. Das schreibt sich so schön, und das liest sich so schön. Bis ich in einem der neueren Bücher gelesen habe: Die Zahlen sagen ganz klar, dass das ein Ammenmärchen ist. Es gibt diese Fälle, ja, aber die haben auch einen derartigen Sensations- und Neuigkeitswert, dass sie über jedes Maß hinaus weitererzählt und verbreitet werden, bis es plötzlich so klingt, als würde das dauernd so passieren – ständig! Ich will gar nicht wissen, was solche Gerüchte mit Menschen machen, die sich entschlossen haben, es nun gut sein zu lassen (vielleicht sogar in der leisen Hoffnung, auch ihnen würde so ein erwartetes »unerwartetes Wunder« passieren), und die dann kein Kind mehr bekommen.

Oder Gemüse. Wie sollen Paare mit Kinderwunsch sich ernähren? Ist doch vollkommen klar: viel, viel Rohkost.

Aber vor einer Weile las ich, dass es inzwischen zahlreiche Studien dazu gibt, wie Gemüse sich gegen das Gefressenwerden schützt.

Das tun ja viele Lebewesen in der freien Wildbahn gerne, manche rennen weg, andere beißen oder tarnen sich. Gemüse sieht da alt aus. Aber halt: Es gibt eine Menge Gemüse, die roh toxische Substanzen enthalten. Und das sind nicht nur Brechbohnen, sondern auch andere Sorten, die gerne in gemischten Salaten landen und die man eigentlich nur selten essen sollte – oder nur gekocht. Ich habe das damals zum ersten Mal gehört und war erschrocken. Denn wenn das wahr ist, was ja immerhin sein kann, dann wird es Jahre, wenn nicht Jahrzehnte dauern, bis sich auch diese Nachricht ausreichend verbreitet hat und nicht als Quatsch abgetan wird, denn wir alle wissen ja: Rohes Gemüse ist gesund, je mehr davon, desto besser, und natürlich tut es auch der Fruchtbarkeit nur Gutes.

Die Leichtigkeit, mit der viele Dinge in Büchern über Fruchtbarkeit einfach mal so hingeschrieben und behauptet werden, die macht mir manchmal Angst. Die macht mir sogar im Moment mindestens genauso viel Angst wie Spritzen und Hormone. Ist diesen Leuten nicht klar, dass das

Befolgen all dieser Ver- und Gebote einen ziemlich massiven Eingriff in unseren Alltag darstellen würde? Ich habe nichts gegen Yoga, Entspannung oder Rohkost. Aber ich finde, man sollte es genau wissen.
Natürlich will ich davon erfahren, wenn es etwas gibt, das unsere Chancen wirklich verbessern kann.
Ich habe aber wie die meisten von uns nicht die Zeit, das Hintergrundwissen und die Möglichkeit nachzuprüfen, ob das alles so stimmt, was man uns in bester Absicht rät. Egal, ob das nun Freunde, Zeitungsartikel, Ratgeberbücher oder irgendwelche Forenmitglieder tun. Wir wollen weder aufs falsche Pferd setzen noch das richtige Pferd entwischen lassen.
Und dann kommt der Moment, in dem ich mir sage: Was soll's, schaden wird es hoffentlich nicht, verkneife ich mir eben auf Verdacht eine weitere Sache, die mich bis vorhin noch in aller Unschuld glücklich gemacht hat. Und wenn das passiert, dann ärgere ich mich über mich selbst. Denn das führt mir wieder vor Augen, wie hilflos ich bin.
Ich bin kein verbohrter Sturkopf, der einfach nicht einsehen will, dass er auf einiges verzichten muss, um ein Kind zu bekommen. Ich will es eben nur ein bisschen genauer wissen. (Und wenn jetzt jemand denkt: So funktioniert nun mal Wissenschaft, der eine sagt dies, der andere das, finde dich damit ab – dann hat er vermutlich auch schon wieder recht.)
Ich verstehe, dass es auch so etwas wie Intuition gibt, die keine Zahlen braucht. Ich verstehe, dass »sich besser fühlen« ein Wert an sich ist, egal, ob ich mich nun aus objektiv messbaren Gründen wohler fühle oder einfach nur so, weil ich im selbstzufriedenen Hochgefühl durch die Welt schwebe, das Leben einer Fruchtbarkeitsheiligen zu führen. Neulich habe ich sogar zwei Wochen lang die Birken-Entschlackungs-Kur von Weleda eingenommen, man weiß ja nie.
Seid nicht zu streng mit mir: Auch Atheisten zünden ab und zu im Urlaub eine Kerze in der Kirche an.

Das Würmchen ist tot, es lebe das Würmchen:

Der nächste Versuch

Ja, ist denn schon wieder Zyklus??? Dieses Mal überrumpelt mich der nächste Versuch so ähnlich wie Spekulatius im August. Jetzt bin ich gerade mal seit zehn Tagen ohne Blutungen, und wenn alles so läuft wie geplant, dann setze ich diese Woche die Pille ab, bekomme meine Tage, starte mit Estrifam und liege so ungefähr in 14 Tagen auf dem Stuhl, um die Tiefkühlblümchen in Empfang zu nehmen. Jetzt im Ernst? Ehrlich? Wie soll DAS denn gehen? Vorhin bin ich noch mal an der gynäkologischen Klinik vorbeigelaufen, in der die Ausschabung war, und habe ein ziemlich bleiches Paar gesehen, das im Schonschritt unterwegs zur Bushaltestelle war. Die Ärmsten, am Ende auch ein Abgang? Ich hätte ihnen gerne etwas Nettes gesagt, aber wie sieht das denn aus? Vor allem, wenn man gar nicht weiß, ob die beiden nicht in Wahrheit wegen eines Trippers da gewesen sind. Und dann waren die beiden auch schon verschwunden, und die Ampel an der nächsten Straße war grün, und ich bin gerannt, weil diese Ampel so gut wie niemals grün wird, und dann waren die Klinik und der Moment auch schon wieder vorbei. Aber ich habe trotzdem noch kurz gedacht: Wenn alles gut gegangen wäre beim letzten Mal, dann hätte ich jetzt schon einen richtigen Bauch. Und mit meinem dicken Bauch würde ich durchs Herbstlaub schlurfen und würde vor den Schaufenstern von Babyläden stehen bleiben und langsam schon mal überlegen, wie wir das Zimmer einrichten.
(Vor ein paar Tagen habe ich fünf Minuten von irgendeinem großen TV-Drama gesehen, eine Frau lag beim Gynäkologen, der einen Ultraschall machte und ihr dann mitteilte, sie sei in der siebten Woche. Sie wollte wissen, ob Mädchen oder Junge. Und er antwortete: Eines von beidem auf jeden Fall. Harr.)

Bei der Gelegenheit fiel mir wieder mal auf, dass Fehlgeburten in Filmen nicht vorkommen. Leute sind schwanger, und dann übernimmt die große TV-Schwangerschaftsdramaturgie das Ruder: Pinkeltest – ogottogott – Frauenarzt, herzlichen Glückwunsch, sie guckt panisch ins Weite, wenn der Doktor wüsste, wie schwierig das alles ist – dann die Nachricht Freunden, Eltern, Mann überbringen, und das Nächste, was wir sehen, ist ein dicker Bauch und das Übernächste die panische Fahrt in die Klinik. Kann sich irgendjemand hier an eine Fehlgeburt im Fernsehen erinnern?)
Spätestens in zwei Wochen ist wenigstens vorübergehend Schluss mit Gedanken an das Würmchen, denn dann ist der Platz besetzt vom neuen Versuch. Wie das wohl wird? Und ob ich es wirklich schaffe, mir angesichts des Tiefkühlversuchs und der Myome nicht zu große Hoffnungen zu machen? Ob man irgendwann auch beim Test und bei den Terminen danach ein alter Hase wird, genau wie beim Blutabnehmen? Ob man irgendwann, wenn am Stichtag das Telefon klingelt, ganz ruhig aufsteht, rangeht, und während des Telefonats mit der Klinik kleine Männchen auf seinen Telefonblock malt, weil man so dermaßen entspannt ist?
Ich finde es heraus und sag euch dann Bescheid.

Nachmittags telefoniert L. mit seiner Mutter, die ihm erzählt, dass die Frau seines Cousins wieder schwanger ist. Ich sitze neben ihm auf dem Teppich und lese Zeitung, als er mir die Nachricht überbringt, und mir fällt erst mal nichts anderes dazu ein als »Oh«. Und L. sagt zu seiner Mutter: »Ja, es freut sie natürlich, aber es frustriert sie auch.« Wenn eines daran frustrierend ist, dann ja wohl DAS. Wie verkrumpelt und missmutig muss ich denn gerade wirken, damit er auf die Idee kommt, mich würde so etwas frustrieren?
Der Geburtstermin ist übrigens Mitte März.
Mitte März, Mitte März ... da war doch was?
Ja. Da wäre mein Geburtstermin gewesen. Jetzt bin ich doch ein bisschen frustriert, verdammt.

Vorgestern Abend habe ich die letzte Pille geschluckt (wenn es nach mir ginge, die letzte für die nächsten 12 Monate), und jetzt rechne ich stündlich damit, dass es blutet und ich mit den Estrifam anfange. Im Dienste der Sache tue ich übrigens gerade etwas, was mir nicht ähnlich sieht. Aber vor einer Woche habe ich zuletzt Alkohol getrunken. Seitdem keinen Tropfen. Vor einer Woche saßen wir zu viert an Nellys Küchentisch und haben uns nett unterhalten, alle 20 Minuten unterbrochen vom leisen »Plöpp« eines Korkens. Und als ich irgendwann endlich nach Hause gegangen bin, habe ich erst unterwegs gemerkt, wie viele Plöpps das genau gewesen waren. Zu Hause im Bett bin ich vorm Einschlafen zu dem Entschluss gekommen, dass das ja wohl nicht mehr angehen kann und ich mich so kurz vorm nächsten Rennen ein bisschen zusammenreißen sollte. Im Moment herrscht hier also ein strenges Brauseregime. Unter der Woche ist ein Glas erlaubt, am Wochenende auch mal zwei. Und weil es ja Quatsch wäre, wegen eines Glases eine Flasche aufzumachen, habe ich seit Samstag nichts mehr getrunken. Nüschte. Es war übrigens beruhigend einfach. Genauer gesagt, war es kein Ding. Es war ungefähr so, als hätte ich mir vorgenommen, nun aber erst mal keine Posaune mehr zu spielen. Auch für den Fall, dass jetzt vielleicht jemand enttäuscht ist, weil ich nun doch nicht den Beweis antreten werde, dass man lustig schmöken und trinken kann und trotzdem beinahe mühelos Mutter von Zwillingen wird, habe ich vor, das noch ein bisschen durchzuhalten, und nach dem Transfer ja sowieso wieder. Und ich kann euch beruhigen, ich werde wieder einknicken. Das wissen wir doch alle.

Ich sitze im Wald und blute. Wildschweine oder Jagdhunde waren nicht im Spiel. Wieder mal stelle ich fest, dass es besser ist, dass Männer keine Periode haben, das Gejammer wäre nicht auszuhalten. Hoffentlich vergeht bis zum nächsten Mal viel Zeit. Aber viel interessanter als die guten alten Bauchkrämpfe ist, dass heute Abend die ersten zwei Estrifam fällig sind. Werden mir drei zusätzliche Zehen wachsen? Werde ich Visionen vom Ende der Welt haben? Wird meine Nase zu solchen imposanten Ausmaßen anschwellen, dass sie zum Mahnmal für die Leiden der unfruchtbaren Frau erklärt wird und Reisebusse vorfahren? Bleiben Sie dran.

Eine Nebenwirkung, eine Nebenwirkung! Heute auf der Rückfahrt aus der Heide kommt mir eine Wimper ins Auge, ich klappe den Schminkspiegel auf und denke: Was ist das denn? Hallöchen, kleines Mondgesicht. Ein bisschen uffjedunsen sehe ich schon aus nach zwei Tagen mit Estrifam, und das, obwohl ich mich ja wie angekündigt mit dem Teufel Alkohol zurückhalte.
Aber ich will nicht böse sein auf die kleinen blauen Pillchen. Denn wie sich heute zeigte, können sie sehr entgegenkommend sein. Seit Samstag nehme ich sie nun, und ich bilde mir ziemlich sicher ein, mein Arzt hatte mir gesagt, mit der Rückübertragung könne ich so um den 10., 11. Tag nach der ersten Einnahme rechnen. Das wäre also Mittwoch oder Donnerstag nächste Woche. Darauf hatte ich fest gebaut und auch bauen müssen, denn am Wochenende darauf feiert meine Mutter am anderen Ende des Landes ihren Geburtstag mit der ganzen Familie und Riesenpomp, und da nicht hinzukönnen, weil ich für insgesamt 30 Minuten in meiner Klinik anwesend zu sein habe, das täte nicht nur mir sehr leid (es gibt Gänsebraten – und das ist nur der Anfang.), sondern das könnte ich auch vor ihr nie wiedergutmachen. Außerdem wäre es einfach nur albern. Im Moment, ich weiß nicht, ob ich das erwähnt habe, strotzt mein Leben nicht gerade vor Terminen. Gewöhnlich komme ich auf zwei Fixpunkte pro Monat. Aber ich kann mich darauf verlassen, dass es rund um jeden dieser Fixpunkte irgendeine Art von Befruchtungskrampf gibt. Meistens geht es am Ende doch gut, aber immer nur mit viel Gerangel und Telefonaten und Schlafstörungen. Aber von allen Fixpunkten, die das Jahr seit August zu bieten hat, sind die Rückübertragung und der Geburtstag meiner Mutter die wichtigsten. Ich hatte es also in einer dunklen kleinen Region meines Gehirns, die in letzter Zeit ein bisschen mehr zu tun hatte als sonst, schon geahnt. Und siehe da: Als ich heute per Telefon an die Klinik durchgegeben habe, dass ich nun meine Tage seit Samstag habe und Estrifam schlucke (das macht man so bei Auftauzyklen. Nein, ich rufe sonst keine fremden Menschen an und erzähle ihnen, dass ich Blut in der Unterhose habe und wie viel), meinte die freundliche Frau am anderen Ende, alles klar, am 11. hätte ich dann zum Ultraschall zu erscheinen, und dann würden sie festlegen, ob die Rückübertragung am Freitag oder

Samstag sein solle. Äh… Moment. Neinneinneinneinnein. Nein! Nach dem Auflegen tiefe Verzweiflung. L. sah uns schon für den Gegenwert einer Woche in New York abends hin- und morgens zurückfliegen. Also habe ich noch mal angerufen und wollte meinen Arzt sprechen. Diesmal hatte ich es mit einer anderen Empfangsfrau zu tun. Und fünf Minuten später rief sie zurück mit guten Nachrichten: Mit Estrifam lässt sich der Zeitpunkt der Rückübertragung »ganz flexibel hinauszögern«. Entwarnung! Wir fahren! Zu Gänsebraten, reizender Verwandtschaft, Rotwein (ja gut, nicht so viel, aber trotzdem! Ein bisschen muss ich außerdem trinken, sonst denken alle, ich wäre schwanger, und ich werde in den nächsten Wochen nicht mehr froh vor lauter Neugieranrufen und unmotivierten Glückwünschen) und vor allem Geburtstagsmutti.
So offen, nachgiebig und menschlich kenne ich meine IVF-Medikamente sonst nicht. Und deshalb darf Estrifam das mit dem Mondgesicht. Dafür dürfte es sogar noch viel mehr.

Rückübertragung?

Laaaangweilig.

Den Countdown zu meiner ersten Auftau-Rückübertragung könnt ihr euch folgendermaßen vorstellen:
Ich wache irgendwann morgens auf, wenn es noch dunkel ist, und muss aufs Klo. (Nebenwirkung Nr. 2, das passiert mir sonst eher nicht.) Bei der Gelegenheit gibt es meine Schilddrüsentablette. Zurück ins Bett, wo ich noch mal tief und fest einschlafe (Nebenwirkung Nr. 3, auch das passiert mir sonst nicht; »tief und fest« sind keine Stichworte, die mir zu meinem Schlaf einfallen). Wenn ich dann auf bin, wundere ich mich ein bisschen, dass ich trotz alkoholfreier Zeiten so etwas wie einen Kater habe, wenn auch nur einen klitzekleinen. Dann gibt es grünen Tee (der putzt das Katerchen weg, und wenn mir jetzt jemand damit kommt, grüner Tee wäre aber genauso böse wie Kaffee oder schwarzer Tee, dann werde ich ungemütlich) und dann eine Estrifam. Das Mondgesicht hat sich übrigens nicht weiter verstärkt. Estrifam und ich, wir sind nach wie vor miteinander im Reinen.
Dann geht der Tag seinen Gang. Wart ihr vorhin kurz neidisch, als ich erwähnt habe, ich würde morgens noch mal tief und fest einschlafen? Kann ich verstehen, das Gras ist immer grüner auf der anderen Seite usw., aber an die von euch, die weiterhin jeden Tag ihren stressigen Job haben und am Ende jeden Monats ihr Gehalt auf dem Konto: Wir können gerne tauschen. Ich maile meinen verschiedenen Eisen im Feuer hinterher, muss meistens auf irgendein Amt in einem weit entfernten Stadtteil, telefoniere mit meinem Steuerberater und raufe mir die Haare, dass immer noch keine Aufträge reinkommen. Jetzt ist es so ungefähr 16 Uhr. Meine traditionelle Grübelstunde. Ich frage mich, wieso ich diesmal so gar nicht aufgeregt bin angesichts der Blümchen in Lauerstellung. Vielleicht ja deshalb, weil L.s Mantra »Freu dich nicht zu früh« inzwischen dank der Fehlgeburt ein ganz anderes Aroma bekommen hat. Selbst wenn ich auch

diesmal wieder positiv teste und selbst wenn die ersten zwei, drei Untersuchungen danach einwandfrei laufen, kann ich mich vermutlich noch nicht so richtig entspannen, und diese Aussicht dämpft die allgemeine Hibbeligkeit doch ein bisschen.
Vielleicht kommt die Befruchtungslangeweile ja auch daher, dass wir diesmal alles eine Nummer kleiner machen. Weniger Medikamente, ein weniger langer Plan von der ersten bis zur letzten Pille, weniger Chancen wegen der zwei Myome. Oder die Langeweile kommt daher, dass mein Leben im Moment einfach leider ziemlich langweilig ist.
Nachdem ich all das gründlich durchgegrübelt habe, koche ich, und beim Essen bespreche ich das alles noch mal mit L., dessen Hauptjob im Moment es ist, mich zu beruhigen und mit den Füßen am Boden zu halten. Solange ich beteiligt bin, ist das eigentlich immer der wichtigste Job. Er macht ihn sehr gut. Dann geht L. zum Training, ich versuche, im Rahmen meiner bescheidenen Möglichkeiten (Joggen ist immer noch verboten) auch ein bisschen sportlich zu sein, und drei Stunden später kommt L. nach Hause, macht sich ein Bierchen auf, und ich koche mir noch einen schönen Kräutertee. (An dieser Stelle hoffen vielleicht manche von euch darauf, dass ich euch nun endlich verrate, welche bizarren Sexualpraktiken wir pflegen oder wie wir rausgehen und alten Damen die Handtasche klauen, nur damit etwas Leben in die Bude kommt. Da könnt ihr leider lange warten, denn genauso langweilig, wie es sich liest, ist unser Leben im Moment.)
Dann ist es Zeit für die zwei Abend-Estrifam, und ca. eine halbe Stunde danach ratze ich tief und – wie war noch dieses untypische Wort, wenn es ums Schlafen geht? Fest. Ach so, ja.

Kann sein, dass ich mich im Laufe der letzten Woche schon so an das Mondgesicht gewöhnt habe, dass ich es kaum noch bemerke. Kann aber auch sein, dass das eine vorübergehende Erscheinung war und schon wieder verschwunden ist. Aber falls es noch da ist, hat das Mondgesicht Gesellschaft bekommen von Mondbauch und Mondpopo.
Ich weiß schon, dass jetzt nicht die ideale Zeit ist, um zu viel über sein Gewicht nachzudenken, geschweige denn die Zeit für irgendwelche Radi-

kalkuren. Aber ich habe schon versucht, in den letzten Wochen gesünder zu essen, weniger fetten Schweinkram, weniger Alkohol und mehr Bewegung. Es gab Tage, da bin ich mit einem Schrittzähler in der Tasche mal eben zu einem 25.000-Schritte-Spaziergang aufgebrochen. Und ich beginne im Moment jeden Tag mit 45 Minuten Yoga. Aber das nützt im Moment scheinbar nichts. Jedes Mal, wenn ich auf die Waage steige, wiege ich ca. ein Kilo mehr. Da kann ich mir noch so viel verkneifen und noch so viel spazieren und herabschauende Irgendwas turnen, es nützt nichts. Im Moment trage ich meine labberigste Jeans, und die ist deutlich auf dem Weg zur Stehjeans.
Gut. Wenn man sonst keine Sorgen hat? Noch sieben Tage, bis die Würmchen eingesetzt werden, bzw. die Blümchen, bzw. nerve ich mich langsam selbst mit diesen ewigen Verniedlichungen.

Gerade komme ich aus der Klinik, wo mir zu meiner »sehr schönen Schleimhaut« gratuliert wurde (hab ich schon mal erwähnt, dass ich in meinem Leben noch nie so viele merkwürdige Komplimente bekommen habe wie seit der Kinderwunschbehandlung? Dort weiß man körperliche Merkmale zu schätzen, die sonst der Aufmerksamkeit anderer eher entgehen. Solche Sachen wie gute Muttermünder, richtig dicke Schleimhäute oder kräftige Eibläschen. Andererseits wurde mir heute der Vorwurf gemacht, meine Vene sei so oberflächlich. Das höre ich natürlich nicht so gern!), und genau weiß ich es erst am Samstag, aber so wie es aussieht, werden mir Montag in fünf Tagen zwei aufgetaute Zellhäufchen eingesetzt. Das ist alles sehr aufregend, und bis dahin vergeht nun kaum ein Tag ohne eine besondere Note in Sachen Befruchtung. Heute Nachmittag muss ich noch mal anrufen wegen meiner Hormonwerte, morgen gehe ich in die Apotheke und besorge mir Crinone und einen Nachschub an Estrifam, Freitag führe ich mir das erste Röhrchen Crinone ein, Samstag kommt ein Anruf, wann genau wir am Montag dran sind, Sonntag erfahren wir telefonisch, wie die Zellen sich nach dem Auftauen schlagen, und Montag geht's zur Sache.

Kaum geht es wieder ernsthaft los, schon hagelt es gut gemeinte Ratschläge. Und ich will auf keinen Fall, dass das irgend jemand falsch versteht! Aber im Moment bin ich, ehrlich gesagt, besser dran ohne. Denn jeder Ratschlag wirft gleichzeitig Fragen auf wie: »Warum hat mein Arzt mir das nicht gesagt?«, »Wieso ist das bei mir so, wenn es bei anderen anders ist?« oder auch »Hä?!?«. Früher hätte mich das vollkommen wahnsinnig gemacht. Inzwischen versuche ich mich damit zu beschwichtigen, dass mein Arzt meine komplette Vorgeschichte kennt – samt verschiedenster Allergien, früherer Krankheiten oder welchen, die jetzt noch bestehen. Der hat meinen Ultraschall und meine Blutwerte gesehen, bevor er mir ein Rezept schreibt oder mir sagt, was ich zu tun und zu lassen habe. Und deshalb macht der das eben so und nicht anders. Ich weiß, dass hinter allen Ratschlägen nur die allerbesten Absichten stecken. Aber erstens geht es nun ernsthaft auf den Termin zu, mein Rezept ist eingelöst, und für Planänderungen ist es jetzt ein bisschen zu spät. Und zweitens habt ihr es hier mit einer zu tun, die schon ihr ganzes Leben lang sehr, sehr resistent gegen gute Ratschläge war. Vielen Dank trotzdem fürs Daumendrücken und Mitfiebern!

Auf der Rückfahrt von einem wirklich schönen Familienwochenende sitzen wir während der fast fünfstündigen Bahnfahrt im ICE direkt neben einem entsetzlichen Kind, das mit seinem Onkel unterwegs ist. Der Onkel hat es wohl schon seit ein paar Tagen an der Backe, ich weiß nicht, ob er wirklich so ein Stoiker ist oder ob er einfach keine Kraft mehr hat sich zu wehren. Aus diesem Kind kommen pausenlos Geräusche. In fünf Stunden ist es vielleicht fünf Minuten still. Dabei redete es nur Blödsinn in irrer Lautstärke, und wenn ihm wirklich nichts Blödes mehr einfällt, dann schnalzt und quiekt es und pupst mit den Backen.
Zwischendurch sieht es sich im Großraumabteil um – mit der selbstsicheren und gönnerhaften Miene eines Stars, der weiß, dass er sein Publikum voll im Griff hat. Ich weiß natürlich nicht, wie es anderen Unfruchtbaren geht, aber ich treffe gern schlimme Kinder. Es entspannt mich so schön.

Das Vorgehen am Übertragungstag: Crinone ist drin, Schilddrüsentablette auch, gleich folgen noch Estrifam und Folsäure. Dann duschen (immer so spät wie möglich), weiße Socken, Bademantel und Wasserflasche einpacken, Therapieplan auch, und dann setze ich mich in den Bus und fahre zur Klinik. Um Viertel nach elf soll ich da sein, und um zwölf wird übertragen. Von meinen fünf Zellen wurden drei aufgetaut, zwei haben sich fabelhaft entwickelt, und die beiden treffe ich nachher. Zu dritt kommen wir dann wieder nach Hause, und den Rest des Tages werde ich, auch wenn ich das nicht muss, im Bett verbringen mit einem Kissen unterm Po. Obwohl das alles so klingt, als würde ich nachher meine frisch besohlten Schuhe abholen, kann ich versichern: Inzwischen bin ich aufgeregt, und wie. Das ganze Wochenende kann ich nicht aufhören, an diese kleinen Zellen im Brutschrank zu denken und daran, wie es uns wohl zusammen ergehen wird.

Drin. Zwei dicke fette Prilblümchen, veritable Zwölfender, sitzen jetzt in meinem Bauch.
Ich kann mir nicht helfen, aber ich hab so ein Gefühl … nur so ein Gefühl.

Falls es klappen sollte – FALLS -, und die kleine Wurst fragt mich eines Tages mal, wenn sie schon nicht mehr klein ist, sondern wenn sie mit ihrer Mutter in einer Bar sitzt und ein Glas Wein trinkt (das kann doch nur schiefgehen. Ich weiß noch nicht mal, ob ich schwanger bin, und schon plane ich, dass ich eine Tochter bekomme, die eines Tages, wenn sie längst volljährig ist und sie niemand mehr dazu zwingen kann, sich mit mir abzugeben, mit mir auf Muscheln und Wein ausgeht), wie das eigentlich war, als sie entstanden ist. Was war das für ein Tag?
Und dann müsste ich sagen: Der Tag, an dem du in meinem Bauch gelandet bist, war ein Tag Mitte November, an dem es geschüttet hat, und Mutti lag zwar im Bett, aber nicht in scharfer Unterwäsche, sondern sie hatte Socken und einen Schlafanzug an, außerdem zwei dicke Kissen unterm Po, und hat dort die halbe BBC »Pride-and-Prejudice«-Verfilmung gesehen, dann zum x-ten Mal den »Sex-and-the-City«-Film. Sie musste fast heulen,

als Charlotte mit Bauch joggen geht, und sie hat literweise Hühnersuppe und Schokoladeneis zu sich genommen, immer abwechselnd. Das klingt nicht besonders heiß.
Der Test ist am 27. November morgens um neun. An diesem Tag brechen wir mit Freunden in die Heide auf, weil dort im Weinkeller immer noch tonnenweise Cremant rosé, Rotwein und Weißwein von der Hochzeit liegen. Ich koche, L. zündet ein Feuerchen an, und dann wickeln wir uns in Wolldecken. Der Test ist also genau zum richtigen Zeitpunkt: Entweder habe ich tolle Nachrichten und kann die ganze Behaglichkeit noch mehr genießen, oder ich weiß, dass ich nicht schwanger bin, und dann wird es einfach ein nettes, rotweiniges Winterwochenende mit viel flüssigem Trost, an dem ich nicht allein bin, sondern von Freundinnen mit Korkenziehern, Playlisten und Zigarettenschachteln umgeben.
Ich bin ein Glückskind. Und jetzt hole ich mir noch mehr Schokoladeneis.

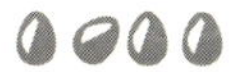

Schon jetzt entpuppen sich die Tiefkühlwürmer als Radaubrüder. Der Tag heute hat damit angefangen, als Erstes die Küche aufzuräumen, mir einen Tee zu kochen (nicht schwarz und noch nicht mal grün), mir während das Wasser warm wurde, mein Crinone-Röhrchen reinzudrücken und erst mal zu gucken, was in meinen Mailboxen so los war. Bevor ihr fragt: nichts mit Jobbezug. Ich werde langsam, aber sicher wahnsinnig. Zumal der Plan ja eigentlich mal war, wieder unter Dach und Fach zu sein, bevor ich ein zweites Mal schwanger bin und es mir mit meinem Arbeitgeber und dank seiner Geschwätzigkeit mit noch sämtlichen anderen verscherze. Meine Oma sagte Samstags am Kaffeetisch zu mir: »Einen Job suchst du dir aber erst mal nicht. Du musst jetzt erst mal ein Kind kriegen.« Ach, Oma. Wenn es ganz blöd läuft, komme ich auf die Art in dein Alter, bis ich das nächste Mal wieder ran darf. Es liegt auch nicht an mir. Es liegt an den Zeiten. Das ist zwar nur ein schwacher Trost, aber immerhin ein Trost. Im Moment stellt in meinem Beruf niemand irgendwen an.
Ansonsten stehe ich vor einem kleinen Problem. L. hat mich nach der Fehlgeburt auf Knien darum gebeten, diesmal keinen Wind zu machen, bevor wir nicht wirklich in der sicheren Zone sind. Ich dagegen finde, SO einen Wind habe ich eigentlich nicht gemacht. Weder habe ich die Kinderzim-

mereinrichtung geplant, noch habe ich mit Tränen in den Augen in Geschäften kleine Strampler an mich gepresst. Außerdem sorgt ein ganzes buntes Rudel kinderloser Freundinnen dafür, dass das Thema Kinder nicht überhandnimmt. Trotzdem, ich kann ihn verstehen, und er will mir ja auch nur Kummer ersparen.

Aber:

Bei allem Bemühen, auf dem Teppich zu bleiben, und bei allem guten Vorsatz, schön den 27. und den Test abzuwarten – diesmal hab ich ein merkwürdiges Gefühl. Schon als ich gestern die Klinik verlassen habe, war was anders. Und gegen Abend fing der Radau in meinem Bauch an.

Nichts war unangenehm, aber ich hatte wirklich über Nacht ein paarmal das Gefühl, ich hätte mir ein Telefon mit Vibrationsalarm in den Bauch pflanzen lassen. Ich weiß schon, dass das keine wie auch immer geartete Aktivität der Zellblümchen auslösen könnte, auch wenn das noch so dicke Zwölfzeller waren. Und wenn doch, dann habe ich jetzt schon Angst, was für einen Alarm die Biester in der Pubertät machen. Aber irgendwas war da. Vielleicht hat mein Arzt ja auch nur mit der Kanüle eines der Myome angestupst. Ausnahmsweise erlaube ich mir den Spaß, einem esoterischen Hirnfurz nachzuhängen, aber ich hab da so ein Gefühl. Und in zehn Tagen nach dem negativen Test lachen wir dann wieder zusammen herzlich drüber, was für ein Unfug das mit diesen blöden Gefühlen ist.

Am nächsten Morgen zeigt sich, dass zumindest das esoterische Gefühl fruchtbar ist, es vermehrt sich und breitet sich aus.

Der Beweis ist das Kinderwagenorakel.

Vor ein paar Jahren hatte ich Liebeskummer und dazu für eine viel zu lange Zeit einen kleinen Tick, von dem damals noch nicht mal meine Freundinnen wussten (die hätten mir was erzählt): Wenn ich zur Arbeit gefahren bin, dann habe ich unterwegs gezählt, wie viele Autokennzeichen aus seiner Heimatstadt ich gesehen habe. Waren es mehr als zehn, dann dachte ich: Alles wird wieder gut, ihm fällt ein, wie gewaltig seine Neue gegen mich abstinkt und was für einen schrecklichen Fehler er gemacht hat, und wir kommen wieder zusammen. (Ich wusste damals eben noch nicht, dass »alles wird gut« und »wir kommen wieder zusammen« einander ausschließen und nichts im gleichen Satz zu suchen haben.) Waren es weniger als zehn, dann habe ich das beiseitegefegt und mich auf das nächste Autokennzeichenorakel vom nächsten Tag konzentriert. Als ich gerade eben von mei-

nem Miniraubzug in den Supermarkt komme (Wer darf ab sofort die Lücke des abendlichen Weinchens einnehmen? Bist du es, Bio-Möhrensaft? Oder du, Nacho-Cheese-Chip mit Chilidip? Wir werden sehen, wer das Rennen macht.), denke ich: Wenn ich jetzt auf dem kurzen Heimweg (und Umwege gilden nicht) mehr als drei kleine Kinder sehe, dann klappt es. Und wie viele Kinder sehe ich? Auf einer Strecke von ca. 600 Metern? Acht.
Das Bemerkenswerte ist übrigens nicht, dass da acht Kinderwagen sind. Sondern das Bemerkenswerte ist, dass ich, falls es nur zwei gewesen wären, das sofort wieder vergessen und mir ein neues Zeichen ausgedacht hätte.

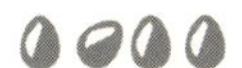

Heute schleppe ich mich schon den ganzen Tag mit Schmerzen im unteren Rücken herum. Die fingen gestern Nachmittag langsam an und waren heute Morgen doppelt so schlimm. Und in diesem ganzen irre vagen und von Mythen und Blödsinn regierten Schwangerschaftskosmos spielen Rückenschmerzen doch bestimmt eine Rolle, oder? Die könnten doch am Ende eine dieser Sachen sein, derentwegen man zum Arzt geht und sich schon sonst was ausmalt, und dann kommt der Arzt zurück in den Raum, sieht einen väterlich an und sagt: »Herzlichen Glückwunsch, sie sind schwanger.« Zwar habe ich eisern beschlossen, an so einen Quatsch nicht zu glauben, aber jeder hat lieber ein Horoskop, in dem steht: »Heute gehört Ihnen die Welt«, als eins, in dem es heißt: »Vermeiden Sie heute übereilte Entscheidungen«, selbst wenn er so ein Horoskophasser ist wie ich.
So schluffe und ächze ich eben mit meinen vielversprechenden Rückenschmerzen herum und lache mir ein bisschen ins Fäustchen. Bis mir einfällt, woher die Rückenschmerzen kommen. Woher denn? Reichlich blöde Frage von einer, die einen ganzen Tag lang mit zwei halbmeterdicken Kissen unterm Po im Bett lag.
Falls es geklappt hat, müssten sich heute die Blümchen einnisten.
Falls nicht, bekomme ich vermutlich nächsten Donnerstag Regelschmerzen und Freitag meine Tage.
Und egal, ob es geklappt hat oder nicht, in zweieinhalb Stunden gibt es Lammschulter mit Knoblauch und Rosmarin. Immerhin ist darauf Verlass.

Jetzt in einer Woche weiß ich Bescheid. Zu dem Zeitpunkt werde ich wahrscheinlich schon in der Heide sitzen, genau da, wo der Handyempfang am allermiesesten ist, und werde zwar nur Bruchstücke von dem mitkriegen, was die Klinik mir sagen will, aber ich hoffe, das Wesentliche kommt durch. Und ein paar Stunden später kommen dann meine Freunde nach, und dann wird sich entschieden haben, ob Flörchen Wasser oder Rotwein zum Essen bekommt.
Ich hab immer noch Rückenschmerzen.
Au Backe.
Vor lauter Zielerreichungsgejapse verliert man ja manchmal ein bisschen aus den Augen, worum es dabei geht. Im Moment lautet das oberste Ziel Schwangerschaft. Dass aus einer Schwangerschaft, wenn alles gut geht, eines Tages mal ein Baby wird (oder sogar zwei), ist zwar selbstverständlich, aber ich vergesse es trotzdem manchmal. Dann sind da die Momente, in denen es mir wieder einfällt, und dann kann mir schon ein bisschen mulmig werden. Jetzt wird es ernst: Schluss mit Rumgehopse nachts um drei, endgültig und nicht nur probehalber Schluss mit diesem herrlichen Gequarze (vorerst jedenfalls) und Schluss mit Ausschlafen. So ein Blödsinn. Gar nichts wird ernst. Deine Chancen stehen diesmal bei unter 20 Prozent. Entspann dich.
Heute habe ich wieder ganze Rudel von jungen Müttern gesehen. Die Glückspilze! Aber zum ersten Mal seit langer Zeit ist mir aufgefallen, dass die meisten davon nicht besonders strahlend und glücklich aussehen. Man sollte meinen, sie tanzen den ganzen Tag mit einem Lied auf den Lippen durch die Straßen und stecken fremden Passanten Blumen zu. Tun sie aber nicht. Wieso nur? Wenn ich wieder mal eine sehe, werde ich sie vielleicht fragen.

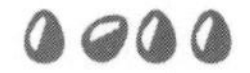

Eine Woche später. Meine Tage habe ich immer noch nicht. Ich wache zwar jeden Morgen mit dem Gefühl auf, es wäre so weit, aber das legt sich dann in den ersten Minuten nach dem Aufstehen. Und dann bekomme ich heute auch noch einen Anruf und habe am Freitag ein Vorstellungsgespräch.

Das wird ein heißer Tag: Schwangerschaftstest, Jobgespräch und Schwangerschaftstestergebnis innerhalb von weniger als sechs Stunden. Wobei ich wieder mal ganz froh bin, dass nun die Aussicht auf einen Job, den ich vielleicht sogar haben will, dazwischenfunkt. Ist doch schön, wenn ein bisschen Normalität einkehrt und es bei mir genauso irre zugeht wie bei anderen Frauen, die fluppende Eileiter und keine Myome haben. Und das Gute an diesem potenziellen Arbeitgeber ist, dass ich da kein schlechtes Gewissen hätte, wenn ich ihn nach relativ kurzer Zeit für ein Weilchen hängen lassen müsste. Der könnte das verkraften.

Schwanger. Ich fasse es nicht.
L. und ich sitzen gerade im Auto auf dem Weg in die Heide. Mein Arzt ist zwar kaum zu verstehen, aber diese Nachricht kommt doch durch. Als ich auflege, murmelt L. noch irgendwas von »nicht zu früh freuen« und »jajaja«, dann schleicht sich gegen jeden Widerstand ein breites Grinsen auf sein Gesicht.
Mein Wert ist zwar »ziemlich gut«, aber »zur Sicherheit« machen wir weiter mit Estrifam und Crinone, und ab nächster Woche bekomme ich zwei Progesteronspritzen (falls ich das mit miesem Empfang im dicksten Wochenendverkehr richtig verstanden habe) wöchentlich.
Und dann hatte ich heute auch noch das bisher netteste Vorstellungsgespräch meines Lebens (und ich hatte schon Vorstellungsgespräche… anderes Kapitel.) Für einen Job ab dem ersten Januar. Kann mir das mal jemand so erklären, dass ich es verstehe, wieso das gerade jetzt passiert? Wo ich seit April mit viel Energie und finanziellem Aufwand versuche, schwanger zu werden?
Am besten spiele ich noch schnell Lotto. Scheint mir so ein Tag zu sein.

Ich kann die Luftschlangen wieder einpacken. Am Tag nach dem Test waren schon zwei Tröpfchen Blut in der Unterhose. Dann wieder nichts, und ich dachte schon, ich wäre wieder außer Gefahr. Bis ich heute, am Tag zwei in der Heide, mit Regelschmerzen aufgewacht bin und im Halbschlaf noch das Mantra »Crinone-Nebenwirkungen, Crinone-Nebenwirkungen« innerlich vor mich hingeleiert habe. Dann bin ich irgendwann aufs Klo gegangen und habe festgestellt: nichts Nebenwirkungen. Ich habe geblutet, und zwar kräftig, das ließ sich mit keiner Nebenwirkung der Welt wegleugnen.

Das hat mein sowieso schon ziemlich einfallsreicher Unterleib super hingekriegt: Zwei Tage sitze ich zwischen meinen Freunden und nippe am Mineralwasser, und in dem Moment, in dem der Spaß vorbei ist, ist Entwarnung.

Nicht, dass ich hier den Eindruck mache, eine verpasste Weinsause wäre gerade meine Hauptsorge, all der schöne Alkohol. Aber ich habe keine Ahnung, was jetzt passiert. Denn inzwischen hat es schon wieder aufgehört. Morgen um halb zehn habe ich meinen Termin in der Klinik, Blut raus, Progesteron rein. Aber ich werde morgen so früh wie möglich da anrufen und versuchen, noch einen Spontantermin bei meinem Arzt zu bekommen. Ich kenne die Blutshow ja schon vom letzten Mal, am Ende macht er einen Ultraschall und stellt fest, dass die Blümchen immer noch an Ort und Stelle sitzen. Oder er sagt wenigstens, dass wir das mit dem Progesteron erst mal lassen können.

Ich will gar nicht jammern. Aber wieso geht es nicht mal ohne Terz? Wieso war der blöde Test nicht einfach negativ? Und wenn er schon positiv war, wieso kann es dann nicht einfach mal ohne Zicken gehen? Und zwar am liebsten neun Monate lang? Letztes Mal waren wenigstens die ersten drei Wochen nach dem Test ohne blutige Zwischenfälle.

Es tut mir so leid, hier mit solchen widerlichen Details zu kommen, aber ich möchte, dass hier niemand mehr in der Illusion lebt, aus mir würden stündlich einige Tröpfchen Blut rinnen. Nein, da kommt eine Menge. Und nicht nur Blut, wenn ihr versteht, was ich meine. Was auch immer sich da in den letzten Wochen dank Crinone oder Estrifam aufgebaut hat, hat gerade die Koffer gepackt.

Als ich also heute Morgen vor der Rezeption in der Klinik stand und die Sprechstundenhilfe mir erklärte, das müsste aber noch gar nichts heißen, und als ich dann die netten Mutmach-Kommentare im Blog gelesen ha-

be, habe ich eher mitleidig gelächelt. Das ist alles sehr süß, aber ich habe rote Klumpen in der Hose, mein Endometriose-Unterleib krampft, und ich würde eine Menge dafür geben, wenn ich jetzt einfach eine Ibuprofen schlucken dürfte. Schwanger-trotz-Periode ist für mich inzwischen zu einem Teil der Kinderwunschfolklore geworden. Und eigentlich habe ich mir mehr aus Gutmütigkeit eine Progesteronspritze geben lassen und brav meinen Arm hingehalten, um noch mal Blut dazulassen.
Und jetzt kommt gerade der Anruf: Progesteronwerte sind viel zu niedrig, und das könnte eine Erklärung für die Blutung sein. Aber HCG steigt an. Heute habe ich auch erfahren, dass der Wert am Freitag bei 68 lag (eher schlapp), heute aber bei 280 ist. Und Freitag muss ich wieder hin.
Ich weiß nicht, was ich hoffen soll. Aber ich weiß, was ich nicht hoffe: dass sich das hier zu einer jetzt noch bekloppteren Version meiner ersten Schwangerschaft entwickelt. Entweder normalisiert sich alles im Laufe der nächsten Wochen – und damit meine ich nicht sieben bis acht Wochen, sondern ein bis zwei Wochen -, und ich darf einfach ganz normal schwanger sein. Meinetwegen mit Gurken und Schokolade, auch mit Spucken am Morgen und Heulerei, aber bitte, bitte nicht wieder mit wochenlanger Dauerperiode. Bitte.
Oder die nächste Untersuchung (Freitag, viertel nach acht. Na, danke.) lässt mich vom Haken und ergibt, dass es diesmal nichts geworden ist. Ich verspreche, ich wäre weder enttäuscht noch böse, noch von Selbsthass zerfressen. Ich würde mich einfach darauf konzentrieren, den Job zu bekommen und die restlichen Wochen bis Arbeitsbeginn im Januar nach Kräften zu genießen. Mit Weihnachtsmarkt, Krimi auf dem Sofa, Spaziergängen, Kochen, Rotwein und Freunden.

Ich blute und blute und blute. Blut in meiner Wäsche, Blut auf dem Bettlaken, Blut in der Dusche. Zum Glück werde ich in den nächsten Tagen vermutlich keinen müden Gedanken daran verschwenden, denn man höre und staune: Ich bin gebucht. Zwei Tage lang werde ich Geld scheffeln, schuften und dieses ganze Kinderwunschthema schön zu Hause lassen. (Ich hoffe, dass ihre Schreibtischstuhlbezüge waschbar sind. Ihr macht euch keine Vorstellung. Ja, und das trotz fast stündlich gewechselter

Nachtbinde mit achtzig Tropfensymbolen.) Und ehe ich darüber nachdenken kann, ist es Freitag, und ich gehe wieder zum Test.
Ab sofort habe ich mich mindestens zweimal wöchentlich in der Klinik einzufinden, um eine Progesteronspritze zu bekommen. Aber Mitte Dezember wollten L. und ich verreisen. Muss ich mir jetzt in einer fremden Stadt ein Krankenhaus suchen, damit mir ein genervter Arzt nach drei Stunden Wartezeit eine Spritze gibt? Oder müssen wir etwa schon wieder wegen meines Unterleibs zu Hause bleiben? Der arme L., er hat schon kaum mehr die Kraft, enttäuscht zu sein. Blümchen: Angeblich spürt ihr ja ständig alles Mögliche, was um euch herum so vorgeht. Wenn ihr ein Herz habt und es euch nicht schon jetzt mit eurem Vater verscheißen wollt, dann entscheidet euch langsam mal, wohin der Weg gehen soll. Und wenn ihr es euch nicht mit eurer Mutter verscheißen wollt, dann hört mal auf, da unten so zu treten und zu zwicken. Ich spüre nämlich auch so einiges. Nach wie vor lebe ich ein Zwitterleben: Einerseits gehe ich felsenfest davon aus, nicht schwanger bzw. bald nicht mehr schwanger zu sein, andererseits verkneife ich mir aber Trostprosecco, Trostrotwein, Trostsushi und Trostrohmilchstinkekäse weiterhin. Ausgestoßen aus beiden Lagern: nicht schwanger und nicht nicht schwanger! Bitter.
Ich blute. Hatte ich das schon erwähnt?

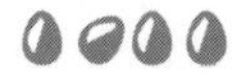

Morgen ist der nächste Test. Ich habe das dumpfe Gefühl, auch diesmal wird das Ergebnis wieder ein klares »Jein« sein. Langsam finde ich, ich habe bei meinem launischen Unterleib einen gut. Wie wäre z. B. folgender Deal: Unterleib, du machst einfach weiter wie gewohnt in deiner spritzig-frechen Art, und dafür bekomme ich in den nächsten 30 Jahren keinen Krebs, und auch die PAP-Abstriche bleiben im grünen Bereich? Abgemacht? Zusätzlich natürlich dazu, dass irgendwann trotz dieser Achterbahnfahrt am Ende ein Kind rauskommt. Klingt doch eigentlich ganz fair, oder?
Inzwischen hat die Blutung nachgelassen wie jede andere stinknormale Periode nach vier Tagen, und damit fehlt mir auch die »Guck-doch-hin-du-dumme-Nuss«-Gewissheit, nicht schwanger zu sein, die ich bis gestern Abend bei jedem Gang zur Toilette wieder klar vor Augen hatte. Zeit für eine Pro- und Contra-Liste:

Ist Flora schwanger?

Pro:

- HCG-Wert vom letzten Mal (abwarten)
- Eine Körbchengröße mehr als sonst.
- Müdigkeit. Gestern war ich kaum imstande, einem Kinofilm bis Viertel vor elf zu folgen, ohne mit der Nase ins Popcorn zu kippen.
- Übelkeit. Gestern im türkischen Supermarkt hätte ich fast vor die Fleischtheke gespuckt. Gut, da lagen auch Pansen und Gekröse und dufteten ziemlich durchdringend, aber trotzdem – eigentlich kann ich das ab. Ich bin die, die ihre Abende gerne bis zum Ellenbogen in einer Gans verbringt und schon mal frisch verkatert drei Kilo Entenlebern entädert hat.
- Ich habe vielleicht einen fabelhaften Job ab Januar in Aussicht. Wenn das nicht der blödest denkbare Moment ist, um schwanger zu sein, weiß ich es auch nicht, deshalb müsste es eigentlich geklappt haben.
- Außerdem wären wir langsam mal dran.

Contra:

- Gefühlt ein Liter Blut in vier Tagen, außerdem noch jede Menge Glibberzeug, und das alles begleitet von üblen Bauchkrämpfen.
- Wie hoch war noch mal die Wahrscheinlichkeit bei einem Auftauzyklus? Also. Ich glaube an Wahrscheinlichkeiten.

Es trennen uns nur noch 30 Stunden von einem weiteren uneindeutigen Ergebnis. Und nun gehe ich eine Runde arbeiten. Zum ersten Mal seit sechs Monaten. Es fühlt sich an wie der erste Schultag, abgesehen davon, dass meine Mutter mir gestern Abend nicht die Kleider für heute rausgelegt hat, und auch einen neuen Tintenkiller kann ich hier nicht sehen.

Nach dem Test. Um vier kam der Anruf. Seitdem hatte ich ein Feierabendbier, zwei Zigaretten, drei Sorten Maki und zwei Glas Weißwein.
So läuft es eben.
Irgendwo in der Stadt kommt gerade eine Frau vom Klo und hüpft kreischend mit einem Test durch die Wohnung, bei dem zwei Linien zu sehen

sind. Die möchte ich an dieser Stelle herzlich grüssen und ihr viel Glück wünschen.

Nachricht an die Blümchen

Macht es gut, ihr Blümchen.

Ist ja sowieso nicht so die Jahreszeit für Blümchen, so mitten im Spätherbst.

Ach je. Und ich kann noch nicht mal sagen, ich wäre nicht gewarnt gewesen. Eigentlich kenne ich das ja schon. Und eigentlich weiß ich das ja schon seit letztem Sonntag. (Und ich will auch euch andere Abkürzungsmädchen da draußen gar nicht warnen. Ich fände es schade, wenn das hier eine liest und sich vielleicht demnächst, wenn der Test positiv ist, gar nicht richtig freuen kann, weil sie denkt, das geht ja am Ende doch schief. Das wäre schrecklich! Nein, denkt das nicht, ich glaube nämlich, das ist vor allem bei mir so. Wieso, das werden wir hoffentlich demnächst mal herausfinden. Und mit ganz viel Glück kann man sogar etwas dagegen machen.)

Da ist ein kleiner Teil von mir, der sagt sich: Jetzt gehe ich am Dienstag zu diesem zweiten Vorstellungsgespräch und hole mir den Job. Und dann vergehen noch ein paar Tage, die sind eher nicht so funkelnd, aber wer hat schon immer funkelnde Tage? Dann gehe ich wieder arbeiten, und nachdem ich deutlich merke, wie gut mir die letzten zwei Tage getan haben, an denen ich zu tun hatte und ordentlich gepampert wurde mit Lob und Anerkennung, weiß ich, dass das gut sein wird. Ich muss dann acht neue Kunden und achtzig neue Leute kennenlernen, und ich stehe morgens um acht fluchend auf und komme nachts um elf fluchend nach Hause, und dabei werde ich mich pudelwohl fühlen. Und dann irgendwann – vielleicht in der alten Klinik, vielleicht in einer neuen – starten wir den nächsten Versuch. Dieser kleine Teil denkt sich, das war vermutlich besser so. Und zwar nicht nur deshalb, weil eine Schwangerschaft, bei der gleich am ersten Tag nach dem Test Blut fließt, unter keinem guten Stern steht. Sondern auch sonst. Denn ich kenne mich und weiß, ich hätte vielleicht nichts gesagt, aber ich hätte gelitten wie ein Hund, da jeden Tag hinzugehen und genau zu wissen, dass demnächst das Gespräch mit den Bossen ansteht und dass es gut sein kann, gerecht oder ungerecht, dass danach eine Tür zugeht, die besser offen bleiben sollte. »Kinder oder Karriere«, haha. Ich hasse das Thema, aber trotzdem kann es einen auch ziemlich mies erwischen, ohne dass man auch nur die leiseste Aussicht

auf Kinder hat. Dieser Teil denkt sich außerdem, es könnte schlimmer sein. Und zwar gewaltig viel schlimmer.
Und dann ist da ein etwas größerer Teil, der nicht nur traurig ist, sondern auch ein bisschen sauer. Mir wird gerade klar, dass ich wohl heimlich gedacht habe, wenn ich mich nur zusammenreiße, nicht in Selbstmitleid versinke, nicht zu viel fürchte und nicht zu viel hoffe, dann gibt es dafür so etwas wie ein Sternchen unter meine Karma-Bilanz, und die Prämie dafür ist eine gute Schwangerschaft. »Schwanger, ich???« Wie ein Oscar-Gewinner, der so tut, als würde ihn das jetzt völlig überrumpeln und kalt erwischen, und der dann sogar so tut, als müsste er seine seit Wochen einstudierte Dankesrede jetzt schnell improvisieren. Jetzt stellt sich heraus: Es gibt keine Karma-Sternchen. Das Einzige, was es dafür gibt, ist, dass ich es selbst noch mit mir aushalte, was natürlich auch nicht schlecht ist. »Wo bleibt meine Belohnung?« Deine Belohnung, Schatz, ist in Abrahams Wurstkessel.
Ich setze eine Flasche Brause und eine Schachtel Fluppen darauf, dass der erste Teil zwar gerade noch ein bisschen durchhängt, aber trotzdem das Spiel gewinnt. Gefälligst.
Blümchen, keine Ahnung, wieso ich euch das jetzt erzähle. Ihr wart ja ziemlich klein, mit eurem Lesevermögen wird es noch nicht weit her gewesen sein. Überhaupt hatte ich ja diesmal nur ca. 24 Stunden, mich an eure Anwesenheit zu gewöhnen, so richtig ans Herz gewachsen seid ihr mir zum Glück noch nicht, und die Konversation mit euch ist ein bisschen klamm, so wie mit Leuten, neben denen man auf einer Party zufällig landet. »Und was macht ihr so?« Das wäre im Moment eine extrem blöde Frage an euch. Ich hatte das Gefühl, ich sollte euch einen Abschiedsbrief schreiben. Eine Schultüte werde ich für euch ja nicht kaufen. Gefällt er euch, der Abschiedsbrief?
Nein? Mir auch nicht.

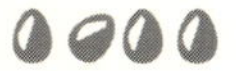

Inzwischen sind so viele Monate vergangen, dass ich eigentlich eine ganze Seite mit Zeitsprungeiern volldrucken müsste. Und es ist eine ganze Menge passiert, wenn auch nicht so viel mit Kinderwunschbezug. Den Job habe ich nicht bekommen, obwohl ich so enthusiastisch war. Genauer gesagt, wurde ich extrem freundlich und verbindlich verabschiedet mit der Ankündigung, in spätestens vier Wochen seien sie mit ihrer Umstruktu-

rierung durch, dann würde ich etwas hören. Darauf warte ich inzwischen nicht mehr. Aber das ist auch überhaupt nicht schlimm, denn fünf Minuten nach dem ersten missglückten Kryoversuch trudelten neue Aufträge rein, und seitdem habe ich genug zu tun. Teilweise sogar so viel, dass – typisch für mich – die Sehnsucht wach wird nach einer ganzen Woche, vielleicht sogar einem ganzen Monat, in dem ich nichts anderes zu tun habe, als zu verzweifeln, dass ich gerade keinen Auftrag habe.
L. und ich haben uns einen Hundewelpen gekauft – einen Airedale. Das Wort »gekauft« geht mir schwer von den Fingern, denn es ist für mich immer noch kaum zu fassen, dass man so etwas Niedliches und Lebendiges einfach kaufen kann.
Der Hund war ausdrücklich nicht als Kinderersatz gedacht, aber er bereitet mich trotzdem perfekt auf alles vor, was unsere Kinder und der Weg zu ihnen jemals an Überraschungen für mich bereithalten könnten. Nicht zuletzt die Tatsache, dass da jetzt jemand mit uns lebt, der auf uns angewiesen ist und um den wir uns kümmern müssen – egal, wie viel wir gerade zu tun haben, trotz Migräne, Schietwetter oder dem unwiderstehlichen Verlangen, den Tag auf dem Sofa zu verbringen. Jemand, den man beaufsichtigen muss, weil er sonst die Bude zerlegt oder sich selbst in schreckliche Gefahr bringt. Jemand, der mit all seinem Glück, seiner Zappeligkeit und seiner Neugier auf uns angewiesen ist. Und dann das unfassbar dogmatische, manipulative und fanatische Gerede mancher Hundebesitzer über die einzig richtige Erziehung, Ernährung und medizinische Betreuung – das kam mir schon oft ziemlich bekannt vor aus Erzählungen über die Gespräche auf Spielplätzen, in Geburtsvorbereitungskursen und in Kinderwunschforen. Der Hund ist inzwischen neun Monate alt, und eigentlich sollte sie ihre erste Periode schon gehabt haben. Mäuschen, du wirst doch nicht auch …?
Nicht zuletzt für den Hund haben wir unsere Dreizimmerwohnung mitten in der Stadt verlassen und wohnen jetzt in einem Haus in der Vorstadt mit Garten und einem großartigen Park direkt gegenüber.
Das zu erklären oder so zu schildern, dass allen klar wird, wie schön das ist, würde noch mal 200 Seiten dauern. Wir wohnen jetzt in einem Rotklinkerhaus mit weißen Fensterläden, kein Zimmer steht leer als zukünftiges Kinderzimmer, der Hund ist glücklich, wir sind glücklich, und dieses Buch habe ich an meinem eigenen Schreibtisch in meinem eigenen Arbeitszim-

mer geschrieben. Endlich wieder ein eigenes Zimmer für mich: Das ist fast das Beste daran.

Im Frühjahr hatte ich einen zweiten Kryozyklus mit den verbliebenen beiden Eiern, von denen nur eines eingesetzt werden konnte. Zu diesem Zeitpunkt hatte es sich nur einmal geteilt, und als ich bei der Rückübertragung auf dem Stuhl saß und fand, das würde aber diesmal auf dem Monitor bedeutend mickriger aussehen als die letzten Male, erklärte mir der vertretende Arzt jovial: Das würde trotzdem klappen, wenn nicht, würde etwas mit mir nicht stimmen.

Scheinbar stimmte etwas nicht mit mir, diesmal war der Schwangerschaftstest von Anfang an negativ; eine erfrischende Abwechslung nach den letzten beiden Malen.

Nach dem Test saß ich eines Nachmittags zu Hause und dachte nach. Über meinen Kinderwunsch, der unter den Pleiten der letzten Monate nicht gelitten hatte. Über mein unbedingtes Vertrauen in meine Klinik, das schon ein bisschen gelitten hatte. Immerhin war der erste Kryoversuch mal als Versuchsballon gedacht gewesen, ob ich trotz Myomen schwanger werden kann, konnte ich nicht, dann kam noch ein Versuch, und jetzt hatte ich schon wieder einen fröhlichen Anruf aus der Klinik bekommen, wann wir denn die nächste IVF starten wollen? Ich war und bin mir ganz sicher, dass die Klinik eine gute Klinik ist und dass die Strategie, es einfach weiter zu probieren, eine von vielen Möglichkeiten ist und vermutlich nicht die schlechteste – aber ich war im Moment nicht mehr so richtig dafür zu begeistern. War eine Operation gegen die Myome denn wirklich so dermaßen schwierig und kompliziert? Schwieriger und komplizierter als ein Fehlversuch nach dem anderen?

Zwei Wochen später war ich zur ganz normalen Vorsorge bei meiner Frauenärztin. Der erzählte ich von meinen Zweifeln und Sorgen. Sie sagte, warum wechseln wir nicht mal die Klinik? Ursprünglich hatte ich sowieso in eine andere Klinik gehen sollen, die aber damals überbucht gewesen war, und »meine« Klinik war die Ausweichoption gewesen.

Und sie sagte, wir gehen zu einem TCM-Spezialisten für Kinderwunsch.

Oha: Fräulein Geh-mir-weg-mit-dem-Quatsch soll zum Heilpraktiker. Und bevor ich darüber nachgedacht hatte, habe ich mich schon »Sehr gut, genau.« sagen hören und verließ mit der Visitenkarte des Wunderonkels die Praxis.

Ratschläge und Tiefschläge:

Meine komplizierte Beziehungsgeschichte mit der alternativen Medizin

Es gab mal eine Zeit, da hatte ich dreimal im Jahr einen echten Todeshusten. Dieser Husten war so laut und klang so schmerzhaft, dass Menschen zusammenzuckten und mein Chef mich fast mit Gewalt vom Schreibtisch wegzerren wollte. Bei der Vertonung eines Films über ein Lazarett im Ersten Weltkrieg wäre dieser Husten als zu übertrieben und unrealistisch abgelehnt worden. Ich hustete, dass die Wände wackelten, und es lief jedes Mal gleich: Mein Arzt schüttelte den Kopf, verschrieb mir ein Antibiotikum und schickte mich zum Lungenröntgen. Auf dem Schirm war nichts zu sehen, und ich bekam Cortison. Und dann, irgendwann, nach sechs Wochen, wurde es besser. Der unvorstellbare Krach, der aus meinem Hals kam, verstummte – bis zum nächsten Mal. Ich weiß nicht mehr, wie oft ich in dieser Zeit einen der folgenden Sätze gehört habe: »Du kannst doch jetzt nicht schon wieder ein Antibiotikum schlucken. Und Cortison, mein Gott! Das ist ein Teufelszeug!«
»Ich hab da einen Heilpraktiker, da gehst du jetzt hin.«
»Hast du es schon mal mit Salbeitee versucht?«
oder auch: »Das ist die Schulmedizin. Die macht uns nämlich in Wahrheit erst krank.«
Jeder dieser Sätze ging bei mir zum einen Ohr rein und zum anderen wieder raus und ließ auf dem Weg dazwischen meine Gefühle für den Menschen, der ihn gesagt hat, vorübergehend ziemlich abkühlen. Ich weiß nicht, warum, aber die Anhänger alternativer Medizin haben mich immer schon nervös gemacht. Diese Abneigung besteht schon, seit ich denken kann, und ist bei mir ähnlich tief und unerklärlich verwurzelt wie mein Hass auf Gospel, Pantomime oder Horoskope.
Sagt mir jemand, ich sollte Kügelchen schlucken oder einen Traumfänger anschaffen, dann reagiere ich so, als hätte er mich nach meinem Sternzei-

chen gefragt, am besten noch mit Aszendent. Ich versuche, mein Gesicht nicht entgleisen zu lassen, und denke mir: »Lass mich bloß in Ruhe.« Dass ich hier die Kügelchen in einem Atemzug mit dem Traumfänger nenne, ist sicherlich nicht ganz korrekt und viel zu undifferenziert, aber zeigt deutlich, wie sehr mir beides gestohlen bleiben kann. Im Fall meines Hustens übrigens vollkommen zu Recht: Irgendwann zog ich aus meiner kleinen Wohnung im vierten Stock eines spektakulär runtergerockten Altbaus in Eimsbüttel aus, und der Husten kam nie wieder. Es zeigte sich, dass tief in den Wänden der Schimmel gesteckt hatte. Ich hätte zum Heilpraktiker rennen können, bis mir die Kügelchen aus den Ohren gekullert wären, es hätte überhaupt nichts genützt. Und das Cortison sorgte immerhin dafür, dass ich wenigstens ein paar Monate im Jahr meine Ruhe hatte – dieses Teufelszeug.

Beinahe am meisten stört mich an den Alternativen, dass so gut wie alle Hobby-Homöopathie-Anhänger, denen ich je begegnet bin, gleichzeitig die Schulmedizin ablehnen. Ärzte sind geldgierig, alle stecken unter einer Decke, die Pharmaindustrie ist eine Mafia, und alles, was mein Arzt angeblich für mich tut, wird mir letzten Endes schaden. Außerdem wittern die Anhänger der alternativen Seite gerne, dass die Ärzte einen ständigen Kampf gegen das Gute – die alternative Medizin – führen. Dagegen habe ich noch nie einen Schulmediziner erlebt, der die Homöopathie und überhaupt das Heilpraktikertum verteufelt hätte. Auf der bösen Seite ist man scheinbar um einiges großzügiger. Überhaupt, gut und böse: Bei Anhängern von alternativen Methoden kommt ganz schnell Moral ins Spiel, wo sie nichts verloren hat. Für mich muss Medizin wirken, und damit gut. Sie muss keinen besseren Menschen aus mir machen, mich nicht innerlich reinigen oder meinen Horizont erweitern. Um so was kümmere ich mich gerne selbst.

Und dann dieses ewige »pflanzlich«. Wer hat denn beschlossen, dass »pflanzlich« immer besser ist als »chemisch«? Irre ich mich, oder ist es nicht so, dass auch pflanzliche Substanzen letzten Endes chemisch sind? Und wieso sind Pflanzen grundsätzlich lieb? Knollenblätterpilze und Fingerhut sind auch pflanzlich, und soweit ich weiß, werden Zigaretten und Wodka aus Pflanzen gemacht.

Inzwischen ist wohl klar geworden, was für ein Traumpatient ich bin: Ich glaube an die Schulmedizin wie ein blondes Kindchen an den lieben Gott und gehe fröhlich lächelnd mit meinem Rezept in die Apotheke, um mir zu holen und einzunehmen, was mir verschrieben wird. Dabei vertraue ich voll und ganz auf die Sachkenntnis meines Arztes, der hat das nämlich im Gegensatz zu mir studiert. Ich googele auch nicht so lange herum, bis ich auf irgendeinen Eintrag von einer Koryphäe namens schmusehaeschen78 stoße, in dem meine Halstablette im gleichen Satz wie das Wort »Krebs« auftaucht. Ich überfliege den Beipackzettel kurz, dann schmeiße ich ihn weg. Und abgesehen von meiner Aspirinallergie hat mir noch nie ein Medikament irgendetwas getan, was es nicht sollte.

Und jetzt das. Plötzlich bin ich unfruchtbar und damit Lieblingsbeute von jedem, der gerne ungefragt schlaue Tipps zu alternativer Medizin verteilt. Alle meinen es gut, alle haben irgendeine Cousine, die eine Freundin hat, die genau mit diesem Tipp und mit 45 noch ihre Zwillinge bekam, und die meisten entwickeln so einen missionarischen Eifer, dass ich fast dankbar sein muss, dass sie nicht darauf bestehen, jetzt sofort persönlich mit mir zu diesem Wunderonkel zu gehen und live dabei zu sein, wie ich ihren Rat befolge und »gewunderheilt« werde.

Den Teufel werde ich tun.

Ich hatte eine Freundin, die hatte ich sehr gern. Wir kannten uns zwar noch nicht lange, aber waren uns innerhalb kürzester Zeit sehr ans Herz gewachsen. Mit ihr konnte man großartig ausgehen, essen, ratschen und sich über die gleichen Dinge aufregen bis zur Weißglut. Das einzige Problem zwischen uns war, dass sie eine Heilpraktikerausbildung machte. Ich bin mir sicher, dass viele Heilpraktiker sehr bodenständige und unesoterische Menschen sind, die gewissenhaft Studien lesen, bevor sie an die Wirksamkeit ihrer Methoden glauben. Bei ihr war das anders. Sie hatte das volle Programm: Kristalle am Bett, aufbereitetes Wasser, ätherische Öle und natürlich Homöopathie. Darüber hinaus hatte sie eine Heilpraktikerin, die bei ihr regelmäßig schreckliche Krankheiten diagnostizierte – jedes Mal mit dem Hinweis, diese Krankheit könnte so jetzt aber von einem normalen Arzt nicht entdeckt werden. Und die Heilung lieferte sie auch gleich mit. Auf diese Weise überstand meine Freundin mit ihrer Hilfe unter anderem die Pest. Ich hörte mir das an und hoffte, dass wir bald das Thema wechseln. Es war immer klar, dass es hier um mehr geht als um Medizin – für sie war der Glaube an die Qualitäten dieser Frau eine Religion, und da wollte ich nicht erst diskutieren. Vielleicht war das feige von

mir, aber hätten wir erst richtig angefangen, hätte es mit Tränen und Türenknallen geendet, über Religion kann man schlecht streiten.
Eines Tages saß ich in meinem Büro und hatte den Schreibtisch knallevoll. Alles musste sofort fertig werden, ständig klingelte das Telefon, und ich hatte gerade erst einen Berater zum Teufel gejagt, der in dem ganzen Wahn »mal kurz« einen vierseitigen Text von mir wollte, da klingelte das Telefon schon wieder. Sie war dran. Sie war gerade bei ihrer Heilpraktikerin gewesen und hatte ihr von mir erzählt. Und gemeinsam hatten sie erkannt, was mein Problem ist: Chlamydien.
Ich versuchte, ruhig zu bleiben.
»Auf Chlamydien jeder Spielart bin ich nun wirklich von verschiedenen Ärzten mehr als einmal untersucht worden. Wenn eines feststeht, dann das: Ich habe keine Chlamydien. Endlich mal eine Sache, die ich nicht habe.«
»Jaaaa, aber die Ärzte in deiner Klinik haben das vermutlich mit der »Sowieso-Rhabarber-Methode« getestet, die machen alle den gleichen Fehler. Mareike hat da eine andere Methode. Das wird super, wir machen deine Chlamydien weg, und dann kannst du ja, falls du das dann immer noch willst, mit deiner IVF weitermachen.«
Eine Minute später hatte ich das Gespräch endlich beenden können und saß zitternd vor meinem Rechner, starrte auf meine Broschürenbaustelle und hatte vermutlich den ersten Mini-Nervenzusammenbruch meines Lebens. Ich bekam keine Luft mehr. Mein Puls war auf 180. Wieso sollte das jetzt... und was, wenn meine Ärzte das wirklich nicht... und heißt das denn, die haben keine Ahnung... und wieso kann die mich nicht damit in Ruhe lassen... aber vielleicht hat sie recht... und ist das alles vielleicht ein schrecklicher Fehler und nur die Spitze eines Eisbergs aus Ignoranz, Verarsche und Kaltschnäuzigkeit?
Ich warf mir auf dem Firmenklo schnell ein paar Hände voll Wasser ins Gesicht, blieb so lange da, bis ich im Spiegel nicht mehr komplett irre aussah, und machte mich daran, meinen Schreibtisch leer zu schuften. Und als ich abends nach Hause kam, konnte ich immerhin wieder atmen. L. sah trotzdem, dass etwas nicht stimmte. Ich erzählte ihm von dem Anruf, und mein Atem ging wieder schneller. L. wurde so wütend, wie ich ihn noch nie erlebt habe – weil er mich noch nie so erlebt hatte: so ängstlich und verstört und vollkommen von der Rolle.

Und L. zog die Reißleine. Als sie das nächste Mal bei uns anrief, hat er mir den Hörer abgenommen, sich fünf Minuten lang mit sprunghaft steigendem Lautstärkepegel mit ihr gestritten und sie dann von unserer Hochzeit ausgeladen. Es war schrecklich. Sie hatte Freundschaftsliebeskummer, ich hatte Freundschaftsliebeskummer, und das mit uns wird sicherlich nie mehr etwas. (Und nein, solches Machismo-Verhalten ist sonst nicht L.s Ding. Normalerweise neigt er nicht dazu, mich mit drastischen Eigenmächtigkeiten zu beschützen oder so bullig in mein Leben einzugreifen.)
Ich weiß bis heute nicht, warum mich das Chlamydientelefonat so umschmeißen konnte. Aber es lag mit Sicherheit nicht an dem milchmädchenpsychologischen Grund, dass ich in Wahrheit meiner Klinik selbst nicht traue und dieser kleine Schubser das wackelige Gebäude aus Selbsttäuschung zum Einsturz gebracht hätte. Mit Angst und Unsicherheit hatte es zwar bestimmt zu tun, aber nicht so. Ich hatte mich für meine Klinik und die Spritzen entschieden und war mit dieser Entscheidung auch im Reinen. Aber wenn ich ehrlich bin, ist es mir auch fast egal, warum es mich so fertig gemacht hat. Hat es eben, und ich kam und komme nicht dagegen an. Der ewige Kampf zwischen Alternativ- und Schulmedizin hat mich eine Freundschaft gekostet, die ich sonst gerne behalten hätte. Man sollte meinen, das hätte meiner Abneigung gegen das Kügelchenlager neues Feuer eingehaucht.
Aber inzwischen ist ein Jahr vergangen, und etwas Merkwürdiges ist passiert. Wenn mir heute jemand erzählt, ich solle doch mal dies oder das in Erwägung ziehen und dass die Tante seines Briefträgers jetzt gesunde Vierlinge hat, dann lächle ich und fange innerlich nicht an zu fauchen, sondern bleibe im Ruhepuls. Ich denke nicht: »Hau bloß ab, du« sondern allenfalls: »Jaja, schon gut.«
Vor ein paar Monaten sagte meine Frauenärztin, ich sollte doch mal zu einem Heilpraktiker gehen, der gleichzeitig Spezialist für Traditionelle Chinesische Medizin und für Kinderwunschbehandlungen ist. Weil ich nicht zu einer Frauenärztin gehen würde, der ich nicht vertraue, höre ich normalerweise auf das, was sie sagt. Zwei Wochen später saß ich zum ersten Mal in einem Behandlungszimmer mit chinesischen Schriftzeichen an der Wand. Mir gegenüber saß ein Mann Ende 40, der nicht so aussah wie ein esoterischer Spinner – eher wie ein strenger, aber freundlicher Grundschullehrer. Und er erklärte mir als Erstes, dass die Traditionelle Chinesi-

sche Medizin größten Wert darauf legt bodenständig zu sein. Wenn ich auf Esoterik gehofft hätte, sei ich hier falsch. Er guckte sich meine Zunge von allen Seiten an, fühlte meinen Puls und stellte mir viele, viele Fragen, die ich so noch nie bei einem Arzt gehört hatte. Und dann erklärte er mir, dass zwar meine männliche Seite voll da sei, meine weibliche Seite aber so gut wie gar nicht. Als ich ihm sagte, da hätte ich auch zu meiner Mutter gehen können, um das zu erfahren, wurde er nicht sauer, sondern erklärte mir seine Theorie. Er sagte mir auf den Kopf zu, dass ich nachts oft wach liege und mir über irgendwelchen Blödsinn den Kopf zerbreche, und zwar stundenlang. Dass ich schnell wütend werde und mich lange nicht wieder beruhige. Dass ich zwar viel Energie habe, aber komischerweise trotzdem ständig müde bin. Und dass ich sehr leicht schwitze.
Weil das ja nicht sein kann, dass ich beim Heilpraktiker sitze, saß ich während des ganzen Gesprächs drei Meter neben mir und guckte mir verwundert dabei zu, wie ich beim Heilpraktiker sitze. Es gab eine Menge Gründe, sich zu wundern. Der Mann war nett. Der Mann hatte mit fast allem recht, was er sagte und vermutete. Der Mann machte den Eindruck, er könnte mir helfen. Der Mann sagte nicht, ich müsste aber daran glauben, damit es wirkt. Und der Mann schimpfte nicht über die Schulmedizin und IVFs, sondern war begeistert von der Wahl meiner neuen Kinderwunschärztin. Ich hatte fast das Gefühl, die hätte ihm selbst auch zu Nachwuchs verholfen.
Und jetzt?
Jetzt nehme ich kleine schwarze Pillen (ich weigere mich, sie Kügelchen zu nennen, das wäre eine zu derbe Niederlage) und Agnolyt, eine grauenhaft schmeckende Tinktur, die zum Trost immerhin tüchtig Alkohol enthält. Außerdem komme ich alle zwei Wochen zur Akupunktur. Dann liege ich eine halbe Stunde auf einer Pritsche und langweile mich. Mit all diesen Dingen will er meine Milz stärken und meinen Unterleib dazu bringen, sich nicht mehr mit so sinnlosen Aktivitäten wie Myomleistungszucht oder Endometriose zu beschäftigen, sondern sich gefälligst auf das zu konzentrieren, was er eigentlich soll.
Seit zwei Monaten bin ich dabei. Ich schlafe gut, ich grübele nicht, und ich kann nicht sagen, woran ich das festmache, aber ich habe das Gefühl, es tut sich was da unten. Es ist ein bisschen so, als wenn man merkt, dass man abnimmt, aber noch nicht auf der Waage war. Am Montag ist Ultraschall. Ich bin gespannt.

Die andere Medizin

Komplementäre oder alternative Therapien liegen im Trend. Das mag daran liegen, dass sie im Ruf stehen, sanfter oder ganzheitlicher zu sein. Vielleicht aber auch, weil bestimmte Methoden eigenständig und ohne ärztlichen Rat angewandt werden können (nicht sollen).

Auch bei Kinderwunschpatientinnen sind solche Verfahren beliebt: vor einer schulmedizinischen Behandlung, als Ergänzung in einem »integrativen Konzept« oder als letzter Hoffnungsanker.

Diese Verfahren basieren teilweise auf Erfahrungen, die mitunter über Jahrhunderte gemacht wurden, und zählen deshalb – wie der Namen schon sagt – zur »Erfahrungsheilkunde«.

Häufig gibt es zwar keinen Nachweis in klassischen Studien mit Verblindung, Placebo-Kontrollen und Zufallszuordnung, trotzdem sind viele Verfahren so erfolgreich, dass sie auch ohne Studien angewandt werden. In der Kinderwunschbehandlung werden hauptsächlich drei unterschiedliche Heilkunden angewandt, für die es inzwischen sogar Studien gibt: die Pflanzenheilkunde (Phytotherapie), die Traditionelle Chinesische Medizin (TCM) und die Homöopathie.

Und was ist mit Ayurveda oder anthroposophischer Medizin? Leider habe ich trotz gründlicher Suche keine Informationen gefunden, ob es in diesen Heilkunden Therapiekonzepte für die Kinderwunschbehandlung gibt. Gute ayurvedische Ärzte in Deutschland zu finden ist eher schwierig, gute anthroposophische Ärzte jedoch nicht. Deshalb: Wer mit anthroposophischem Gedankengut vertraut ist und sich in der anthroposophischen Medizin aufgehoben fühlt: Es gibt einen frauenärztlichen Arbeitskreis innerhalb der »Gesellschaft Anthroposophischer Ärzte in Deutschland«, deren Adressen man dort erfragen kann (www.anthroposophischeaerzte.de).

Außerdem tummeln sich auf dem Jahrmarkt der angebotenen Kinderwunschbehandlungen noch allerlei andere Dinge, die in Buchform, Erfahrungsgruppen, Riechfläschchen (»Aromatherapie«), vermeintlichen Zauberkügelchen und mehr angeboten werden. »Lunayoga« mag ein

angenehmes Yoga (Ich liebe Yoga!) sein, aber ich kenne keine Frau, die damit schwanger wurde. Auch Fruchtbarkeitsmassagen sollen Wunder wirken – nur: bei wem? Zu vielen dieser Verfahren fällt mir, wie man hier im Rheinland sagen würde, nur eines ein: Kokolores (deutsch: Unsinn)! Deshalb gibt es in diesem Ratgeber nur Infos zur Phytotherapie, der Traditionellen Chinesischen Medizin (TCM) und der Homöopathie, die wiederum (vorsichtig formuliert) nicht unumstritten ist.
Die Kosten für diese alternativen oder komplementären Behandlungsverfahren müssen meist selbst gezahlt werden. Damit Sie einen Anhaltspunkt haben (das ist keine Honorar- und Preisliste!): Eine Akupunktursitzung schlägt mit um die 45 € zu Buche, für einen Erstbesuch beim Homöopathen zahlt man ab 120 €. Phytotherapeutika sind nicht teuer: Mönchspfeffer für einen Monat kostet um die 9 € und homöopathische Globuli liegen zwischen 5 und 10 €.

Phytotherapie: Mönchspfeffer und Co.

Ob Kräuterweiblein, Medizinmann oder Druide: Heilkundige haben in allen Kulturen gegen viele Leiden ein entsprechend zubereitetes Kraut verabreicht. Pflanzenheilkunde zählt deshalb zu den ältesten Heilmethoden in der Medizin, deren Wirkung mit modernen Verfahren untersucht und überprüft werden kann. Dabei hat sich auch bestätigt, was im Falle von Vergiftungen mit so manchem Pflanzenauszug längst offensichtlich war: Heilkräuter sind nicht zwingend »sanft«. Abkömmlinge des Mohns sind hochwirksame Schmerzmittel (Opiate), aus Fingerhut (Digitalis) wurde eines der ersten Herzmedikamente hergestellt.
Die Idee, Ressourcen aus der Natur zu nutzen, liegt nach wie vor im Trend: Universitäre Institute und pharmazeutische Unternehmen forschen sich beispielsweise durchs dichte Grün des Amazonas-Regenwalds, um in dieser natürlichen Dschungelapotheke neue Wirksubstanzen zu suchen. Oft für jene Krankheiten, gegen die bislang noch kein Kraut gewachsen scheint.
Zur pflanzlichen Kinderwunschbehandlung zählen folgende Heilpflanzen: Mönchspfeffer (Vitex agnus castus), chinesischer Engelswurz (Ange-

lica sinensis), Frauenmantel (Alchemilla vulgaris), Himbeerblätter (Rubus ideaus), falsches Einkorn (Chamaelirium luteum) und Brutblatt (Bryophyllum).
Die Wirkung von Mönchspfeffer (z. B. Agnolyt®, Agnucaston®) – übrigens eine sehr schöne lilablühende Pflanze! – ist inzwischen in Studien gut untersucht. Mönchspfeffer kann das hormonelle Gleichgewicht günstig beeinflussen und die Schwangerschaftsrate bei Gelbkörperschwäche oder fehlender Regelblutung verbessern. Das bedeutet auch: Nehmen Sie Mönchspfeffer nicht einfach so ein! Es gibt Frauenärzte mit einer Zusatzausbildung in Naturheilkunde, die Ihnen besser raten können, welches pflanzliche Arzneimittel in welcher Form (Tabletten, Tropfen, Tee) für Sie am besten geeignet ist. Einen Heilpraktiker zu finden, der sich mit Pflanzenheilkunde und Kinderwunschtherapie gut auskennt, erscheint mir schwieriger, aber natürlich nicht unmöglich …

Traditionelle Chinesische Medizin (TCM)

Östliche Heilkunst, zu der auch die Traditionelle Chinesische Medizin (TCM) zählt, findet im Westen zunehmend mehr Anhänger. Die Traditionelle Chinesische Medizin hat wahrhaft Tradition: Von den philosophischen Gedanken des Taoismus ausgehend, wurden die Grundsätze chinesischer Heilkunst bereits im ersten Jahrhundert vor Christus in einem Leitfaden, dem »Huang Di Nei Jing«, festgehalten.

Die Medizin des Yin und Yang

In der TCM werden die Gesetzmäßigkeiten der Natur auf den Menschen übertragen: Körper, Seele und Geist sind in ein System sich wandelnder Lebensprozesse eingebunden.
Unser Leben findet nach den Vorstellungen der TCM im Spannungsfeld von Yin und Yang statt, die einander zu einem Ganzen ergänzen. So wie die Nacht nicht ohne den Tag kann, gehören Gegensätze wie oben und unten, innen und außen zusammen. Neben diesen Gegenpolen dreht sich in der chinesischen Medizin fast alles um das »Qi« (sprich: Tschi). Ist unser Qi im Gleichgewicht, fühlen wir uns rundherum wohl.

Wo Energie ihren Weg findet: Meridiane

In der chinesischen Medizin gibt es eine einzigartige Besonderheit: Wenn Sie sich den Körper als Weltkugel vorstellen, sind die Längengrade des Globus mit den 12 Hauptmeridianen vergleichbar. Auf diesen Meridianen fließt das Qi: mal ausgeglichen und gleichmäßig, mal stürmisch und schnell oder von Hindernissen aufgehalten. Die Meridiane werden dem System der fünf Wandlungsphasen (»fünf Elemente«) zugeordnet, die als Symbol für die Wechselwirkungen und Synergien im Kosmos Körper stehen.
Jeder dieser Phasen ist ein Meridian zugeordnet, der verschiedene Funktionen hat und wiederum mit einem Yin- oder Yang-Organ verbunden ist: So gibt es beispielsweise einen Lebermeridian, einen Herz- oder Blasenmeridian. Auf diesen Energiebahnen liegen übrigens auch die ungefähr 130 wichtigsten Akupunkturpunkte.

Puls, Zunge, Geruch: die andere Anamnese

In China ist auch die Untersuchung des Patienten ein wenig anders: Neben einer ausführlichen Befragung sind die Deutung von Stimme, Geruch, Zunge und die Pulsdiagnostik wichtig. Die Diagnosen klingen für westliche Ohren fremd und poetisch zugleich: So stellt ein TCM-Arzt einen Mangel an Yin, Kälte oder Hitze, Füllebeschwerden oder eine Qi-Stagnation fest.

Die Säulen der TCM

Akupunktur, Moxibustion, Kräutermedizin, Diätetik, Tuina-Massage und Qi-Gong sind die klassischen Verfahren der chinesischen Medizin und werden je nach Erkrankung kombiniert.

- Die Behandlung mit Akupunkturnadeln ist die im Westen wohl bekannteste TCM-Methode: Hauchdünne Edelstahlnadeln werden meist in nicht mehr als 15 ausgewählte Akupunkturpunkte unter die Haut gestochen. Die Nadeln haben entweder eine anregende oder eine beruhigende Wirkung. Einmal »Nadeln« dauert ungefähr 25 Minuten. Wohltuender Nebeneffekt: Im Gehirn werden dabei körpereigene »Glückshormone« (Endorphine) produziert, die eine entspannende Wirkung haben.

- Bei der Moxibustion wird eine Zigarre oder ein Kegel aus Beifußkraut (Artemisia vulgaris) knapp über der Haut und über einem Akupunkturpunkt abgebrannt. Was brenzlig klingt, ist ausgesprochen wohltuend und angenehm: Dem Körper wird gezielt Wärme zugeführt, die Energiezirkulation auf den entsprechenden Meridianen angeregt.
- In der chinesischen Kräutermedizin werden pflanzliche, tierische und mineralische Stoffe individuell für jeden Patienten nach einer speziellen Rezeptur zusammengestellt. Abgekocht als sogenanntes »Dekokt« und als Tee wird diese Privatmedizin getrunken oder als pulverförmiges Granulat eingenommen.
- Nahrung versorgt uns Westler mit Kalorien, die Chinesen mit Nahrungs-Qi. Diätetik ist in der TCM Bestandteil der Therapie: Lebensmittel werden wie Medizin betrachtet und gemäß der »Fünf-Elemente-Lehre« entsprechend eingeteilt.
- Die Tuina-Massage orientiert sich an Meridianen und Akupunkturpunkten. Sie unterstützt den Fluss der Körperenergie und soll Verspannungen lösen.
- Gern unter freiem Himmel praktiziert wird Qi-Gong, eine Mischung aus Atemtherapie, Konzentrationsübung und Meditation: Der Geist wird klar, die Seele entspannt.

Die Traditionelle Chinesische Medizin bereichert oder ergänzt zunehmend die Kinderwunschbehandlung. Es gibt sogar Studien dazu – zum Beispiel zur Effektivität der Akupunktur beim Embryotransfer, die nach westlichen, also schulmedizinischen, Kriterien die Wirkung der chinesischen Medizin untersuchen: In der wichtigsten medizinischen Studiendatenbank finden sich mittlerweile 94 Studien zu Kinderwunsch, Fertilität und TCM.

In Deutschland kann man sich von Heilpraktikern oder allen Ärzten, die TCM anbieten, behandeln lassen. Ein TCMler wird sich nie nur den Kinderwunsch anschauen, sondern prüfen, was es grundsätzlich in Ordnung zu bringen gibt. Trotzdem finde ich es sinnvoll, sich von einem TCM-Therapeuten behandeln zu lassen, der als Gynäkologe bzw. Kinderwunschspezialist mit den westlichen Krankheitsbildern und Kinderwunschtherapien ebenfalls vertraut ist und sie bestenfalls kombinieren kann. Oder alternativ von einem Heilpraktiker, der eng mit einem Gynäkologen oder Kinderwunschzentrum zusammenarbeitet.

Innerhalb der Deutschen Gesellschaft für Reproduktionsmedizin, die alles andere als ein esoterischer Verein ist, gibt es inzwischen eine engagierte interdisziplinäre Arbeitsgruppe, die sich mit TCM und Kinderwunschbehandlung beschäftigt. Und nicht nur das: Gynäkologen, die bereits eine TCM-Ausbildung haben (von Ärztekammern genau reglementiert), können hier eine Zusatzausbildung zu Kinderwunsch und TCM absolvieren. Auf der Website der Gesellschaft finden sich auch die Adressen jener TCM-kundigen Ärzte, die diese Zusatzqualifikation haben (www.repromedizin.de). Die dort ausgebildeten Ärzte wissen auch, welche Apotheken TCM-Medizin ordnungsgemäß herstellen und deren Inhaltsstoffe zuvor auf belastende Rückstände wie z.B. Schwermetalle geprüft haben.

Homöopathie: Schwanger mit Herrn Hahnemann

Homöopathie wird geliebt und gehasst und mitunter als Hexenzauber oder Quacksalberei verurteilt. Homöopathie ist ebenfalls wie TCM und andere naturheilkundliche Verfahren eine alte Erfahrungsheilkunde. Sie geht auf den deutschen Arzt Samuel Hahnemann zurück, der die Homöopathie 1790 begründet hat. Grundprinzip ist das Heilen mit Ähnlichem: »Similia similibus curentur«. Der homöopathische Arzt wählt ein homöopathisches Mittel aus, dessen Arzneimittelbild dem Krankheitszustand des Patienten möglichst ähnlich ist.

In der Homöopathie gibt es zwei unterschiedliche Heilweisen:

- Beim krankheitsbezogenen Behandeln wird das für die aktuellen Symptome passende Homöopathikum ausgewählt. Dies kann auch ein sogenanntes Komplexmittel sein, in dem verschiedene homöopathische Substanzen enthalten sind, die sich ergänzen, z.B. Phyto-L® in der Kinderwunschbehandlung.
- Die klassische Homöopathie hingegen wählt das Arzneimittel personenbezogen, konstitutionell aus: Dabei bilden die Biographie des Patienten, seine komplette Krankengeschichte seit Kindesbeinen an, familiäre Erkrankungen, Vorlieben und Bedürfnisse in Bezug auf Essen, Trinken oder Schlafen, Träume, Gefühle und vieles mehr die Basis für die Auswahl des Mittels.

Die homöopathische Erstanamnese

In einem ersten Gespräch, der homöopathischen Erstanamnese, werden all diese Dinge gesammelt, damit sich der Homöopath ein Bild von seinem Patienten machen kann. Aus fast 3000 homöopathischen Arzneimitteln wählt er für eine solche Konstitutionstherapie dann jenes Mittel aus, das dem Krankheitbild möglichst ähnlich ist. Dieses Arzneimittel wird dann in verdünnter (»potenzierter«, das bedeutet jenes D oder C vor der Mittelbezeichnung, also z. B. Arnika D 10) Form verabreicht.

Bei hormonell bedingten Beschwerden, Endometriose und unerfülltem Kinderwunsch wird meist die Konstitutionstherapie bevorzugt. Es gibt jedoch auch eine Reihe von positiven Erfahrungen mit Komplexmitteln. Dazu zählen Mastodynon® und Phyto-L® – zu beiden gibt es publizierte Studiendaten.

Homöopathisch tätig sind auf Homöopathie spezialisierte Heilpraktiker oder Ärzte mit einer Zusatzausbildung. Informationen und Adressen gibt es beim »Deutschen Zentralverein homöopathischer Ärzte« (www.dzvhae.com).

Gebrauchsanweisung für Unfruchtbare

Liebe Freunde, Eltern, Geschwister und Kollegen von unfruchtbaren Paaren,

natürlich sind wir glücklich, euch zu haben. Und ich hoffe, wir haben euch das auch oft genug gesagt. Dass wir euch eingeweiht haben, war ja auch ein klitzekleines bisschen von Egoismus geprägt: Jetzt wisst ihr's, und wir können das nun alles mit euch besprechen und auf vollstes Verständnis hoffen. Und ihr macht das wirklich toll. Aber ab und zu, ganz selten, geht es auch schief. Und wenn das passiert, fällt es uns nicht so leicht wie sonst, sofort zu sagen, was uns nicht passt. Weil ihr es so gut meint, weil ihr ja sonst so eine große Stütze seid, weil wir euch gern haben (sonst wärt ihr nicht im Bilde) und weil wir Angst haben, jetzt so ein Fass aufzumachen.
Ihr wisst das nicht, weil ihr zum Glück keinen Grund habt, jemals dort zu sein – aber die Foren für unfruchtbare Menschen sind voll von Klagen über Taktlosigkeiten von eigentlich heiß geliebten Freunden, Eltern und Kollegen. Das muss nicht passieren, schon gar nicht aus Hilflosigkeit: Haltet euch einfach grob an ein paar Regeln, und alles geht gut ohne hormonell bedingte Ausraster (die zu noch mehr Hilflosigkeit führen würden).

1. Es ist euch vielleicht nicht klar, aber jemand hat euch in ein ziemlich intimes Thema eingeweiht. Viele von uns behalten ihr Problem und die Details der Kinderwunschbehandlung hübsch für sich. Die wenigen von uns, die mit euch offen darüber sprechen, haben darüber in den meisten Fällen lange nachgedacht und sind sich auch jetzt noch nicht immer sicher, ob das richtig war. Man hat euch ins Vertrauen gezogen. Bitte geht damit vertraulich um.

2. Daraus ergibt sich auch, dass ihr von euch aus nicht in sehr unvertraulichen Situationen anfangen solltet, das Thema Kinderwunsch anzuschneiden. Ungeeignete Orte sind u.a. der Firmenfahrstuhl, ein Bus zur Feierabendzeit, eine Szenekneipe, das Familienfest oder ein voll besetztes Kino, in dem schon das Licht aus ist, kurz bevor der Film anfängt.
3. Bevor ihr euch vor lauter Bemühen und Krampf einen Knoten ins Gehirn macht, wie ihr euch jetzt richtig verhaltet: Der Erfolg oder Misserfolg dieser Behandlung hängt nicht von euch ab. Ihr müsst also nicht ständig alles richtig machen, eure Hand auf unsere Schulter legen und in eindringlichem Tonfall sagen, dass ihr euch GANZ sicher, also sowas von sicher seid, dass das klappt, oder noch besser, dass ihr bei diesem IVF-Versuch ein FABELHAFTES Gefühl habt.
4. Bis vor Kurzem waren wir eure Freunde, Kinder, Kollegen usw., die noch keine Kinder hatten. Jetzt wisst ihr Bescheid. Trotzdem solltet ihr nicht vergessen, dass wir neben unserem Problem, ein Kind zu bekommen, noch mindestens hundert andere Eigenschaften haben. Na gut, in manchen Fällen vielleicht auch nur drei andere. Wir gehen immer noch gerne zum Italiener, wir reden immer noch über Fußball, und wir lästern immer noch mit Volldampf über die Marketingabteilung.
5. Die meisten von uns haben kein Problem mit euren Kindern oder euren Schwangerschaften, solange ihr es nicht übertreibt. Sprich: Ihr müsst nicht verschweigen, dass ihr schwanger seid, bis ihr mit dem Bauch nicht mehr durch die Tür passt. Ihr müsst auch nicht die Babyfotos wegklicken, wenn wir dazukommen. Aber erwartet auch nicht zu viel aktive Anteilnahme von uns, wenn ihr uns zum achten Mal erzählt, dass ihr euch nicht sicher seid, in welche der drei supernetten Kitas um die Ecke ihr eure Kleinen schicken sollt. Die mit den Kaninchen? Die mit dem Baumhaus? Die mit dem Plantschbecken? Tja, das klingt nach einer echten Zwickmühle, aber so richtig weiterhelfen können wir euch da auch nicht.
6. Manchmal sind wir dankbar für Ablenkung, jemanden, der mit uns ins Kino oder in unser Lieblingsrestaurant geht und mit dem wir einfach mal einen Abend lang über was anderes reden können als die verdammten Blagen und wo sie bleiben. Manchmal geht es uns aber

auch auf eine Art schlecht, dass es guttut, darüber zu reden. Wenn ihr uns in so einem Moment erwischt, dann hört erst mal zu. Fangt nicht sofort damit an, uns Mut zu machen und uns zu sagen, dass alles gut wird. In manchen Fällen wird nämlich nicht alles gut, jedenfalls nicht, was die Familienplanung betrifft. Und es ist wichtig für uns, uns ab und zu auch damit auseinanderzusetzen. (Wenn ihr darauf keine Lust habt, könnt ihr ja immer noch den alten Trick mit der SMS vom Klo aus und dem Anruf anwenden, nach dem ihr dringend wegmüsst.)

7. Ihr habt da was gehört. Da war doch dieses Paar, bei dem es auch nicht klappen wollte, und dann haben die das mal mit was ganz anderem versucht, und ZACK – schwanger: Zwillinge.
   Was auch immer diese Sache ist, von der ihr gehört habt, glaubt uns: Wenn sie für uns alle funktionieren würde, dann hätten wir davon in der Fachpresse gelesen, oder unser Arzt hätte uns davon erzählt, und wir müssten das nicht von euch erfahren. Warum genau wir noch nicht Eltern sind, hat die unterschiedlichsten Gründe. Teilweise sind diese Gründe selbst für uns ziemlich schwer zu verstehen, und auch Ärzte sind noch längst nicht am Ziel, sonst würden wir uns ja nicht jahrelang Hamsterhormone in den Bauch spritzen und einen Bogen um die Schaufenster von Babyausstattern machen. Mag also sein, dass für eure Kollegin tatsächlich der zweimonatige Ayurveda-Urlaub die Lösung des Problems war, aber das hat in unserem Fall vermutlich überhaupt nichts zu sagen.
   Um noch mal auf Punkt 3 zurückzukommen: Im Zweifel werdet es nicht ihr sein, die uns zu einem Kind verhelfen. Ihr müsst also nicht solchen Eifer im Aufspüren von Wundermethoden entwickeln.
   (Wieso habe ich eigentlich noch nie folgende Geschichte auf einer Party gehört: »Ich habe eine Freundin, die konnte mit ihrem Mann nicht so ohne Weiteres Kinder bekommen. Also ist sie in eine Kinderwunschklinik gegangen, hat dort drei erfolglose IVFs gemacht, und beim vierten Mal hat's geklappt, jetzt hat sie einen kleinen Jungen.« Ich sage euch, warum. Weil solche Geschichten nicht spektakulär genug zum Weitererzählen sind. Nein, Wunderkindgeschichten müssen unbedingt folgende Elemente aufweisen: Die Ärzte (immer Mehrzahl) sind ratlos und kommen nicht weiter. Niemand weiß, was

zu tun ist. Das Paar hat es eigentlich schon aufgegeben. Als Letztes wird dann doch noch Tipp x befolgt. Im Grunde ganz einfach. Und dann: Zwillinge! Drillinge! Ein einzelnes Kind? Lahm, ganz lahm.)

8. Hat unmittelbar mit 7. zu tun: Wir sind in Behandlung. Ärzte, die das hauptberuflich machen, sagen uns, was wir zu tun und zu lassen haben. Dazu kommt in vielen Fällen ein Heilpraktiker. Und glaubt uns: Wir haben alle mindestens ein Buch zum Thema gelesen (auch wenn wir es in manchen Fällen danach sofort stinksauer bei eBay verramscht haben). Bitte haltet euch zurück mit Ernährungstipps, Empfehlungen für unser Freizeitverhalten und eine bessere Einstellung zu unserem Körper oder Hinweisen auf ätherische Öle oder Feng-Shui. Mag sein, dass ihr euch manchmal fragt: Was, sie trinkt Wein? Und ist das da gerade eine Zigarette in ihrer Hand? Solange es an diesem Abend nicht 40 Zigaretten werden, schluckt es runter und regt euch zusammen drüber auf, wenn wir nicht mehr im Raum sind. Vielleicht beruhigt euch ja Folgendes: In vielen Fällen ist es so, dass wir uns brav an alle Empfehlungen halten – und nur ab und zu mal rausmüssen aus der ewigen Vernunft. Die Abende mit euch sind solche kleinen Ausbrüche, und vieles von dem, was wir dann tun, sind Ausnahmen. Die sind auch deshalb so wichtig, weil wir uns wenigstens von Zeit zu Zeit mal nicht so fühlen wollen wie ein leicht defekter Apparat zur Produktion von schönen Eizellen oder prächtigem Sperma.
9. Auch die Diagnose, was genau uns fehlen könnte, überlasst bitte den Profis.
10. Natürlich dürft ihr uns darüber belehren, wir hätten eben damals mit unserem ersten Freund Kinder kriegen sollen, und uns erzählen, in was für einem hübschen Viehbrockhaus er jetzt mit seiner Frau und den drei Kleinen in der Vorstadt lebt. Ihr dürft auch darüber philosophieren, dass so was eben passiert, wenn man seine »besten Jahre« damit verbringt zu arbeiten. Aber dann rechnet nicht damit, dass wir euch jemals wieder anrufen.
11. Liebe Eltern, das Enkelthema ist tabu. Ohne Ausnahmen. Nein, ihr sollt uns auch nicht sagen, dass ihr im Zweifel gerne noch ein bisschen auf Enkel wartet, dass ihr ja schon Enkel habt und dergleichen. Hier geht es nicht in erster Linie um eure Enkel, sondern um unse-

re Kinder. Das mag euch jetzt ein bisschen schroff erscheinen, aber stellt euch bitte Folgendes vor: Euer Mann/Eure Frau hat euch gerade verlassen und ist mit jemandem vom Wanderzirkus durchgebrannt. Niemand weiß, ob er/sie jemals wiederkommt. Und wir legen tröstend den Arm um euch und sagen: Mach dir mal meinetwegen keine Gedanken, ich hab ja noch einen Schwiegervater/eine Schwiegermutter. Na? Und wenn ihr euch fragt, wie ihr uns weiterhelfen könnt: Nestwärme tut auch mit Mitte dreißig manchmal noch gut.

12. Hormone sind komische Viecher. Manche von uns leiden wirklich unter scheußlichen körperlichen und psychischen Nebenwirkungen durch die Medikamente, die wir über viele Tage und sogar Wochen nehmen müssen. Und einige von uns nutzen das auch ein bisschen aus und benehmen sich wie die Axt im Walde. Wir bitten euch: Habt so viel Verständnis für den Affentanz, wie ihr ehrlich aufbringen könnt. Sobald es so schlimm wird, dass ihr uns innerlich schon fast abschreibt, haut auf den Tisch.
13. Normalität ist im Moment fürchterlich wichtig für uns, und leider ist sie schwer zu kriegen in Zeiten, in denen der Tag mit einer Nase voll Marienvisionen anfängt und mit einer Spritze voller Hamsterhormonen endet. Das, was uns trotzdem an die normale Welt bindet, seid ihr. Seid bitte so normal zu uns, wie ihr irgend könnt. Wenn ihr sauer seid, seid sauer. Wenn ihr etwas Lustiges zu erzählen habt, erzählt es. Wenn ihr findet, wir sehen gerade aus wie ein schwangeres Brauereipferd, dann haltet bitte die Klappe.

Mein Kinderwunsch-ABC

Es gibt eine Reihe von Themen, die ich nur kurz anreißen möchte: In dieser kleinen Sammlung – zum Weiterdenken, Schmunzeln, Anregen oder Aufregen.

- **Ausfluss** Kommt bei Kinderwunschtherapien leider häufig vor. Spätestens dann, wenn Ihr Partner fragt, ob Sie das Progesteron gewechselt haben, weil Sie irgendwie … dann wissen Sie: Er ist voll und ganz im Bilde! Vielleicht auch eine Art Vorbereitung auf den Wochenfluss nach der Geburt?
- **Brüste** Geben unter Hormoneinfluss manchmal einen kleinen Vorgeschmack, was in der Stillzeit auf Sie zukommen könnte. Es drückt und zwickt. Aber auch das geht vorbei. Und keine Sorge: Stilleinlagen sind nicht nötig.
- **Chancen** Sie finden absichtlich wenig Zahlen zu Erfolgsaussichten in diesem Buch: Selbst wenn die Chancen manchmal nicht so gut stehen – wer sagt denn, dass es mit etwas Optimismus und Geduld nicht doch noch was wird mit Ihnen und Ihrem Wunschkind?
- **Depressionen** Es kommt nicht immer so dolle – aber Ihre Stimmung kann unter Hormonen und Kinderwunschfrust leiden. Meine Erfahrung (und die meines Mannes …): PMS ist nichts dagegen. Wenn es ganz dicke kommt, sprechen Sie mit Ihrem Arzt darüber – oder nehmen Sie therapeutische Hilfe in Anspruch (→ Psychologe): Nicht immer sind es dann nur noch die Hormone, sondern Ihre Seele könnte Hilfe brauchen.
- **Eizellspende** In Deutschland nicht erlaubt, jedoch auch von deutschen Ärzten mitunter empfohlen. Ist es richtig, dass Samenspenden hierzulande erlaubt sind, Eizellspenden nicht? Ist eine Eizellspende nicht eine Art ganz früher Adoption (so ähnlich hat es die Mutter eines Eizellspendenkindes einmal formuliert) – mit dem Vorteil, durch die Schwangerschaft eine frühe, enge Bindung an das Kind zu bekommen? Ist es richtig, dass wir Blut- oder Knochenmarksspenden, die Le-

ben retten können, völlig in Ordnung finden, aber Eizellspenden nicht? Sind Eizellen mehr wert als Samenzellen? Ist Leben retten besser als Leben beginnen lassen? Und schon sind Sie mittendrin in Fragen aus den aktuellen ethischen und rechtlichen Diskussionen …

- **Familie und Freunde** Können die Pest sein, wenn es um Nachwuchs und Kinderwunschtherapie geht. Überlegen Sie sich deshalb gut, wen Sie wann einweihen. Nett ist übrigens auch, wenn man von »Freunden«, also Männern, auf ganz spezielle Art umflirtet wird: So gibt es testosterongesteuerte Trottel, die Kinderwunschfrauen ganz feinfühlig wissen lassen, »mit wir wärst du nach zwei Nächten schwanger«. Ätzend!
- **Gewicht** Auch bezüglich Pfündchen und Kilos kann eine Kinderwunschzeit für eine Schwangerschaft oder die Zeit danach trainieren. Man kann (muss aber nicht) zunehmen … es gibt Schlimmeres, oder? Und die etwas größere Jeans passt Ihnen auch mit Babybäuchlein, der BH mit größeren Körbchen ebenfalls.
- **Haut und Haare** Sie erinnern sich noch an die Pubertät? In diesem Sinne macht eine Kinderwunschtherapie manchmal richtig jung. Man blüht wie in Teenietagen. Und ist nicht nur mit Haut, sondern auch den Haaren dabei: manchmal sorgen die Hormone für Haarausfall.
- **Intimität** Ihre Zweisamkeit kann leiden. Sie wird es sogar sehr wahrscheinlich tun. Hormongebeutelten Kinderwunschkandidatinnen steht nicht so oft der Wunsch nach Sex. So richtig sexy und appetitlich fühlt man sich mit all dem Gestagengeschmiere, dickem Bauch und zwickendem Busen auch nicht. Deshalb: Ein Orden an alle Kinderwunschmänner, die das mit durchstehen (auch an meinen, Du warst großartig!). Aber eines ist wohl auch klar: Kinder zu haben, beeinträchtigt das Liebesleben meist noch mehr …
- **Job** Auch hier gilt: Überlegen Sie sich gut, wem Sie was erzählen. Passende Ausreden für den Arztbesuch sind zum Beispiel Zahnprobleme. Wenn Sie überhaupt etwas sagen möchten.
- **Kotzen** Man findet es manchmal nicht nur zum Kotzen, dass es immer noch nicht geklappt hat. Zu den Nebenwirkungen einer Kinderwunschtherapie kann auch zählen, dass man sich übergeben muss. Nicht mit einer Frühschwangerschaft verwechseln!
- **Leihmütter** Stehen in Europa auf dem Index. Aber: Andere Länder, andere Sitten. Denken Sie darüber nach?!

- **Mütter** Die eigene weiß oft nichts davon, dass die Tochter Probleme hat, Mutter zu werden. Andere Mütter können einem gehörig auf die Nerven gehen: Freundinnen, die rücksichtslos von Pipi-Kacka-Problemen des Nachwuchses berichten, wenn man auf sein IUI- oder IVF-Ergebnis wartet. Oder gerade seine Tage bekommen hat. Klappe halten! Sofort!
- **Notar** Papierkram gehört manchmal dazu: Unverheiratete Paare müssen vor einer Kinderwunschbehandlung zum Notar, der zum Beispiel regelt, dass sich beide ein Kind wünschen und der Vater in spe auch weiß, was seine Partnerin mit seinem Sperma vorhat.
- **Österreich** Steht stellvertretend für andere Länder wie Spanien oder Tschechien. Dort gibt es teilweise andere gesetzliche Grundlagen für die Kinderwunschbehandlung. Was die Erfolge anbelangt, ist ein kritischer Blick angebracht: Nicht immer ist klar, wie so manche sensationelle Schwangerschaftsrate zustande gekommen ist. Eine vergleichende Sammlung zur Kinderwunschbehandlung in Deutschland und im Ausland hat der »Bundesverband Reproduktionsmedizinischer Zentren Deutschlands e.V.« zusammengetragen – zu finden unter www. ivf-europa.eu.
- **Psychologe** Mitunter kann es hilfreich und entlastend sein, einen Psychologen in die Kinderwunsch-Behandlung einzubeziehen. Und zwar frühzeitig. Besonders brauchbare Informationen hierzu gibt es beim Institut für Medizinische Psychologie der Universität Heidelberg (http://www.klinikum.uni-heidelberg.de/index.php?id=2744) und dem Beratungsnetzwerk Kinderwunsch Deutschland (www.bkid.de). Inzwischen arbeiten viele Kinderwunschzentren mit Psychologen zusammen. Fragen Sie nach!

  Es ist zwar höchst individuell, ob und wann man sich psychologischen Rat geben lässt. Wenn Sie bei den folgenden Feststellungen – das sind nur Beispiele – jedoch meist mit »trifft auf mich zu« antworten würden, könnte Ihnen eine solche Beratung vielleicht helfen:
  - Ich kann mit Schwangeren und kleinen Babys nicht mehr normal umgehen.
  - Meine Lebensplanung kreist nur noch um Kinderwunschbehandlung und eine mögliche Schwangerschaft.
  - Ich fühle mich als Versager, weil ich immer noch nicht schwanger bin.

- Sex? Das macht mir keinen Spaß mehr, sondern belastet mich eher.
- Ein Leben ohne Kind kann ich mir nicht vorstellen.
- Menschen, die mir gute Ratschläge zum Kinderwunsch geben möchten, gehen mir entsetzlich auf die Nerven.
- Ich sehe keine Alternative zum Muttersein.
- Ich weiß nicht mehr, wann ich mit Kinderwunschbehandlungen aufhören soll.
- Ich bin meistens nur noch traurig.

Quote Meine ganz private Erfolgsquote: Frauen, die ich kenne und die mit Nachhilfe ihr Kind bekommen haben

- 7 ICSIs, bei der 8. mit 42 schwanger: Heraus kam Klein-Carl, ein zuckersüßer Fratz und von allen heiß geliebt
- 2 ICSIs, bei der 3. mit 45 schwanger: gesunde Zwillingsjungs
- 10 ICSIs auf zwei gesunde Kinder verteilt
- 4 IVFs auf zwei Kinder verteilt – eines davon ein Kryobaby mit 41
- 2 ICSIs, ein kleiner Junge
- 1 Eizellspende, gesunde Zwillinge
- 4 IUIS, zwei gesunde Kinder
- 22 IUIS, mit 44 ein gesundes Kind
- 3 ICSIs, danach Myomentfernung und dann: Zwillinge, einfach so.

Recht Ändert sich derzeit: Die Möglichkeiten der Präimplantationsdiagnostik sind im Fluss.

Selbsthilfegruppe Kann eine großartige Hilfe sein.
Infos unter Wunschkind e.V., Fehrbelliner Straße 92, 10119 Berlin, Tel. 0180/5002166 (www.wunschkind.de)

Tränen Manchmal kommen sie dann, wenn man sie gar nicht gebrauchen kann. Eine Kinderwunschbehandlung geht wohl kaum ohne – deshalb: raus damit und sich trösten lassen!

Ungesundes Nikotin und Alkohol sind nicht gerade gesunde Zutaten bei einer Kinderwunschbehandlung. Bei Alkohol macht sicher auch die Dosis, sprich: die Menge, das Gift. Besser: Finger weg von Fluppen und Maß halten beim Alkohol. »Maß« meint dabei keine bayerische Biereinheit!

Vorurteile Wer kein Kind hat, hat schon mal mit Vorurteilen zu kämpfen. Besonders denen (frustrierter?) Mütter. Da hört man schon mal Dinge wie: »Kinderlose Paare oder Frauen können sich doch gedankenlos jeden kleinen Wunsch erfüllen, haben Karriere gemacht, kriegen Bestätigung ohne Ende, können sich pflegen und hegen nach Lust und Laune und, und, und,… von den vielen Freiheiten der Kinderlosen mal ganz zu schweigen.« Das ist übrigens ein Originalzitat. Ich denke, viele von uns würden diese endlosen Freiheiten liebend gerne tauschen…

- **Web 2.0** Taugt nicht immer, wenn es um gute Informationen geht. Und Foren können die Pest sein. Ein informatives Portal ist dieses: www.wunschkinder.net, das von einem Kinderwunscharzt mit viel Aufwand gestemmt wird. Dort finden sich neben vielen allgemeinen Informationen zur Kinderwunschbehandlung Neuigkeiten aus Medizin, Recht, Politik und mehr. Man kann ganz anonym Fragen stellen (die von qualifizierten Teilnehmern oder dem Doc höchstpersönlich beantwortet werden) und sich im Forum austauschen. Allerdings: Es gibt dort verschiedene Foren mit ganz unterschiedlichen Teilnehmerinnen. Einen der Unterschiede will ich mal als eine Form des »Kinderwunsch-Exhibitionismus« bezeichnen: Manche Teilnehmerinnen schmücken ihr Profil mit so vielen persönlichen Details zur Kinderwunschbehandlung, dass nur noch die Angabe der Tampongröße bei der Abbruchblutung fehlt. Aber: Das ist das Leben, das ist das Netz! Man muss sich da ja nicht verfangen… Der Infoteil ist wirklich fein und absolut empfehlenswert!!
- **X** Besonders wichtiges Chromosom. Nur Frauen haben es in zweifacher Ausführung ;-)
- **Yummieh** Nicht erst in der Schwangerschaft, sondern schon in der Kinderwunschzeit ist die Aufnahme von Folsäure, Jod, Eisen, Magnesium, Zink, Calcium und Omega-3-Fettsäuren wichtig: Entweder mit gesunder Ernährung oder mit entsprechenden Präparaten. Wer sich mit Vorliebe in Fast-Food-Buden oder anders ungesund ernährt: Lassen Sie sich beraten, welche Vitamine, Spurenelemente etc. dann bei Kinderwunsch ins Pillendöschen gehören.
- **Zaster** So kostspielig eine Kinderwunschbehandlung sein kann – vor allem, wenn man sie komplett selbst zahlen muss: Bis zum 18. Lebensjahr kostet ein Kind durchschnittlich zwischen 120.000 und 180.000 Euro… es kommen mit viel Glück bei IVF und Co. also ganz andere Kosten auf Sie zu! Was trotzdem Sinn machen kann: Preise der Kinderwunschzentren/-praxen zu vergleichen! Und auch bei Medikamenten kann ein Preisvergleich sparen helfen!

Ein paar Buchtipps

zum Weiterlesen:

Alternative-integrative Kinderwunschtherapien:

Michael Teut (u.a.): Das Kinderwunschbuch, KVC-Verlag, Essen 2008
Sehr gutes Buch, unter anderem von einem TCM-Phytospezialisten der Deutschen Gesellschaft für Reproduktionsmedizin. Von der Carstens-Stiftung (www.carstens-stiftung.de) empfohlen.

Ingrid Gerhard (u.a.): »Gynäkologie integrativ«, Urban & Fischer, München 2006 und »Geburtshilfe integrativ«, Urban & Fischer, München 2005
Beides sind medizinische Fachbücher, nicht günstig – aber sehr gut! Professor Gerhard hat an der Universitätsfrauenklinik Heidelberg die erste naturheilkundliche Ambulanz ins Leben gerufen, die sich mit Kinderwunsch beschäftigt hat und von der Carstens-Stiftung unterstützt wurde.

Annemarie Schweizer-Arau: Hoffnung bei unerfülltem Kinderwunsch, Stadelmann-Verlag, Wiggensbach 2009
Ein ganz ausführliches Buch zur TCM-Kinderwunschtherapie.

Psychologische Hilfe:

Tewes Wischmann, Heike Stammer: Der Traum vom eigenen Kind, Kohlhammer, Stuttgart 2006
Siehe auch »Psychologe« beim Kinderwunsch-ABC → BKiD

Kinderwunsch:

Gillian Lockwood (u.a.): Kinderwunsch und Fruchtbarkeit für Dummies, Wiley-VCH, Weinheim 2008
Ein sehr ausführliches, witzig geschriebenes Buch aus der bekannten DUMMIES-Reihe (die man z.B. von Computer-Handbüchern kennt)

Natürliche Familienplanung:

Günter Freundl (u.a.): Kinderwunsch – neue Wege zum Wunschkind. Gräfe & Unzer, München 2004
Guter Einstieg für Anfänger, auch zum »Zyklusmonitoring« (S. 30)

Über die Autorinnen

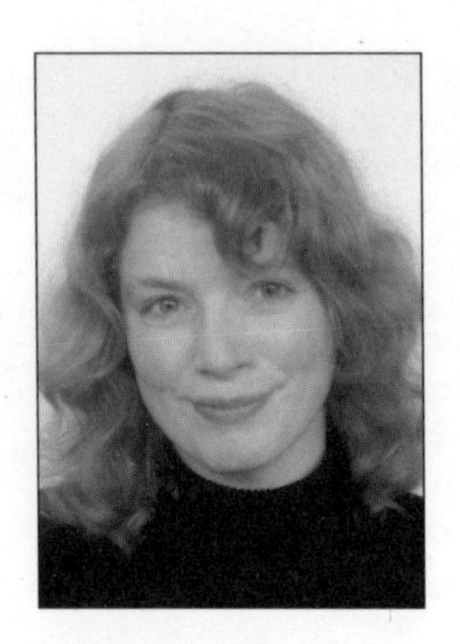

Flora Albarelli ist Texterin aus Hamburg. Vor zwei Jahren wurde sie von ihrer Ärztin zum ersten Mal in die Kinderwunschklinik geschickt. Nach der ersten schiefgegangenen In-vitro-Fertilisation (IVF) fing sie ihren Blog »Eiertanz« an. Darin schreibt sie fast täglich über die Behandlung, hormonelle Kaspereien von Geist und Körper, Kinderwunsch und Kinderfrust und das manchmal gar nicht so üble Leben in der großen Befruchtungsmaschine und drumherum.

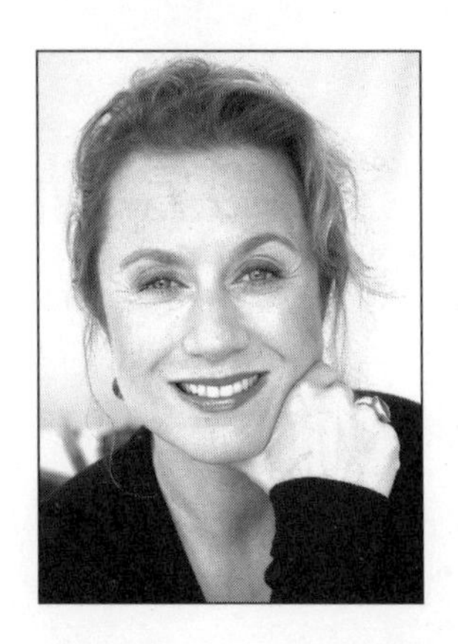

Simone Widhalm ist Medizinerin und hat Kommunikation studiert. Mit ihrem Büro für Gesundheitskommunikation berät sie Unternehmen, Verbände, Organisationen und Ministerien und ist als Autorin und Medizinjournalistin gefragt. Als Expertin ist sie Mitglied in wissenschaftlichen Arbeitskreisen. Frauen- und Männergesundheit gehören zu ihren Arbeitsschwerpunkten. In den Ratgeberteil von »Eiertanz« bringt sie neben fachlicher Kompetenz auch eigene Erfahrungen zum Thema »Kinderwunsch« ein.